Managing Cardiovascular Complications in Diabetes

糖尿病
心血管并发症的管理

主　编　〔英〕D.约翰·贝特里奇
　　　　〔澳〕斯蒂芬·尼克尔斯

主　译　陈莉明　赵振宇

天津出版传媒集团
天津科技翻译出版有限公司

著作权合同登记号：图字：02-2015-208

图书在版编目(CIP)数据

糖尿病心血管并发症的管理 / (英)D.约翰·贝特里奇(D. John Betteridge),(澳)斯蒂芬·尼克尔斯(Stephen Nicholls)主编;陈莉明,赵振宇主译. —天津：天津科技翻译出版有限公司,2023.1

书名原文：Managing Cardiovascular Complications in Diabetes

ISBN 978-7-5433-4262-0

Ⅰ.①糖… Ⅱ.①D… ②斯… ③陈… ④赵… Ⅲ.①糖尿病–并发症–心脏血管疾病–防治 Ⅳ.①R587.2

中国版本图书馆 CIP 数据核字(2022)第 141390 号

All Rights Reserved.Authorised translation from the English language edition published by John Wiley & Sons Limited. Responsibility for the accuracy of the translation rests solely with Tianjin Science & Technology Translation & Publishing Co., Ltd. and is not the responsibility of John Wiley & Sons Limited. No part of this book may be reproduced in any form without the written permission of the original copyright holder, John Wiley & Sons Limited.

中文简体字版权属天津科技翻译出版有限公司。

授权单位：John Wiley & Sons Limited.

出　　　版：天津科技翻译出版有限公司

出 版 人：刘子媛

地　　　址：天津市南开区白堤路 244 号

邮政编码：300192

电　　　话：022-87894896

传　　　真：022-87893237

网　　　址：www.tsttpc.com

印　　　刷：天津新华印务有限公司

发　　　行：全国新华书店

版本记录：787mm×1092mm　16 开本　15 印张　300 千字
　　　　　2023 年 1 月第 1 版　2023 年 1 月第 1 次印刷
　　　　　定价：98.00 元

(如发现印装问题,可与出版社调换)

译者名单

主　译　陈莉明　赵振宇

副主译　何　奕　董林毅　孙秀颖

译　者　(按姓氏汉语拼音排序)

常子钊	天津医科大学朱宪彝纪念医院(代谢病医院)
陈莉明	天津医科大学朱宪彝纪念医院(代谢病医院)
董林毅	天津医科大学药学院
何　奕	天津医科大学朱宪彝纪念医院(代谢病医院)
晋文燕	天津医科大学朱宪彝纪念医院(代谢病医院)
芦志伟	天津医科大学朱宪彝纪念医院(代谢病医院)
孙　露	天津医科大学朱宪彝纪念医院(代谢病医院)
孙秀颖	天津市人民医院
吴　建	天津医科大学朱宪彝纪念医院(代谢病医院)
杨晓姣	天津医科大学朱宪彝纪念医院(代谢病医院)
杨晓旭	天津医科大学朱宪彝纪念医院(代谢病医院)
赵振宇	天津医科大学朱宪彝纪念医院(代谢病医院)
郑国斌	天津医科大学朱宪彝纪念医院(代谢病医院)
郑晓辉	天津市人民医院
周　瑾	天津医科大学朱宪彝纪念医院(代谢病医院)

编者名单

R.A. Ajjan MRCP, MMedSci, PhD
Associate Professor and Consultant in Diabetes and Endocrinology
Division of Diabetes and Cardiovascular Research
Leeds Institute of Genetics, Health and Therapeutics
Multidisciplinary Cardiovascular Research Centre
University of Leeds
Leeds, UK

Jordan Andrews BS
South Australian Health & Medical Research Institute
Adelaide, SA, Australia

Stephen C. Bain MA, MD, FRCP
Professor of Medicine (Diabetes)
Honorary Consultant Physician
Swansea University College of Medicine
Swansea, UK

D. John Betteridge BSc, MBBS, PhD, MD, FRCP, FAHA
Consultant Physician
University College London Hospital;
Dean
Royal Society of Medicine
London, UK

Sujay Chandran MRCP
SpR Cardiology
Department of Cardiology
St Georges Hospital
London, UK

Elizabeth Ellins BSc(hons), MA
Senior Vascular Scientist
Swansea University College of Medicine
Swansea, UK

José A. García-Donaire MD
Nephrologist
Hypertension Unit
Hospital 12 de Octobre
Madrid, Spain

Peter J. Grant MD, FRCP, FMedSci
Professor of Medicine
Honorary Consultant Physician
University of Leeds and Leeds Teaching Hospitals NHS Trust;
Division of Cardiovascular and Diabetes Research
The LIGHT Laboratories
Leeds, UK

Julian Halcox MA, MD, FRCP
Professor of Cardiology
Director, Cardiovascular Research Group Cymru
Swansea University College of Medicine
Swansea, UK

Christopher M. Huff MD
Cardiology Fellow
Heart and Vascular Institute
Cleveland Clinic
Cleveland, OH, USA

Meg Jardine MBBS, PHD, FRACP
Senior Research Fellow
Renal & Metabolic Division
The George Institute for Global Health;
Consultant Nephrologist
Concord Repatriation General Hospital
Sydney, NSW, Australia

Andrew Lansdown MBChB, MRCP
Clinical Research Fellow
Institute of Molecular and Experimental Medicine
Cardiff University School of Medicine
Cardiff, UK

Alice H. Lichtenstein DSc
Stanley N. Gershoff Professor
Friedman School of Nutrition Science
and Policy
Director and Senior Scientist, Cardiovascular
Nutrition Laboratory
Jean Mayer USDA Human Nutrition Research
Center on Aging
Tufts University
Boston, MA, USA

A. Michael Lincoff MD
Professor of Medicine
Cleveland Clinic Lerner College of Medicine
Case Western Reserve University;
Vice Chairman, Heart & Vascular Institute
Cleveland Clinic
Cleveland, OH, USA

Akhila Mallipedhi MBBS, MRCP
Specialist Registrar in Diabetes & Endocrinology
Department of Diabetes & Endocrinology
Morriston Hospital, ABM University Health
Board
Swansea, UK

Stephen Nicholls MBBS, PhD, FRACP, FACC, FESC, FAHA, FCSANZ
SAHMRI Heart Foundation Heart Disease Team
Leader
South Australian Health & Medical Research
Institute;
Professor of Cardiology, University of Adelaide;
Consultant Cardiologist, Royal Adelaide
Hospital
Adelaide, SA, Australia

Hitesh Patel MBBS, BSc
Cardiology Registrar
Department of Cardiology
St George's Hospital
London, UK

Vlado Perkovic MBBS, PhD, FRACP, FASN
Executive Director
The George Institute for Global Health;
Professor of Medicine
University of Sydney
Sydney, NSW, Australia

Kausik K. Ray BSc (Hons), MBChB, MD, FRCP, MPhil (Cantab), FACC, FESC, FAHA
Professor of Cardiovascular Disease Prevention
Cardiac and Vascular Sciences
St George's University of London
London, UK

Luis M. Ruilope MD, PhD
Professor
Hospital 12 de Octobre
Madrid, Spain

Gerit-Holger Schernthaner MD
University Professor of Medicine
Department of Medicine II
Division of Angiology
Medical University of Vienna
Vienna, Austria

Guntram Schernthaner MD
Professor and Head
Department of Medicine I
Rudolfstiftung Hospital Vienna
Vienna, Austria

Rüdiger-Egbert Schernthaner MD
Department of Radiology
Division of Cardiovascular and Interventional
Radiology
Medical University of Vienna
Vienna, Austria

Jeffrey W. Stephens BSc, MBBS, PhD, FRCP
Professor of Medicine (Diabetes & Metabolism)
Honorary Consultant Physician
Swansea University College of Medicine
Swansea, UK

Kiyoko Uno MD
Departments of Cardiovascular Medicine and
Cell Biology
Cleveland Clinic
Cleveland, OH, USA

Amanda Y. Wang MBBS, MSc, FRACP
Medical Fellow
Renal & Metabolic Division
The George Institute for Global Health;
Consultant Nephrologist
Sydney Adventist Hospital
Sydney, NSW, Australia

中文版前言

　　糖尿病是一种慢性疾病,血糖失控是糖尿病失控的常见后果,随着时间的推移,将会给人体的许多系统带来严重损害。2014 年,全球 18 岁以上成人糖尿病的患病率为 8.5%。2019 年,糖尿病直接造成全球 150 万人死亡,并且其中 48% 发生在 70 岁之前;2000—2016 年,糖尿病导致的过早(即 70 岁之前)死亡率增加了 5%。因此,优化糖尿病并发症的治疗方式、延缓其发生和发展至关重要。本书首先对血管生理和糖尿病肾病进行介绍,随后详细介绍了糖尿病相关心血管疾病及其管理,最后从饮食及生活方式方面提出了糖尿病心血管疾病的管理建议。

　　本书是一本关于糖尿病心血管疾病的专业图书,重点介绍如何协助临床医生预防和管理糖尿病患者的心血管疾病及心血管风险。原著内容全面、详尽,实用性强,深入浅出,涵盖了对糖尿病并发症管理的研究,可对临床应用有所帮助。历时一年多,我们终于完成了本书的翻译工作。在此,我们首先要感谢《糖尿病心血管并发症的管理》一书的每一位译者。感谢晋文燕、杨晓旭提供的第 1 章和第 5 章初稿,常子钊提供的第 2 章初稿,郑晓辉提供的第 3 章初稿,周瑾提供的第 4 章初稿,郑国斌提供的第 6 章初稿,芦志伟提供的第 7 章初稿,孙露、吴建提供的第 8 章和第 9 章初稿,杨晓姣提供的第 10 章初稿,以及何奕、孙秀颖对全书进行的整体修改。每一位译者都在工作之余花了很多时间反复斟酌译文,几经推敲才使本书呈现在各位读者面前。因此,再次感谢每一位译者的辛勤付出。

　　糖尿病心血管疾病诊断与治疗的新方法离不开科研人员、临床医师和临床药师的共同努力,我们衷心地祝愿本书的引进能够有助于大家进一步研究糖尿病心血管疾病,早日为糖尿病患者提供新的、更安全有效的诊疗方案。

　　承蒙天津科技翻译出版有限公司的委托,我们对于翻译本书深感荣幸。尽管本书译者均加倍努力,但由于时间紧迫,译者的水平有限,加之本书的专业性较强,在翻译过程中难免有欠妥之处,敬请广大读者和专家批评指正。

2022 年 6 月 5 日

前　言

10 多年前,国际糖尿病联合会(IDF)出版了一本非常重要的出版物,名为《糖尿病与心血管疾病:行动起来》。IDF 主席 George Alberti 在这本书的介绍中说:"随着全球糖尿病发病率的上升,如果不采取预防措施,糖尿病和心血管疾病的双重危险将导致一系列并发症的暴发[1]。"确实,糖尿病患者的护理费用比非糖尿病患者高出 2~3 倍,可高达国家医疗保健预算的 15%[2]。

毫无疑问,糖尿病是全球慢性非传染性疾病负担的重要组成部分,后者的死亡人数已超过 3600 万(63%),其中 80% 的死亡人数发生在中低收入国家。即使在非洲等传染病死亡人数较高的地区,非传染性疾病的患病率也在迅速上升[3]。

全球范围内糖尿病预计患病率的增速非常惊人。慢性代谢病风险因素全球合作组的一项重要的贡献是,在一项对健康检查的系统分析中,研究了自 1980 年以来空腹血糖和糖尿病患病率的地区和全球趋势,这项研究涉及很多个国家,有超过 250 万人参与[4]。他们预测,糖尿病患者的人数将从 1980 年的 1.53 亿(95%CI 1.27 亿~1.82 亿)增加到 2008 年的 3.47 亿(95%CI 3.14亿~3.82 亿)。国际糖尿病联合会对 2035 年的糖尿病患者人数进行了预测,在非洲、中东、北非、东南亚,以及南美和中美洲的增幅最为显著[5]。显然,糖尿病的初级预防(即减少超重和增加运动)应该成为全世界公共卫生议程的重点。

正如 Alberti 所强调的[1],糖尿病患病率的增加带来了心血管疾病(CVD)的负担,所有血管相关疾病的患病率都在增加,解剖学表明,动脉粥样硬化具有一种侵袭性的形式,其特征不仅是斑块负荷增加,而且巨噬细胞和 T 细胞的浸润也增加了[6]。欧洲心脏病学会(ESC)和欧洲糖尿病研究协会(EASD)联合成立了糖尿病和心血管疾病特别工作组,明确了糖尿病作为 CVD 危险因素的重要性,并于 2007 年发布了关于预防和管理糖尿病的循证指南[7]。该指南最近已更新[8]。

新兴风险因素协会的庞大数据库可对 102 项前瞻性研究进行 Meta 分析,其中包括来自近 700 000 例个体的数据。其在调整年龄、吸烟状况、BMI 和收缩压后,提供了糖尿病与 CVD 风险有关的有力证据[9]。表 1 列出了冠心病、脑卒中和其他血管死亡的风险比。与非糖尿病患者相比，糖尿病患者不仅患心血管疾病的风险增加，而且预后较差[7,8]。在糖尿病患者人群中，外周动脉疾病的患病率可增加2~4倍，下肢截肢率至少增加10倍，一半的非创伤性截肢发生在糖尿病患者中[3,7,8]。

表1　糖尿病、空腹血糖浓度和血管疾病的风险：一项包含102项前瞻性研究的Meta分析。(Source：Emerging Risk Factors Collaboration[9]. Reprodced with permission of Elsevier)

糖尿病和非糖尿病患者风险比

	案例数	HR(95% CI)	I²(95% CI)
冠心病	26505	2.00 (1.83~2.19)	64 (54~71)
冠心病死亡	11556	2.31 (2.05~2.60)	41 (24~54)
非致命性心肌梗死	14741	1.82 (1.64~2.03)	37 (19~51)
脑卒中亚型			
缺血性脑卒中	3799	2.27 (1.95~2.65)	1 (0~20)
出血性脑卒中	1183	1.56 (1.19~2.05)	0 (0~26)
未分类的脑卒中	4973	1.84 (1.59~2.13)	33 (12~48)
其他血管死亡	3826	1.73 (1.51~1.98)	0 (0~26)

在102项前瞻性研究中的698 782例患者中，有52 765例患有心血管疾病。

本书的重点是帮助医生预防和管理糖尿病患者的CVD和CVD风险。特别感谢我们的出版商John Wiley & Sons Limited的耐心和鼓励。如果这本书有助于改善某位患者的预后，减少糖尿病患者发生CVD的风险，那么它就达到了写作目标。

D. 约翰·贝特里奇

斯蒂芬·尼克尔斯

参考文献

1 International Diabetes Federation. Diabetes and Cardiovascular Disease: Time to Act. IDF 2001.

2 Zhang P, Zhang X, Brown J et al. Global healthcare expenditure on diabetes for 2010 and 2030. *Diabetes Research and Clinical Practice* 2010; 87: 293-301.

3 World Health Organization in collaboration with the World Heart Foundation and the World Stroke Organization. *Global Atlas on Cardiovascular Disease Prevention and Control* (Eds, Mendis S, Puska P, Norving B) World Health Organization Geneva 2011.

4 Danaei G, Finucane MM, Yuan L et al. National, regional and global trends in fasting plasma glucose and diabetes prevalence since 1980: systematic analysis of health examination surveys and epidemiological studies with 370 country-years and 2.7 million participants. *Lancet* 2011; 87: 293-301.

5 International Diabetes Federation. IDF Diabetes Atlas 6th edition. IDF 2013.

6 Burke AP, Kolodgie FD, Zieske A et al. Morphologic findings of coronary atherosclerotic plaques in diabetics: a post-mortem study. *Arterioscler Thromb Vasc Biol* 2004; 24: 1266-71.

7 The Task Force on diabetes, pre-diabetes and cardiovascular disease of the European Society of Cardiology and of the European Association for the Study of Diabetes.Guidelines on diabetes, pre-diabetes and cardiovascular diseases. *European Heart Journal* 2007; 9: suppl C, C1-74.

8 The Task Force on diabetes, pre-diabetes and cardiovascular disease of the European Society of Cardiology and developed in collaboration with the European Association for the Study of Diabetes. ESC guidelines on diabetes, pre-diabetes and cardiovascular diseases in collaboration with the EASD. *European Heart Journal* 2013; 34: 3035–87.

9 Emerging Risk Factors Collaboration. Diabetes, fasting blood glucose concentration and risk of vascular disease: a collaborative meta-analysis of 102 prospective studies. *Lancet* 2010; 375: 2215–22.

目　录

第 1 章

糖尿病患者的血管内皮

Andrew Lansdown[1], *Elizabeth Ellins*[2], *Julian Halcox*[2]

[1]*Cardiff University School of Medicine, Cardiff, UK*

[2]*Swansea University College of Medicine, Swansea, UK*

关键点

- 内皮是血管壁稳态的关键参与者。

- 一氧化氮(NO)在调节血管功能中起着关键作用。

- 局部 NO 生物利用度的降低是血管内皮功能障碍的标志。

- 内皮功能障碍主要由氧化应激和炎症引起。

- 提供了许多评估内皮功能的技术;血流介导扩张(FMD)是当前非侵入性的"金标准"。

- 许多循环标志物也有助于评估内皮功能障碍。

- 高血糖、胰岛素抵抗和血脂异常都是导致内皮功能障碍的重要因素。

- 糖尿病的内皮功能障碍与不良的微血管和大血管并发症相关。

- 研究表明,他汀类药物、胰岛素增敏剂和 ACE 抑制剂的药物疗法可改善糖尿病患者的内皮功能障碍。

简介

血管内皮是动脉和静脉内排列的单层薄细胞,是动脉稳态的关键调节器。它在调节血管张力、细胞黏附、血小板活性、血管壁炎症、血管生成和血管平滑肌细胞增殖中起着至关重要的作用。为了调节这些功能,内皮细胞产生并释放许多重要的血管活性分子,包括一氧化氮、内皮源超极化因子(EDHF)、前列环素(PGI2)和内皮素(ET-1)[1,2]。

正常的内皮细胞功能

　　动脉内皮由一层纺锤形的内皮细胞组成，这些内皮细胞通过紧密的连接点结合在一起，并通过缝隙连接点与下面的平滑肌细胞直接连通。这样会在血液和血管壁之间形成保护性屏障，该屏障不可渗透低密度脂蛋白（动脉粥样硬化病变的核心成分），但能够感知分子信号，并与循环血液的细胞成分相互影响。

　　Furchgott 和 Zawadzki 于 1980 年首次证明，内皮细胞在兔主动脉响应乙酰胆碱给药而发生的平滑肌松弛是必不可少的[3]。随后，NO 被确定为这种内皮衍生的松弛因子[4]。在辅助因子（如四氢生物蝶呤）的作用下，健康的内皮细胞能够在内皮一氧化氮合酶（eNOS）的作用下分泌 NO，一种由 L-精氨酸产生的双原子分子[5]。NO 扩散到血管平滑肌细胞中发挥作用，并激活与 G 蛋白结合的鸟苷酸环化酶，产生 c-GMP，使平滑肌松弛和血管舒张[1]（图 1.1）。在正常的生理状态下，eNOS 被血管中的血流剪应力激活，也能被腺苷、缓激肽、血清素（响应血小板聚集）和血管内皮生长因子（由缺氧引起；图 1.1）等分子激活[6-8]。

　　此外，NO 具有抗血小板作用，可以下调炎症途径，并减少 ET-1（ET-1 是一种有效的血管收缩多肽）的生成，还具有促炎、促氧化和提高增殖活性的作用[9]。

　　同时，还存在其他的内皮源性血管舒张剂，其不依赖 NO 来维持疗效。例如，由环氧合酶系统产生的 PGI2 和 EDHF，当 NO 的生物利用度降低时，后两者能够补偿 NO 介导的血管舒张功能的丧失[10,11]。血管内皮的正常生理功能可通过平衡释放内皮源性舒张因子（如 NO 和前列环素）及血管收缩因子（如 ET-1 和血管紧张素 Ⅱ）来维持。它们的产生、释放和作用

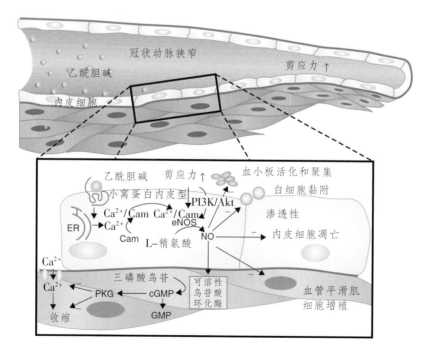

图 1.1　乙酰胆碱和剪应力刺激内皮一氧化氮合酶，导致内皮细胞通过受体、非受体和钙依赖性及非钙依赖性途径产生更多一氧化氮的图示（Source: Herrmann J et al. 2010[8]. Reproduced with permission of Oxford University Press.）。

的失衡是内皮功能障碍的主要特征[12]。

血管内皮除了具有调节血管张力的功能外，在介导和响应炎症途径中也起着重要作用。除其收缩作用外，由内皮产生的血管紧张素Ⅱ对血管平滑肌细胞的收缩、生长、增殖和分化也有影响。一系列选择蛋白和黏附分子的产生导致炎症细胞的结合和跨内皮迁移[13,14]。此外，内皮细胞直接参与凝血和纤维蛋白溶解之间的平衡，这是由组织型纤溶酶原激活物（t-PA）及其抑制剂纤溶酶原激活物抑制剂-1（PAI-1）的合成所介导的[12,15]。

内皮功能的测定

继 Furchgott 和 Zawadzki 的体外研究之后，Ludmer 等首次证明，在接受心脏导管插入术的受试者中，局部给予乙酰胆碱可导致动脉粥样硬化性冠状动脉血管收缩和正常冠状血管舒张[16]。随后，开发了一种非侵入性方法来评估外周循环导管动脉中的内皮功能。该方法先使其前臂缺血，然后进行反应性充血，以增加通过肱动脉的血流量，增加局部剪应力，从而介导NO 释放和扩张肱动脉[17]。外周血管舒张功能与冠状动脉内皮功能和心血管危险因素（包括吸烟、血脂异常和糖尿病）相关，并且可以预测老年人心血管事件的发生[18-21]。

现在已经有各种技术可以评估血管内皮，如使用药物作用于内皮或测量血管扩张剂对增加的剪应力的反应。然而，没有一项测试是理想的，实际上可能需要一种组合来全面评估血管内皮生物学的各个方面（图 1.2）。

评估血管内皮功能的侵入性方法：静脉闭塞应变仪体积描记术和定量冠状动脉造影+多普勒，用来评估冠状动脉直径和血流量。

最初的内皮功能测试使用后一种方法（定量冠状动脉造影+多普勒）来评估冠状动脉循环生理。药理学试剂（如乙酰胆碱）可用于诱导内皮依赖性血管舒缩反应，从而测量心外膜和微血管循环的变化。在通用剂量下，通常在正常冠状血管中观察到血管舒张反应，但在内皮功能障碍的情况下，NO 生物利用度降低，乙酰胆碱对平滑肌毒蕈碱受体的作用占主导地

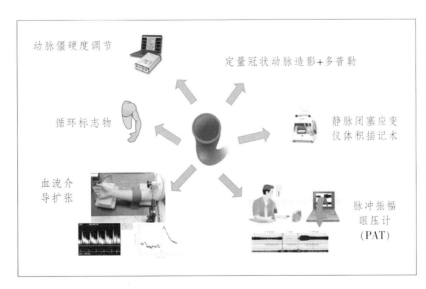

图 1.2　评估血管内皮功能的侵入性方法。

位,导致血管收缩[22]。这种测量内皮功能的方法仅限于需要进行心脏导管插入术的晚期和已确诊动脉疾病的患者,但有助于量化潜在治疗药物(如他汀类药物)对内皮功能的反应[23]。

评估前臂微循环和阻力的另一种侵入性方法是通过使用静脉闭塞应变仪体积描记术测量前臂血流量(FBF)的变化[24]。该方法以对侧臂为对照,大多数研究评估了在使用内皮依赖性和非内皮依赖性激动剂后,实验臂和对照臂之间的 FBF 和血管阻力百分比的差异。通过使用 eNOS 拮抗剂(如 L-NMMA),可以推断出 NO 有血管舒缩调节的作用。该方法还可用于健康对照,并能详细研究其他血管舒缩通路。然而,其侵入性限制了其在小规模研究中的应用,其与导管动脉粥样硬化的临床相关性也受到质疑。

本质上,测量内皮功能的非侵入性方法更实用,因为其更易于用于大的患者群。超声血流介导扩张是目前无创评估内皮功能的金标准。其基本原理是基于前臂缺血 5 分钟后肱动脉中的反应性血流,引起血压袖带的收缩期充盈。在导致充血的过程中,增加的剪应力会刺激 NO 从内皮中释放出来,从而引起平滑肌松弛和动脉扩张。通过使用高分辨率的 2D 超声和脉冲多普勒对肱动脉成像,可以评估动脉直径和血流量的变化[17]。方法论也已证明,FMD 具有良好的重现性[25]。尽管已经制定了一些指南来减少研究方法中的可变因素,但在使用这种方法时,包括袖带位置和袖带闭塞持续时间在内的一些技术差异仍然存在争议[26-30]。尽管方法不同,FMD 仍是测量内皮功能的可靠方法,并且与冠状内皮血管舒张功能和内皮激活的循环标志物相关,可长期作为心血管疾病预后的预测因子[21,31]。

另外,又发现了一种用于测量内皮功能的非侵入性技术:脉冲振幅眼压计。使用与 FMD 相同的刺激,内动脉系统采用放置在指尖上的探针来记录动脉搏动量的变化。两个指尖都被用于记录,以便进行内部控制。在基线的基础上进行反应性充血(RH)测量,以便计算 RH-PAT 指数(比率)。RH-PAT 信号随着危险因素的表达而降低,与危险因素有很好的相关性,并有助于识别冠状动脉功能障碍[32,33]。经实验证明,PAT 的再现性与 FMD 相似。虽然血管舒张的机制并不完全依赖于 NO,自主神经系统也可能对指尖脉搏的波形产生影响[34],但 RH-PAT 被广泛认为是评估内皮功能障碍的实用工具。

内皮功能也可以通过测量脉搏波速度(PWV)来评估。该方法通过动脉的传输速度测量动脉脉冲压力波形,从而提供有关动脉硬度和内皮功能的信息。Naka 等已经设计出了一种与 FMD 相似的带有 RH 刺激物的方案,将一个袖带放在手腕上,另一个袖带放在上臂上,并在闭合腕带后诱发 RH。随后的 NO 释放和动脉张力降低导致 PWV 减慢,反映了内皮 NO 释放的幅度[35]。

尽管这些较新的方法,尤其是 RH-PAT,在评估内皮功能时有很大的作用,但 FMD 目前仍然是首选技术,并已被广泛应用于临床研究。

内皮功能障碍的循环标志物

除了评估内皮功能的侵入性和非侵入性方法(如定量冠状动脉造影或 FMD)外,还有许多循环标志物可以反映内皮激活和功能障碍的程度(表 1.1)。

表 1.1　内皮功能的循环标志物

一氧化氮

亚硝酸根离子

不对称二甲基精氨酸

内皮素-1

白介素

趋化因子

黏附分子(VCAM-1、ICAM-1)

选择素(E-选择素,P-选择素)

纤溶酶原激活物抑制剂-1

组织纤溶酶原激活剂

血管性血友病因子

内皮微粒 microRNA

循环内皮细胞

内皮祖细胞

内皮微粒

内皮细胞活化和功能障碍的特征在于内皮释放的血管舒缩因子平衡的变化,尽管这些标志物的系统性水平不一定代表其对血管壁的真正局部作用,但评估这种功能障碍的循环标志物和介质可提供重要的病理学见解,以了解内皮对动脉粥样硬化疾病的影响。

内皮激活会导致血管炎症。因此,可以评估一系列炎症细胞因子、黏附分子、血栓形成调节剂、NO 生物学指标和内皮细胞损伤及修复的标志物,以了解这些过程。这些测试可以作为人群中内皮激活和功能障碍严重程度的有用标记,并可以补充其他内皮功能的生理学测试[36]。

虽然亚硝酸盐和硝酸盐的水平是间接的测量方法,但尚无精确的循环标志物反映局部和全身性 NO 产生。不对称二甲基精氨酸(ADMA)和 eNOS 的内源竞争性拮抗剂是可量化的,具有心血管危险因素的患者通常会出现较高的水平,如血脂异常和糖尿病,并且可导致内皮功能障碍。在动物试验和临床研究中,ADMA 水平越高,NO 的生物利用度越低[37,38]。当前的经济和后勤保障使其在常规临床实践中困难重重。

也可以测量由内皮激活产生的炎性细胞因子和黏附分子,它们反映了对白细胞迁移到内皮下的刺激。血管细胞黏附分子-1、细胞内黏附分子-1 和 E-选择素及 P-选择素就是实例,其中 E-选择素对血管内皮激活最具特异性。这种分子的循环水平通常与不良的心血管预后有关[39,40]。

此外,microRNA(miRNA)是一组非编码的小 RNA,它是引起糖尿病内皮功能障碍的重要分子,并揭示了这些潜在的疾病过程。例如,在高血糖环境中,miRNA 会减少内皮细胞的增殖和迁移,并引起细胞周期抑制,从而导致血管内皮功能障碍[41]。由于人类血清中的 miRNA 水平在健康个体中保持一致,并且稳定可重现,因此,其可成为糖尿病患者血管状态的临床有用的生物标志物[42,43]。

同样,可以测量血栓前状态的标志物,其可反映内皮细胞的损伤和激活。例如,组织纤溶酶原激活剂及其内源性抑制剂和纤溶酶原激活抑制剂-1的平衡变化[44]。

用于内皮细胞损伤和修复的测量是疾病过程中内皮细胞活化和功能障碍的反映,为此开发了检测成熟内皮细胞脱离和来自活化内皮细胞的微粒(反映损伤),以及循环内皮祖细胞(EPC)的数量和特征(反映修复)的方法。对这些人群之间关系的评估,可以阐明(在糖尿病中)损伤与修复之间的平衡,这在临床实践和高风险患者的风险评估中具有潜在的作用[45]。内皮微粒(EMP)由内皮细胞质膜起泡而产生,并携带内皮蛋白,如血管内皮钙黏着蛋白、ICAM-1、E-选择素和eNOS [46-48]。它们从活化或凋亡的内皮细胞中脱落,反映了它们在凝血、炎症、内皮功能和血管稳态中的作用。EMP在血管稳态中的确切作用尚不清楚。有证据表明,其可以促进细胞存活并诱导内皮再生[49],虽然EMP促进血管生成过程可能对局部缺血具有有益作用,但这可能对斑块稳定性和增生性糖尿病性视网膜病有不利影响[50]。在糖尿病患者中,已经表明,较高水平的EMP与内皮激活和细胞凋亡有关[1,51]。此外,用钙通道阻滞剂治疗的2型糖尿病患者显示EMP降低,表明EMP有可能作为糖尿病血管内皮功能障碍的生物标志物,但其具体临床用途尚待确定[52,53]。

内皮细胞功能障碍

内皮功能障碍是由内皮源性舒张因子(如NO)和收缩因子(如ET-1)之间的稳态平衡丧失引起的。许多心血管危险因素都与血脂异常、糖尿病、高血压和吸烟有关。在这种情况下,内皮细胞被激活,白细胞黏附分子表达增加,细胞因子释放和炎性分子增加。由此产生的炎症和动脉损伤以自我促进的方式持续进行,会引发动脉粥样硬化斑块形成,造成一定的临床后果,如心肌缺血或心肌梗死[54,55]。

内皮细胞活化的特征之一是NO的生物利用度降低。这主要是在氧化应激增加的情况下发生的,这时酶eNOS可能会转换,生成超氧化物(如活性氧或ROS),这一过程称为"eNOS解耦联"。当关键的辅因子四氢生物蝶呤不存在,或基质或底物L-精氨酸不足时,就会发生这种情况[56]。另外,在超氧化物歧化酶的存在下,ROS导致过氧化氢的产生。这些分子可以靶向细胞调节蛋白,从而促进炎症基因的转录,如NFκB和磷酸酶[1,57]。线粒体是ROS的重要来源,在生理细胞的动态平衡过程中,自由基的产生和线粒体超氧化物歧化酶的能力可以被调节。在缺氧或底物增加的疾病过程中,如肥胖症和2型糖尿病伴高血糖症及游离脂肪酸增加,这种细微的平衡可能会受到干扰,从而增加自由基的产生。黄嘌呤氧化酶和NADPH氧化酶是内皮中其他重要的氧化应激来源,与对照组相比,黄嘌呤氧化酶活性在冠心病患者中增加了200%以上[58]。

心血管危险因素长期暴露对内皮损伤和修复有很大的影响。正常的内皮完整性取决于其修复任何程度局部损伤的能力。内皮细胞能够在局部复制以替代受损和丢失的细胞,而且从骨髓中获得的EPC可以循环并能够到达损伤部位,促进内皮细胞的局部修复过程[59-61]。众所周知,eNOS在EPC的调节和功能中很重要[62],EPC水平降低与冠心病风险增加相关[63,64],而他汀类药物治疗等干预措施可增加包括冠心病在内的高危患者的EPC[65]。在糖尿病中,与平滑肌祖细胞(SMPC)相比,EPC 和循环血管生成细胞(CAC)的水平降低,说明内皮细胞损伤。因此,这可能导致血管修复能力下降,并增加 2 型糖尿病的大血管疾病的发生率[66]。糖尿病患者中 EPC 的降低也解释了微血管病的发病机制,在肾病和视网膜病中已发现临床上显著的相关性[67,68]。此外,在糖尿病患者中,EPC 具有功能缺陷,如增殖和黏附受损[69,70]。因此,EPC 在维持糖尿病患者的正常血管内皮功能中起着重要作用。

糖尿病内皮细胞功能障碍

微血管和大血管并发症都是糖尿病患者发病和死亡的主要原因,内皮细胞功能障碍被认为是相关血管损伤发展的关键。糖尿病具有许多导致内皮功能障碍的特定因素(图1.3)。

高血糖症

在大型临床试验中,1 型和 2 型糖尿病的高血糖都与微血管并发症的发病机制有关[71-73]。

糖尿病的内皮功能障碍中的氧化应激由高血糖驱动。高血糖水平可上调 Polypol 途径,通过醛糖还原酶将过量的细胞内葡萄糖转化为糖醇。通常,该途径利用的葡萄糖很少。在糖尿病中,线粒体过度产生 ROS,会导致醛糖还原酶激活增加,葡萄糖转化为山梨糖醇,然后氧化为果糖。这导致 ROS 产生增加,随后 NO 失活和内皮依赖性扩张抑制[74-76]。细胞内高血糖也会激活己糖胺途径,导致 PAI-1 表达增加[77]。

此外,细胞内葡萄糖过高会激活酶蛋白激酶 C(PKC),这可能促使纤溶酶抑制剂 PAI-1 的过度表达和内皮细胞中 NFκB 的激活,导致血栓形成和动脉粥样硬化闭塞的可能性增加,并产生炎症[78,79]。此外,高血糖引起的 PKC 激活可通过增加内皮和平滑肌细胞中的血管内皮生长因子(VEGF)的表达来增加血管通透性和血管生成[80]。

高血糖还与 AGE 的产生相关。AGE 是经过非酶糖基化的循环蛋白和细胞内蛋白。AGE 与血管炎症、功能障碍和损伤相关,包括 ROS 的过量产生[81]。主要机制是通过 AGE 与其受体(RAGE)的结合,导致 NFκB 活化并产生 ROS[76,82,83]。在 2 型糖尿病和肾病患者中,发现内源性 RAGE 的血浆水平升高[84]。

正是通过氧化应激的增加、细胞内钙的增加、线粒体功能障碍和细胞内脂肪酸代谢的

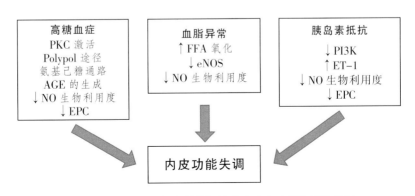

图 1.3　糖尿病中氧化应激增加并导致内皮功能障碍的机制。

改变,高血糖被认为会导致内皮细胞凋亡[12]。

高血糖症除了会影响氧化应激和 AGE 生成外,也与 NO 生物利用度降低有关。Kawano 等的研究表明,高血糖会迅速抑制肱动脉血流介导的内皮依赖性血管舒张[85]。此外,人脐静脉内皮细胞的研究表明,葡萄糖水平升高可抑制 NO 的产生[86]。相反,一些研究表明,高血糖会导致 NO 释放增加,而在糖尿病大鼠的心脏内皮中 eNOS 活性增加[87],这表明 eNOS 解耦联可能是继发于糖尿病的高血糖症,并解释了内皮功能障碍的原因[88,89]。此外,糖尿病中的内皮功能障碍还与内皮源性收缩因子(EDCF)的增加有关,可能是由于内皮细胞继发于高血糖症后,从而促使氧化应激,以及 COX-1 和 COX-2 过表达,导致 COX 衍生前列腺素[90]。与健康受试者相比,ET-1 在 2 型糖尿病患者中的含量也更高,并且氧化应激和促炎标志物也增加[91]。

由 HbA1c 测得的 1 型和 2 型糖尿病患者的高血糖严重程度与循环 EPC 水平降低有关,这归因于增殖受损、骨髓动员减少或循环时间缩短[92,93]。其具有降低糖尿病血管修复能力的潜在后果。

然而,尽管有证据表明,高血糖症是导致内皮细胞功能障碍机制的主要原因,但仍有一些证据表明,糖尿病患者在发生高血糖之前也会出现内皮功能障碍。例如,用于 1 型糖尿病的非肥胖糖尿病(NOD)小鼠模型显示,在出现高血糖之前,存在内皮功能障碍,并伴有血管收缩[88]。因此,高血糖症和内皮功能障碍的前因后果之间的关系可能并不那么明显。

胰岛素抵抗

虽然高血糖症在所有类型的糖尿病都很常见, 但胰岛素抵抗更是 2 型糖尿病的特征,其在内皮细胞功能障碍方面也起着很重要的作用。

内皮细胞表达相关的胰岛素受体(IR)和胰岛素在正常的内皮细胞稳态中起着至关重要的作用。在正常情况下,胰岛素通过激活级联反应(包括 PI3K-Akt 轴的激活和 eNOS 的磷酸化)来刺激 NO 的释放,它还具有通过内皮释放 ET-1 引起血管收缩的相反作用。在胰岛素抵抗性血管中,eNOS 的表达和活性受到损害,PI3K 依赖性信号传导也受到损害,黏附分子过度表达,ET-1 分泌增加等,都会导致炎症性内皮微环境中血液供应减少和胰岛素抵抗恶化。ET-1 受体的药理学阻断作用可以改善肥胖的胰岛素抵抗患者和糖尿病患者的内皮功能,但不能改善瘦弱的胰岛素敏感性患者的内皮功能。也有人认为,内皮功能障碍本身可能是胰岛素抵抗的直接原因[88]。

由于 NO 和基质细胞衍生因子(SDF)-1α 产生的减少,胰岛素抵抗与 EPC 的增殖和分化减少有关,这在调节 EPC 的移动和生存中发挥重要作用[94-96]。

血脂异常

1 型和 2 型糖尿病都与血脂异常和游离脂肪酸(FFA)的含量增加相关。与肥胖、胰岛素抵抗和糖尿病相关的脂质特征是高密度脂蛋白(HDL)和低密度脂蛋白(LDL)水平降低、高甘油三酯血症和餐后 FFA 增加。体外和临床研究均表明,非胰岛素依赖型糖尿病中的内皮功能障碍部分归因于糖尿病性血脂异常,尤其是餐后血脂异常伴有炎症和氧化应激[97,98]。

糖尿病内皮功能障碍的临床意义

研究表明,内皮功能障碍是 2 型糖尿病中血管疾病的早期表现,但在 1 型糖尿病中则出现较晚[99]。现在有研究者将内皮功能障碍与糖尿病微血管和大血管并发症的不良临床结局联系起来进行研究。

在 1 型糖尿病患者中,内皮功能障碍先于并可预测微量尿蛋白的发展[100]。有研究者认为,糖尿病和正常尿蛋白患者的血管内皮功能障碍可能优于微量尿蛋白作为心血管疾病的危险指标[101]。重要的是,内皮功能障碍可预测肾病患者的 GFR 下降率。炎症和内皮功能障碍的生物标志物与肾病患者全因死亡率和心血管疾病的风险增加相关[102]。此外,对一组患有 2 型糖尿病和微量蛋白尿的患者的研究表明,内皮功能障碍是糖尿病肾病进展的预测指标,与传统危险因素无关[103]。内皮功能障碍与糖尿病性视网膜病变之间也存在相关性[104]。

最近,有研究表明,内皮功能障碍可以独立和协同地与动脉僵硬度一起预测 1 型糖尿病患者的心血管和肾脏预后[105];内皮功能障碍是高血压糖尿病患者主动脉僵硬的决定因素,却不是非糖尿病的高血压患者主动脉僵硬度的决定因素[106]。

在糖尿病患者中观察到的 ADMA(可独立预测糖尿病并发症)水平升高与内皮功能障碍和动脉粥样硬化的发病机制有关,并且是男性心血管疾病(包括全因死亡率)的潜在且独立的预测因子[107](图 1.4)。

糖尿病内皮功能障碍的治疗与干预

内皮功能障碍在糖尿病及其血管并发症的发病机制中非常重要,因此内皮细胞已成为

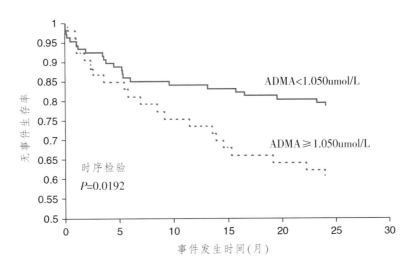

图 1.4　将基线 ADMA 的较高三分位数与较低的两个三分位数合并后的死亡、心肌梗死或脑卒中的综合结果的 Kaplan-Meier 曲线。在 24 个月时,上三分位数发生事件的患者人数为 21(39.6%),而下三分位数合并发生事件的患者人数为 23(21.5%)(P=0.0192)。(Source: Cavusoglu et al. 2010 [107]. Reproduced with permission of Elsevier.)

很重要的治疗靶点。大量干预措施已被证明对内皮细胞有影响。在设计和评估此类干预措施研究时,应考虑用于测量内皮功能的方法学。例如,使用 FMD 时,应尽量减少外部因素(尽管环境因素对其变异性的影响相对较小),并且应考虑图像采集质量、探头位置、袖带位置和闭塞时间,以实现标准化的方法和分析[108]。这样的措施减少了观察者之间和观察者内部的差异,并在临床试验中可对样本量产生有益的影响[109]。

生活方式干预

合理饮食和运动都对糖尿病的血管内皮产生有益的作用。在 2 型糖尿病患者中,通过乙酰胆碱引起的冠状动脉血流变化评估得到结果:进行运动训练和低热量饮食 6 个月可以改善冠状动脉内皮功能[110]。此外,在 2 型糖尿病患者中,8 周的运动训练可改善肱动脉 FMD 和前臂血流对乙酰胆碱的反应[111]。在每周两次,6 个月的渐进式有氧训练计划后,内皮功能障碍的循环标志物也有所改善,P-选择素和 ICAM-1 水平降低[112]。在糖耐量异常(IGT)人群中,有研究证明,运动与低热量饮食的结合可以降低 ET-1 和 NO 的血浆浓度,从而改善这一"糖尿病前期"人群的内皮功能障碍[113]。

他汀类

羟甲基戊二酰辅酶 A(HMG-CoA)还原酶抑制剂除有降低 LDL 的作用外,在其他作用方面已成为许多研究的主题,即所谓的多效性效应。患有冠状动脉疾病的成年人和有心血管危险因素的无症状成年人,服用他汀类药物后内皮功能均得到了改善。这对内皮功能的影响与治疗的类型、剂量或持续时间无关,并且与胆固醇的降低也没有直接关系[114]。其表明,他汀类药物治疗可提高 eNOS 的水平和活性,从而提高 NO 的生物利用度并改善 FMD。此外,有研究证明,他汀类药物会减少炎症和促炎细胞因子和黏附分子,减少内皮素和血管紧张素 1 的产生,并抑制巨噬细胞迁移和平滑肌细胞增殖[115,116]。还有的研究表明,接受他汀类药物治疗的糖尿病患者 FMD 有所改善,尽管有人认为,其降低的是 LDL 胆固醇本身,而不是治疗多效性,但这是改善内皮功能的更重要的因素[117,118]。最近的一项数据分析显示,他汀类药物显著改善了血管内皮功能较好的糖尿病患者的 FMD 效应[119]。

胰岛素增敏剂

二甲双胍是用于治疗 2 型糖尿病的主要胰岛素增敏剂,对糖尿病患者的心血管预后具有有益的影响。与未使用胰岛素增敏剂治疗的患者相比,接受二甲双胍治疗的患者进行冠状动脉介入治疗后,其不良心血管事件有所减少,尤其是死亡和心肌梗死[120]。二甲双胍可以通过减少白细胞与人内皮细胞的相互作用来改善内皮功能,并且还可以增加受试者的内皮依赖性血管舒张作用,而与血糖控制无关[121,122]。

噻唑烷二酮是另一类胰岛素增敏剂,它通过激活过氧化物酶增殖物受体-γ(PPAR-γ)对内皮产生有益的作用。这可导致转录因子如 NFκB 的激活减少,从而可以减少自由基的产生并预防动脉炎症[123]。曲格列酮在体外可抑制血管内皮细胞中血管细胞黏附分子 1 和 ICAM-1 的表达,并减少炎症细胞向动脉粥样硬化斑块迁移[124]。新型噻唑烷二酮药物,如罗格列酮和吡格列酮,也可改善 2 型糖尿病患者中 EPC 的数量和迁移及 EPC 的再内皮化能力[125]。尽管在用胰岛素治疗的晚期 2 型糖尿病患者中添加罗格列酮对内皮功能有益[126],但它也与 2 型糖尿病患者心肌梗死发生率的增加相关。因此,不能单独考虑其对内皮的有益作用,还需要进一步研究,为什么用这类药物对内皮功能的有益作用不能转化为更好的心血管预后。

肾素-血管紧张素-醛固酮系统拮抗剂、钙通道阻滞剂和 β 受体阻滞剂

研究表明,在患有 1 型和 2 型糖尿病的患者中,血管紧张素转换酶(ACE)抑制剂和血管紧张素 II 受体拮抗剂可改善内皮功能[127-131](图 1.5)。逆转肾上腺功能障碍的试验(TREND)结果显示,在患有冠心病的患者(包括 2 型糖尿病患者)中,通过使用定量冠状动脉造影术进行 6 个月的治疗,明显改善了内皮功能障碍[132]。此后,其他研究也验证了这些发现的真实性,并认为,抑制血管紧张素 II 介导的血管收缩、ET-1 的释放、ROS 的产生,以及刺激细胞因子和生长因子的表达,均有助于这些药物的获益[133-135]。此外,在患有 I 期慢性肾脏病(CKD)和高血压的糖尿病患者中,血管紧张素 II 受体拮抗剂缬沙坦和钙通道阻滞剂氨氯地平的组合可改善 FMD,并使尿蛋白和内皮功能指标正常化[136]。

另外,在糖尿病患者中禁止使用 β 受体阻滞剂,因为其不利于血糖控制。但是,卡维地洛具有抗氧化特性,可以提供血管保护作用。在与美托洛尔的面对面试验中,卡维地洛显著改善了 2 型糖尿病患者的内皮功能。血糖控制和氧化应激的改变不能完全解释 FMD 的相对改善,这说明有其他作用机制[137]。进一步的研究表明,与卡维地洛相比,美托洛尔对 2 型糖尿病患者胰岛素刺激的血管内皮运动有损害[138]。因此,β 受体阻滞剂在 2 型糖尿病中对内皮功能的作用、效果和机制需要进一步的临床研究。

胰岛素

研究证明,胰岛素治疗可以部分恢复 2 型糖尿病和缺血性心脏病患者被胰岛素刺激的内皮功能[139]。患有 1 型糖尿病的年轻人的内皮功能,与常规胰岛素治疗组相比,在 E-选择素和对乙酰胆碱的血管反应方面有显著改善[140]。此外,研究表明,用甘精胰岛素治疗 3.5 年可改善 2 型糖尿病患者的内皮功能,同时也可改善内皮依赖性和非内皮依赖性扩张[141]。尽管血糖控制得当且糖尿病进展减退,但在胰岛素抵抗或早期 2 型糖尿病患者中,大型 ORIGIN 试验并未证明,在早期开始使用甘精胰岛素可以改善临床结果[142]。

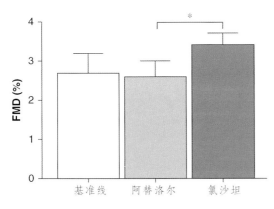

图 1.5　与阿替洛尔相比, 氯沙坦治疗 4 周后, 肱动脉 FMD 有所增加(P=0.01)。(Source: Flammer et al. 2007[130]. Reproduced with permission of Lippincott, Williams & Wilkins.)

其他新型治疗方法

虽然抗氧化剂的早期应用前景广阔,但抗氧化剂作为干预手段,对糖尿病患者的内皮功能和临床结局的影响却产生了矛盾的结果[143,144]。例如,在无并发症的 2 型糖尿病患者中,用维生素 E 治疗并未改善内皮功能障碍[145],而在接受维生素 C 治疗的患者中,却对氧化应激和内皮功能有影响[146]。

其他新型抗氧化剂也正在研究中。抑制 ROS 的产生很可能是针对糖尿病中内皮功能障碍的有效机制。新药,如 Nox 抑制剂、超氧化物歧化酶模拟物和谷胱甘肽过氧化物(GPx1;抗氧化酶)都是减少氧化应激的潜在治疗方法。另外,调节 eNOS 的疗法也正在研究中[147]。

促有丝分裂原激活的蛋白激酶(MAPK)途径是进一步干预的新靶点,包括减少 NO 产生、EPC 增殖和分化及诱导内皮细胞的促炎作用[148]。阻断促炎性血管收缩内皮素是另一种潜在的治疗方法。并且,已有研究表明,内皮素受体拮抗剂可改善 2 型糖尿病和微量蛋白尿患者的外周血管内皮功能[149]。

尽管已经证明这些药物的临床益处,如他汀类药物和 ACE 抑制剂,但在糖尿病和临床内皮功能障碍的患者中,在什么阶段进行干预和采用何种药物干预仍需进一步研究。因此,需要将内皮功能的改善转化为临床结果的直接改善。

结论

糖尿病患者的血管内皮是血管健康和正常功能的关键调节因子。由高血糖、胰岛素抵抗和血脂异常等因素引起的糖尿病中,NO 的生物利用度下降和氧化应激增加会导致内皮细胞活化。由此导致的炎症级联反应将造成动脉粥样硬化发展和随后的微血管及大血管并发症。各种疗法都可改善糖尿病的内皮功能,并且许多疗法在预防内皮功能障碍的进展方面很有希望。

内皮功能障碍只是动脉粥样硬化形成的病理生理过程的一个组成部分。炎症、增殖和血栓形成途径也独立于内皮发挥作用,并且对斑块形成、失稳和由此产生的临床后遗症具有重要影响。考虑到内皮的生理敏感性和某些评估其功能的技术复杂性,对内皮依赖性血管舒张的评估不可能成为指导专家中心以外临床决策的常规工具。但是,它仍将是临床血管研究评估的核心组成部分。

案例研究 1

患者,25 岁,男性,1 型糖尿病患病 5 年,有吸烟史,有持续性微量蛋白尿。在他的临床检查中,未进行抗高血压治疗的情况下,他的血压为 140/90mmHg(1mmHg=0.133kPa),胆固醇为 3.7mmol/L(正常)。

案例研究 1 的多项选择题

1. 该患者微量蛋白尿的最重要原因是:

A.高血压。　　　　　　　　　　　B.高血糖。

C.胰岛素抵抗。　　　　　　　　　D.血脂异常。

E.吸烟。

2. 测量该患者血管内皮功能的最合适选择是：

A.定量冠状动脉造影。　　　　　B.静脉闭塞应变仪体积描记术。

C.循环标志物。　　　　　　　　D.血流介导扩张。

3. 最适合改善内皮功能和微量蛋白尿的一线药物是：

A.他汀类。　　　　　　　　　　B.二甲双胍。

C.ACE 抑制剂。　　　　　　　　D.噻唑烷二酮。

E.抗氧化剂。

案例研究 2

患者,57 岁,女性,2 型糖尿病,病史 15 年,HbA1c 为 7.5%(58mmol/mol),无肾病或视网膜病,单用 ACE 抑制剂可很好地控制血压(135/65mmHg),胆固醇为 3.6mmol/L(正常)。她的体重指数为 34kg/m^2(肥胖)。

案例研究 2 的多项选择题

1. 在这种情况下,对患者的内皮功能和减少心血管事件产生最有益作用的常规药物是：

A.胰岛素。　　　　　　　　　　B.多沙唑嗪。

C.维生素 E。　　　　　　　　　D.二甲双胍。

E.格列齐特。

2. 随机对照试验中,能改善该患者的内皮功能障碍的新型药物的作用机制是：

A.阻断 eNOS 的活性。　　　　　B.阻断 ET-1 受体。

C.刺激 ROS 的产生。　　　　　　D.减少 EPC 扩散。

E.刺激 MAPK 途径。

答案在参考文献后。

指南和网站链接

http://journals.lww.com/jhypertension/pages/articleviewer.aspx?year=2005&issue=01000&article=00004&type=abstract

http://www.sciencedirect.com/science/article/pii/S0735109701017466

Endothelial function and dysfunction. Part I: Methodological issues for assessment in the different vascular beds: A statement by the Working Group on Endothelin and Endothelial Factors of the European Society of Hypertension.

Guidelines for the ultrasound assessment of endothelial-dependent flow-mediated dilata-tion of the brachial artery: A report of the International Brachial Artery Reactivity Task Force.

参考文献

1 Deanfield JE, Halcox JP, Rabelink TJ. Endothelial function and dysfunction: Testing and clinical relevance. *Circulation* 2007; 115: 1285–95.

2 Sita S, Tomasoni L, Atzeni F et al. From endothelial dysfunction to atherosclerosis. *Autoimmun. Rev* 2010; 9: 830–34.

3 Furchgott R and Zawadzki J. The obligatory role of endothelial cells in the relaxation of arterial smooth muscle by acetylcholine. *Nature* 1980; 288(5789): 373–6.

4 Ignarro LJ, Buga GM, Wood KS et al. Endothelium-derived relaxing factor produced and released from artery and vein is nitric oxide. *Proc Nat Acad Sci USA* 1987; 84(24): 9265–9.

5 Forstermann U, Munzel T. Endothelial nitric oxide synthase in vascular disease: From marvel to menace. *Circulation* 2006; 113: 1708–14.

6 Corson MA, James NL, Latta SE et al. Phosphorylation of endothelial nitric oxide synthase in response to fluid shear stress. *Circ Res* 1996; 79: 984–91.

7 Govers R, Rabelink TJ. Cellular regulation of endothelial nitric oxide synthase. *Am J Physiol Renal Physiol* 2001; 280: F193–F206.

8 Herrmann J, Lerman L, Lerman A. Simply say yes to NO? Nitric oxide (NO) sensor-based assessment of coronary endothelial function. *Eur Heart J* 2010; 31: 2834–6.

9 Kawashima S. The two faces of endothelial nitric oxide synthase in the pathophysiology of atherosclerosis. *Endothelium* 2004; 11(2): 99–107.

10 Halcox JP, Narayanan S, Cramer-Joyce L et al. Characterization of endothelium-derived hyperpolarizing factor in the human forearm microcirculation. *Am J Physiol Heart Circ Physiol* 2001; 280: H2470–77.

11 Moncada S, Higgs EA, Vane JR. Human arterial and venous tissues generate prostacyclin (prostaglandin x), a potent inhibitor of platelet aggregation. *Lancet* 1977; 1: 18–20.

12 van den Oever IA, Raterman HG, Nurmohamed MT et al. Endothelial dysfunction, inflammation, and apoptosis in diabetes mellitus. *Mediators Inflamm* 2010; 2010: 792393 [Epub Jun 15].

13 Tracy RP, Lemaitre RN, Psaty BM et al. Relationship of C-reactive protein to risk of cardiovascular disease in the elderly. Results from the Cardiovascular Health Study and the Rural Health Promotion Project. *Arterioscler Thromb Vasc Biol* 1997; 17(6): 1121–7.

14 Biegelsen ES, Loscalzo J. Endothelial function and atherosclerosis. *Coron Artery Dis* 1999; 10(4): 241–56.

15 Cowan DB, Langille BL. Cellular and molecular biology of vascular remodeling. *Curr Opin Lipidol* 1996; 7(2): 94–100.

16 Ludmer PL, Selwyn AP, Shook TL, et al. Paradoxical vasoconstriction induced by acetylcholine in atherosclerotic coronary arteries. *N Engl J Med* 1986; 315(17): 1046–51.

17 Celermajer DS, Sorensen KE, Gooch VM et al. Noninvasive detection of endothelial dysfunction in children and adults at risk of atherosclerosis. *Lancet* 1992; 340(8828): 1111–15.

18 Sorensen K, Celermajer DS, Georgakopoulos D et al. Impairment of endothelium-dependent dilation is an early event in children with familial hypercholesterolemia and is related to the lipoprotein (a) level. *J Clin Investig* 1994; 93(1): 50–55.

19 Celermajer D, Sorensen KE, Georgakopoulos D et al. Cigarette smoking is associated with dose-related and potentially reversible impairment of endothelium-dependent dilation in healthy young adults. *Circulation* 1993; 88(5I): 2149–55.

20 Williams SB, Cusco JA, Roddy MA et al. Impaired nitric oxide-mediated vasodilation in patients with non-insulin-dependent diabetes mellitus. *J Am Coll Cardiol* 1996; 27(3): 567–74.

21 Yeboah J, Crouse JR, Hsu FC et al. Brachial flow-mediated dilation predicts incident

cardiovascular events in older adults: The cardiovascular health study. *Circulation* 2007; 115(18): 2390–97.

22 Quyyumi AA, Dakak N, Mulcahy D et al. Nitric oxide activity in the atherosclerotic human coronary circulation. *J Am Coll Cardiol* 1997; 29(2): 308–17.

23 Anderson TJ, Meredith IT, Yeung AC et al. The effect of cholesterol-lowering and antioxidant therapy on endothelium-dependent coronary vasomotion. *N Engl J Med* 1995; 332(8): 488–93.

24 Benjamin N, Calver A, Collier J et al. Measuring forearm blood flow and interpreting the responses to drugs and mediators. *Hypertension* 1995; 25: 918–23.

25 Donald AE, Charakida M, Cole TJ et al. Non-invasive techniques for assessment of endothelial function. *J Am Coll Cardiol* 2006; 48(9): 1846–50.

26 Betik AC, Luckham VB, and Hughson RL. Flow-mediated dilation in human brachial artery after different circulatory occlusion conditions. *Am J Physiol* 2004; 286(1): H442–H448.

27 Leeson P, Thorne S, Donald A et al. Non-invasive measurement of endothelial function: Effect on brachial artery dilatation of graded endothelial dependent and independent stimuli. *Heart* 1997; 78: 22–7.

28 Mullen MJ, Kharbanda RK, Cross J et al. Heterogenous nature of flow-mediated dilatation in human conduit arteries in vivo: Relevance to endothelial dysfunction in hypercholesterolemia. *Circ Res* 2001; 88(2): 145–51.

29 Corretti MC, Anderson TJ, Benjamin EJ et al. Guidelines for the ultrasound assessment of endothelial-dependent flow-mediated vasodilation of the brachial artery: A report of the international brachial artery reactivity task force. *J Am Coll Cardiol* 2002; 39(2): 257–65.

30 Deanfield J, Donald A, Ferri C et al; Working Group on Endothelin and Endothelial Factors of the European Society of Hypertension. Endothelial function and dysfunction. Part I: Methodological issues for assessment in the different vascular beds: A statement by the Working Group on Endothelin and Endothelial Factors of the European Society of Hypertension. J Hypertens 2005; 23(1): 7–17.

31 Boulanger CM, Amabile N, Tedgui A. Circulating microparticles: A potential prognostic marker for atherosclerotic vascular disease. *Hypertension* 2006; 48: 180–86.

32 Hamburg NM, Keyes MJ, Larson MG et al. Cross-sectional relations of digital vascular function to cardiovascular risk factors in the Framingham Heart Study. *Circulation* 2008; 117: 2467–74.

33 Bonetti PO, Pumper GM, Higano ST et al. Noninvasive identification of patients with early coronary atherosclerosis by assessment of digital reactive hyperemia. *J Am Coll Cardiol* 2004; 44: 2137–41.

34 Nohria A, Gerhard-Herman M, Creager MA et al. Role of nitric oxide in the regulation of digital pulse volume amplitude in humans. *J Appl Physiol* 2006; 101: 545–8.

35 Naka KK, Tweddel AC, Doshi SN et al. Flow-mediated changes in pulse wave velocity: A new clinical measure of endothelial function. *Eur Heart J* 2006; 27: 302–9.

36 Smith SC Jr,, Anderson JL, Cannon RO III, et al. CDC; AHA. CDC/AHA workshop on markers of inflammation and cardiovascular disease: Application to clinical and public health practice: Report from the clinical practice discussion group. *Circulation* 2004; 110: e550–e553.

37 Rassaf T, Feelisch M, Kelm M. Circulating NO pool: Assessment of nitrite and nitroso species in blood and tissues. *Free Radic Biol Med* 2004; 36: 413–22.

38 Vallance P, Leiper J. Cardiovascular biology of the asymmetric dimethylarginine: Dimethylarginine dimethylaminohydrolase pathway. *Arterioscler Thromb Vasc Biol* 2004; 24: 1023–30.

39 Hwang SJ, Ballantyne CM, Sharrett AR et al. Circulating adhesion molecules VCAM-1, ICAM-1, and E-selectin in carotid atherosclerosis and incident coronary heart disease cases: The Atherosclerosis Risk In Communities (ARIC) study. *Circulation* 1997; 96: 4219–25.

40 Ridker PM, Hennekens CH, Roitman-Johnson B et al. Plasma concentration of soluble intercellular adhesion molecule 1 and risks of future myocardial infarction in apparently healthy men. *Lancet* 1998; 351: 88–92.

41 Shantikumar S, Caporali A, Emanueli C. Role of microRNAs in diabetes and its car-

diovascular complications. *Cardiovasc Res* 2012; 93: 583–93.

42　Gilad S, Meiri E, Yogev Y et al. Serum microRNAs are promising novel biomarkers. *PloS ONE* 2008; 3: e3148.

43　Zampetaki A, Kiechl S, Drozdov I et al. Plasma microRNA profiling reveals loss of endothelial mir-126 and other microRNAs in type 2 diabetes. *Circ Res* 2010; 107: 810–17.

44　Vaughan DE. PAI-1 and atherothrombosis. *J Thromb Haemost* 2005; 3: 1879–83.

45　Sabatier F, Camoin-Jau L, Anfosso F et al. Circulating endothelial cells, microparticles and progenitors: Key players towards the definition of vascular competence. *J Cell Mol Med* 2009; 13: 454–71.

46　Dignat-George F and Boulanger CM. The many faces of endothelial microparticles. *Arterioscler Thromb Vasc Biol* 2011; 31: 27–33.

47　Chironi GN, Boulanger CM, Simon A et al. Endothelial microparticles in diseases. *Cell Tissue Res* 2009; 335: 143–51.

48　Leroyer AS, Ebrahimian TG, Cochain C et al. Microparticles from ischemic muscle promotes postnatal vasogenesis. *Circulation* 2009; 119: 2808–17.

49　Hoyer FF, Nickenig G, Werner N. Microparticles: Messenger of biological information. *J Cell Mol Med* 2010; 14(9): 2250–56.

50　Chahed S, Leroyer AS, Benzerroug M et al. Increased vitreous shedding of microparticles in proliferative diabetic retinopathy stimulates endothelial proliferation. *Diabetes* 2010; 59: 694–701.

51　Tramontano AF, Lyubarova R, Tsiakos J et al. Circulating endothelial microparticles in diabetes mellitus. *Mediators Inflamm.* 2010; 2010: 250476 [Epub Jun 16].

52　Nomura S, Inami N, Kimura Y et al. Effect of nifedipine on adiponectin in hypertensive patients with type 2 diabetes mellitus. *J Hum Hypertens* 2007; 21: 38–44.

53　Nomura S, Shouzu A, Omoto S et al. Benidipine improves oxidised LDL-dependent monocyte and endothelial dysfunction in hypertensive patients with type 2 diabetes mellitus. *J Hum Hypertens* 2005; 19: 551–7.

54　Hansson GK. Inflammation, atherosclerosis, and coronary artery disease. *N Engl J Med* 2005; 352: 1685–95.

55　Jansson P-A. Endothelial dysfunction in insulin resistance and type 2 diabetes. *J Int Medicine* 2007; 262(2): 173–83.

56　Fostermann U, Munzel T. Endothelial nitric oxide synthase in vascular disease: From marvel to menace. *Circulation* 2006; 113: 1708–14.

57　Rhee SG. Cell signalling: H_2O_2, a necessary evil for cell signalling. *Science* 2006; 312: 1882–3.

58　Spiekermann S, Landmesser U, Dikalov S et al. Electron spin resonance characterization of vascular xanthine and NAD(P)H oxidase activity in patients with coronary artery disease: Relation to endothelium-dependent vasodilation. *Circulation* 2003; 107: 1383–9.

59　Op den Buijs J, Musters M, Verrips T et al. Mathematical modeling of vascular endothelial layer maintenance: The role of endothelial cell division, progenitor cell homing and telomere shortening. *Am J Physiol Heart Circ Physiol* 2004; 287: H2651–H2658.

60　Asahara T, Murohara T, Sullivan A et al. Isolation of putative progenitor endothelial cells for angiogenesis. *Science* 1997; 275: 964–7.

61　Shi Q, Rafii S, Wu MH-D et al. Evidence for circulating bone marrow–derived endothelial cells. *Blood* 1998; 92: 362–7.

62　Aicher A, Heeschen C, Mildner-Rihm C et al. Essential role of endothelial nitric oxide synthase for mobilization of stem and progenitor cells. *Nat Med* 2003; 9: 1370–76.

63　Hill JM, Zalos G, Halcox JP et al. Circulating endothelial progenitor cells, vascular function, and cardiovascular risk. *N Engl J Med* 2003; 348: 593–600.

64　Cheng S, Cohen KS, Shaw SY et al. Association of colony-forming units with coronary artery and abdominal aortic calcification. *Circulation* 2010; 122: 1176–82.

65　Vasa M, Fichtlscherer S, Adler K et al. Increase in circulating endothelial progenitor cells by statin therapy in patients with stable coronary artery disease. *Circulation*

2001; 103: 2885–90.

66　van Ark J, Moser J, Lexis CP et al. Type 2 diabetes mellitus is associated with an imbalance in circulating endothelial and smooth muscle progenitor cell numbers. *Diabetologia* 2012; Jun 1 [Epub ahead of print].

67　Fadini GP, Sartore S, Baesso I et al. Endothelial progenitor cells and the diabetic paradox. *Diabetes Care* 2006; 29(3): 714–16.

68　Makino H, Okada S, Nagumo A et al. Decreased circulating CD34+ cells are associated with progression of diabetic nephropathy: Short report. *Diabetic Medicine.* 2009; 26(2): 171–3.

69　Fadini GP, Sartore S, Albiero M et al. Number and function of endothelial progenitor cells as a marker of severity for diabetic vasculopathy. *Arterioscler, Thromb Vasc Biol* 2006; 26(9): 2140–46.

70　Tepper OM, Galiano RD, Capla JM et al. Human endothelial progenitor cells from type II diabetics exhibit impaired proliferation, adhesion, and incorporation into vascular structures. *Circulation* 2002; 106(22): 2781–6.

71　Shamoon H, Duffy H, Fleischer N et al. The effect of intensive treatment of diabetes on the development and progression of long-term complications in insulin-dependent diabetes mellitus. *N Engl J Med* 1993; 329(14): 977–86.

72　Holman RR, Cull CA, Fox C et al. United Kingdom prospective diabetes study (UKPDS) 13: Relative efficacy of randomly allocated diet, sulphonylurea, insulin, or metformin in patients with newly diagnosed non-insulin dependent diabetes followed for three years. *Br Med J* 1995; 310(6972): 83–8.

73　Stratton IM, Adler AI, Neil HA et al. Association of glycaemia with macrovascular and microvascular complications of type 2 diabetes (UKPDS 35): Prospective observational study. *Br Med J* 2000; 321: 405–12.

74　Brownlee M. Biochemistry and molecular cell biology of diabetic complications. *Nature* 2001; 414: 813–20.

75　Wong WT, Wong SL, Tian XY et al. Endothelial dysfunction: The common consequence in diabetes and hypertension. *J Cardiovasc Pharmacol* 2010; 55: 300–7.

76　Madonna R, De Caterina R. Cellular and molecular mechanisms of vascular injury in diabetes – Part I: Pathways of vascular disease in diabetes. *Vasc Pharm* 2011; 54: 68–74.

77　Buse MG. Hexosamines, insulin resistance, and the complications of diabetes: Current status. *Am J Physiol Endocrinol Metab* 2006; 290: E1–8.

78　Feener EP, Xia P, Inoguchi T et al. Role of protein kinase C in glucose- and angiotensin II-induced plasminogen activator inhibitor expression. *Contrib. Nephrol* 1996; 118: 180–87.

79　Rikitake Y, Liao JK. Rho-kinase mediates hyperglycemia-induced plasminogen activator inhibitor-1 expression in vascular endothelial cells. *Circulation* 2005; 111: 3261–8.

80　Chakrabarti S, Cukiernik M, Hileeto D et al. Role of vasoactive factors in the pathogenesis of early changes in diabetic retinopathy. *Diabetes Metab. Res. Rev.* 2000; 16: 393–407.

81　Goldin A, Beckman JA, Schmidt AM et al. Advanced glycation end products: Sparking the development of diabetic vascular injury. *Circulation* 2006; 114: 597–605.

82　Basta G, Lazzerini G, Massaro, M et al. Advanced glycation end products activate endothelium through signal-transduction receptor RAGE: A mechanism for amplification of inflammatory responses. *Circulation* 2002; 105: 816–22.

83　Yan SF, Ramasamy R, Schmidt AM. The RAGE axis: A fundamental mechanism signaling danger to the vulnerable vasculature. *Circ. Res* 2010; 106: 842–53.

84　Gohda T, Tanimoto M, Moon JY et al. Increased serum endogenous secretory receptor for advanced glycation end-product (esRAGE) levels in type 2 diabetic patients with decreased renal function. *Diabetes Res Clin Pract* 2008; 81: 196–201.

85　Kawano H, Motoyama T, Hirashima O et al. Hyperglycaemia rapidly suppresses flow-mediated endothelium-dependent vasodilatation of brachial artery. *J Am Coll Cardiol* 1999; 34: 146–54.

86　Graier WF, Simecek S, Kukovetz WR et al. High D-glucose-induced changes in endothelial Ca2+/EDRF signaling are due to generation of superoxide anions. *Dia-*

betes 1996; 45: 1386–95.

87 Raij L. Nitric oxide in the pathogenesis of cardiac disease. *J Clin Hypertens* 2006; 8: 30–39.

88 Xu J, Zou M-H. Molecular insights and therapeutic targets for diabetic endothelial dysfunction. *Circulation* 2009; 120: 1266–86.

89 Triggle CR, Ding H. A review of endothelial dysfunction in diabetes: A focus on the contribution of a dysfunctional eNOS. *J Am Soc Hypertens* 2010; 4(3): 102–15.

90 Tesfamariam B, Brown ML, Deykin D et al. Elevated glucose promotes generation of endothelium-derived vasoconstrictor prostanoids in rabbit aorta. *J Clin Invest* 1990; 85: 929–32.

91 el-Messallamy H, Suwailem S, Hamdy N. Evaluation of C-reactive protein, endothelin-1, adhesion molecule(s), and lipids as inflammatory markers in type 2 diabetes mellitus patients. *Mediators Inflamm* 2007; 2007: 73635.

92 Tepper OM, Galiano RD, Capla JM et al. Human endothelial progenitor cells from type II diabetics exhibit impaired proliferation, adhesion, and incorporation into vascular structures. *Circulation* 2002; 106: 2781–6.

93 Loomans CJ, de Koning, EJ, Staal FJ et al. Endothelial progenitor cell dysfunction: A novel concept in the pathogenesis of vascular complications of type 1 diabetes. *Diabetes* 2004; 53: 195–9.

94 Gallagher KA, Liu ZJ, Xiao M et al. Diabetic impairments in NO-mediated endothelial progenitor cell mobilization and homing are reversed by hyperoxia and SDF-1 alpha. *J. Clin. Invest* 2007; 117: 1249–59.

95 Zheng H, Dai T, Zhou B et al. SDF-1α/CXCR4 decreases endothelial progenitor cells apoptosis under serum deprivation by PI3K/Akt/eNOS pathway. *Atherosclerosis* 2008; 201: 36–42.

96 Zheng H, Shen CJ, Qiu FY et al. Stromal cell-derived factor 1alpha reduces senescence of endothelial progenitor subpopulation in lectinbinding and DiLDL-uptaking cell through telomerase activation and telomere elongation. *J. Cell. Physiol* 2010; 23(3): 757–63.

97 Evans M, Khan N, Rees A, Diabetic dyslipidaemia and coronary heart disease: New perspectives. *Curr Opin Lipidol* 1999; 10(5): 387–91.

98 Woodman RJ, Chew GT, Watts GF. Mechanisms, significance and treatment of vascular dysfunction in type 2 diabetes mellitus: Focus on lipid-regulating therapy. *Drugs* 2005; 65(1): 31–74.

99 Clarkson P, Celermajer DS, Donald AE et al. Impaired vascular reactivity in insulin-dependent diabetes mellitus is related to disease duration and low density lipoprotein cholesterol levels. *J Am Coll Cardiol* 1996; 28: 573–9.

100 Stehouwer CD, Fischer HR, van Kuijk AW et al. Endothelial dysfunction precedes development of microalbuminuria in IDDM. *Diabetes* 1995; 44: 561–4.

101 Dogra G, Rich L, Stanton K et al. Endothelium-dependent and independent vasodilation studies at normoglycaemia in type I diabetes mellitus with and without microalbuminuria. *Diabetologia* 2001; 44: 593–601.

102 Astrup AS, Tarnow L, Pietraszek L et al. Markers of endothelial dysfunction and inflammation in type 1 diabetic patients with or without diabetic nephropathy followed for 10 years: Association with mortality and decline of glomerular filtration rate. *Diabetes Care* 2008; 31(6): 1170–76.

103 Persson F, Rossing P, Hovind P et al. Endothelial dysfunction and inflammation predict development of diabetic nephropathy in the Irbesartan in Patients with Type 2 Diabetes and Microalbuminuria (IRMA 2) study. *Scand J Clin Lab Invest*. 2008; 68(8): 731–8.

104 Klein BE, Knudtson MD, Tsai MY et al. The relation of markers of inflammation and endothelial dysfunction to the prevalence and progression of diabetic retinopathy: Wisconsin epidemiologic study of diabetic retinopathy. *Arch Ophthalmol* 2009; 127(9): 1175–82.

105 Theilade S, Lajer M, Jorsal A et al. Arterial stiffness and endothelial dysfunction independently and synergistically predict cardiovascular and renal outcome in patients with type 1 diabetes. *Diabet Med* 2012; Mar 13. doi: 10.1111/j.1464-5491.2012.03633.x [Epub ahead of print].

106　Bruno RM, Penno G, Daniele G et al. Type 2 diabetes mellitus worsens arterial stiffness in hypertensive patients through endothelial dysfunction. *Diabetologia* 2012; Mar 13 [Epub ahead of print].

107　Cavusoglu E, Ruwende C, Chopra V et al. Relation of baseline plasma ADMA levels to cardiovascular morbidity and mortality at two years in men with diabetes mellitus referred for coronary angiography. *Atherosclerosis* 2010; 210(1): 226−31.

108　Charakida M, Masi S, Lüscher TF et al. Assessment of atherosclerosis: The role of flow-mediated dilatation. *Eur Heart J*. 2010; 31(23): 2854−61.

109　Donald AE, Halcox JP, Charakida M et al. Methodological approaches to optimise reproducibility and power in clinical studies of flow-mediated dilatation. *J Am Coll Cardiol* 2008; 51: 1959−64.

110　Sixt S, Beer S, Blüher M et al. Long- but not short-term multifactorial intervention with focus on exercise training improves coronary endothelial dysfunction in diabetes mellitus type 2 and coronary artery disease. *Eur Heart J* 2010; 31(1): 112−19.

111　Maiorana A, O'Driscoll G, Cheetham C et al. The effect of combined aerobic and resistance exercise training on vascular function in type 2 diabetes. *J Am Coll Cardiol* 2001; 38: 860−66.

112　Zoppini G, Targher G, Zamboni C et al. Effects of moderate-intensity exercise training on plasma biomarkers of inflammation and endothelial dysfunction in older patients with type 2 diabetes. *Nutr Metab Cardiovasc Dis* 2006; 16(8): 543−9.

113　Kasımay O, Ergen N, Bilsel S et al. Diet-supported aerobic exercise reduces blood endothelin-1 and nitric oxide levels in individuals with impaired glucose tolerance. *J Clin Lipidol* 2010; 4(5): 427−34.

114　Ray KK, Cannon CP. Intensive statin therapy in acute coronary syndromes: Clinical benefits and vascular biology. *Curr Opin Lipidol* 2004; 15: 637−43.

115　Tsiara S, Elisaf M, Mikhailidis DP. Early vascular benefits of statin therapy. *Curr Med Res Opin* 2003; 19: 540−56.

116　Charakida M, Masi S, Loukogeorgakis SP et al. The role of flow-mediated dilatation in the evaluation and development of antiatherosclerotic drugs. *Curr Opin Lipidol* 2009; 20: 460−66.

117　Settergren M, Bohm F, Ryden L et al. Cholesterol lowering is more important than pleiotropic effects of statins for endothelial function in patients with dysglycaemia and coronary artery disease. *Eur Heart J* 2008; 29: 1753−60.

118　Tomizawa A,, Hattori Y, Suzuki K et al. Effects of statins on vascular function in hypercholesterolaemic patients with type 2 diabetes mellitus: Fluvastatin vs. *Rosuvastatin. Int J Cardiol* 2010; 144(1): 108−9.

119　Zhang L, Gong D, Li S et al. Meta-analysis of the effects of statin therapy on endothelial function in patients with diabetes mellitus. *Atherosclerosis* 2012; Jan 23 [Epub ahead of print].

120　Kao J, Tobis J, McClelland RL et al. Relation of metformin treatment to clinical events in diabetic patients undergoing percutaneous intervention. *Am J Cardiol* 2004; 93: 1347−50, A1345.

121　Mamputu JC, Wiernsperger NF, and Renier G. Antiatherogenic properties of metformin: The experimental evidence. *Diabetes Metab* 2003; 29(2): 6S71−6.

122　Vitale C, Mercuro G, Cornoldi A et al. Metformin improves endothelial function in patients with metabolic syndrome. *J Intern Med* 2005; 258: 250−56.

123　Jiang C, Ting AT, Seed B. PPAR-gamma agonists inhibit production of monocyte inflammatory cytokines. *Nature* 1998; 391: 82−6.

124　Pasceri V, Wu HD, Willerson JT et al. Modulation of vascular inflammation in vitro and in vivo by peroxisome proliferator-activated receptor-gamma activators. *Circulation* 2000; 101: 235−8.

125　Sorrentino SA, Bahlmann FH, Besler C et al. Oxidant stress impairs in vivo reendothelialization capacity of endothelial progenitor cells from patients with type 2 diabetes mellitus: Restoration by the peroxisome proliferator-activated receptor-γ agonist rosiglitazone. *Circulation* 2007; 116: 163−73.

126　Naka KK, Papathanassiou K, Bechlioulis A et al. Rosiglitazone improves endothelial function in patients with type 2 diabetes treated with insulin. *Diab Vasc Dis Res* 2011;

8(3): 195-201.

127 Arcaro G, Zenere BM, Saggiani F et al. ACE inhibitors improve endothelial function in type 1 diabetic patients with normal arterial pressure and microalbuminuria. *Diabetes Care* 1999; 22: 1536–42.

128 O'Driscoll G, Green D, Maiorana A et al. Improvement in endothelial function by angiotensin-converting enzyme inhibition in noninsulin-dependent diabetes mellitus. *J Am Coll Cardiol* 1999; 33: 1506–11.

129 Cheetham C, Collis J, O'Driscoll G et al. Losartan, an angiotensin type 1 receptor antagonist, improves endothelial function in non-insulin dependent diabetes. *J Am Coll Cardiol* 2000; 36: 1461–6.

130 Flammer AJ, Hermann F, Wiesli P et al. Effect of losartan, compared with atenolol, on endothelial function and oxidative stress in patients with type 2 diabetes and hypertension. *J Hypertens* 2007; 25: 785–91.

131 Yilmaz MI, Axelsson J, Sonmez A et al. Effect of renin angiotensin system blockade on pentraxin 3 levels in type-2 diabetic patients with proteinuria. *Clin J Am Soc Nephrol* 2009; 4: 535–41.

132 Mancini JGB, Henry GC, Macaya C et al. Angiotensin-converting enzyme inhibition with quinapril improves endothelial vasomotor dysfunction in patients with coronary artery disease. The TREND (Trial on Reversing ENdothelial Dysfunction) Study. *Circulation* 1996; 94: 258–65.

133 Braga MF, Leiter LA. Role of renin-angiotensin system blockade in patients with diabetes mellitus. *Am J Cardiol* 2009; 104: 835–9.

134 Klahr S, Morrissey JJ. The role of vasoactive compounds, growth factors and cytokines in the progression of renal disease. *Kidney Int Suppl* 2000; 75: S7–S14.

135 Raij L. Workshop: Hypertension and cardiovascular risk factors: Role of the angiotensin II-nitric oxide interaction. *Hypertension* 2001; 37: 767–73.

136 Yilmaz MI, Carrero JJ, Martín-Ventura JL et al. Combined therapy with renin-angiotensin system and calcium channel blockers in type 2 diabetic hypertensive patients with proteinuria: Effects on soluble TWEAK, PTX3, and flow-mediated dilation. *Clin J Am Soc Nephrol* 2010 Jul; 5(7): 1174–81.

137 Bank AJ, Kelly AS, Thelen AM et al. Effects of carvedilol versus metoprolol on endothelial function and oxidative stress in patients with type 2 diabetes mellitus. *Am J Hypertens* 2007; 20: 777–83.

138 Kveiborg B, Hermann TS, Major-Pedersen A et al. Metoprolol compared to carvedilol deteriorates insulin-stimulated endothelial function in patients with type 2 diabetes – a randomized study. *Cardiovasc Diabetol* 2010 May 25; 9: 21.

139 Rask-Madsen N, Ihlemann T, Krarup E et al. Insulin therapy improves insulin-stimulated endothelial function in patients with type 2 diabetes and ischemic heart disease. *Diabetes* 2001; 50: 2611–18.

140 Franklin VL, Khan F, Kennedy G et al. Intensive insulin therapy improves endothelial function and microvascular reactivity in young people with type 1 diabetes. *Diabetologia* 2008; 51(2): 353–60.

141 Vehkavaara S, Yki-Järvinen H. 3.5 years of insulin therapy with insulin glargine improves in vivo endothelial function in type 2 diabetes. *Arterioscler Thromb Vasc Biol* 2004; 24(2): 325–30.

142 The ORIGIN Trial Investigators. Basal insulin and cardiovascular and other outcomes in dysglycemia. *N Engl J Med* 2012; Jun 11 [Epub ahead of print]

143 Ting HH, Timimi FK, Boles KS et al. Vitamin C improves endothelium-dependent vasodilation in patients with non-insulin-dependent diabetes mellitus. *J Clin Invest* 1996; 97: 22–8.

144 Timimi FK, Ting HH, Haley EA et al. Vitamin C improves endothelium-dependent vasodilation in patients with insulin-dependent diabetes mellitus. *J Am Coll Cardiol* 1998; 31(3): 552–7.

145 Gazis A, White DJ, Page SR et al. Effect of oral vitamin E (alphatocopherol) supplementation on vascular endothelial function in Type 2 diabetes mellitus. *Diabet Med* 1999; 16: 304–11.

146 Darko D, Dornhorst A, Kelly FJ et al. Lack of effect of oral vitamin C on blood pressure, oxidative stress and endothelial function in type II diabetes. *Clin Sci* 2002;

103: 339−44.

147 Sharma A, Bernatchez PN, de Haan JB. Targeting endothelial dysfunction in vascular complications associated with diabetes. *Int J Vasc Med* 2012; 2012: 750126.

148 Madonna R, De Caterina R. Cellular and molecular mechanisms of vascular injury in diabetes − Part II: Cellular mechanisms and therapeutic targets. *Vasc Pharm* 2011; 54: 75−9.

149 Rafnsson A, Böhm F, Settergren M et al. The endothelin receptor antagonist bosentan improves peripheral endothelial function in patients with type 2 diabetes mellitus and microalbuminuria: A randomised trial. *Diabetologia* 2012 Mar; 55(3): 600−7.

案例研究 1 的多项选择题的答案

1.　B

2.　D

3.　C

案例研究 2 的多项选择题的答案

1.　D

2.　B

第 **2** 章

新型生物标志物在糖尿病心血管疾病中的作用

Hitesh Patel[1], Sujay Chandran[1], Kausik K. Ray[2]

[1]*St Georges Hospital, London, UK*

[2]*St George's University of London, London, UK*

关键点

- 生物标志物对指导个别患者的临床方案有一定意义,但不能作为临床判断的标准。

- 在评价生物标志物时,必须通过独立关联(风险比)、AUC、校正和重新分类来评价其稳定性。

- 只有少数试验以随机对照的方式使用这种生物标志物来指导临床判断,这是金标准。

- 雷诺风险评分将 CRP 测量和家族史纳入 CVD 评分,这是弗雷明翰风险评分中未使用过的数据。

- 美国国家脂质协会专家组建议,在中度风险患者中,鉴于 hs-CRP 具有增强风险预测的能力,尤其是与 Reynolds 风险评分结合使用时,应常规测量 50 岁以上男性和 60 岁以上女性。

- 美国糖尿病协会和美国心脏病学会建议将载脂蛋白 B 添加到心脏代谢风险增高患者的风险评估中。

- Lp(a)的回归稀释比为 0.87,表明随着时间的推移,Lp(a)的水平非常稳定,因此被 EAS 推荐用于中度 CVD 风险、早发 CHD 的 FH 或进展性疾病患者(尽管风险因素控制良好)的进一步细化风险。

- EAS 共识小组建议将烟酸(1~3g/d)作为降低升高的 Lp(a)水平的主要治疗方法,基于其在降低 30%~40%的水平和降低高危人群心血管疾病方面的疗效。

- 冠状动脉钙评分和颈动脉内膜厚度可能显示过早动脉粥样硬化,因此对不符合一级预防药物起始标准的无症状糖尿病患者的治疗决策具有指导作用。

- 遗传生物标志物在糖尿病患者心血管疾病预防治疗中的指导作用尚不明确。

简介

糖尿病(DM)可导致心肌梗死(MI)和脑卒中的发生风险翻倍[1]。Wannamethee 等[2]的一项研究表明,心血管疾病的发生风险和全因死亡率与糖尿病的持续时间成正比。尤其是糖尿病平均持续时间约 10 年的患者,与既往存在心肌梗死病史的患者相比,有同样的心血管疾病发生风险。此外,最近的研究表明,糖尿病史会导致 6 年的寿命损失,主要是由于心血管疾病[3]。这些数据强调了预防糖尿病和早期改变患者动脉粥样硬化疾病进程的重要性,在这一人群中,动脉粥样硬化疾病进程随着糖尿病持续时间的延长而加快。为了预防糖尿病患者出现心血管疾病的临床表现,临床护理的重点是改善"传统"危险因素的控制,这些因素包括血脂、血糖、血压、吸烟、体重、饮酒和运动。家族史、性别和年龄仍然难以改变。然而,有 20% 的心血管疾病发生在没有任何传统危险因素的患者身上,这就需要更精确的临床工具来帮助临床医生识别那些风险最高的患者[4]。为了帮助实现这一目标,研究者开始投入到开发和利用新的生物标志物上。

什么是生物标志物

美国国立卫生研究院(NIH)工作组将生物标志物定义为:"一种客观测量和评估的特征,作为正常生物过程、致病过程或对治疗干预的药物生态反应的指标[5]。"生物标志物有多种用途,包括筛查、诊断、分期、预测和疾病监测。

举一个有关生物标志物的例子:在胸痛患者中使用升高的肌钙蛋白 I 或 T 来区分急性心肌梗死和不稳定型心绞痛。值得强调的是,生物标志物在全面的临床评估中是很有用的,而不仅仅是一个替代品。所有肌钙蛋白阳性的患者不一定有急性心肌梗死,同样,肌钙蛋白阴性并不意味着患者没有明显的冠状动脉疾病。

一个生物标志物应符合以下 3 个标准,才能被视为在临床上具有可用性[6]。

1. 该生物标志物可被监测。

2. 该生物标志物为临床提供了新信息。

3. 该生物标志物能帮助临床医生更好地了解患者的情况。

还有一些其他标准,包括临床中的成本-效益、安全性和生物标志物的可复制性。

目前生物标志物的发现由两个互补的过程进行:基于知识的过程,即研究已知生物过程(如动脉粥样硬化)不同阶段的标志物;还有一种归纳策略,这种策略更为复杂,涉及成千上万个与疾病阶段无关的分子的分析[6]。

如何评估生物标志物

一个理想的生物标志物应该使临床医生能够改变患者的管理方式,改善目前标准护理的结果。为了实现这一目标,在理想情况下,它必须符合 4 个标准:风险关联、区分度、校准和再分类[6]。

风险关联

生物标志物和结果之间必须有统计学意义上的显著性关联。在确定结果时,使用诸如死亡或心肌梗死之类的"硬"终点可能比使用诸如冠状动脉狭窄之类的"软"终点更可取。风险关联是用危险比或优势比来描述的。然而,这些并不能预测一个"积极"或水平升高的个体指标是否会比其他因素产生更有意义的结果,这是因为用于定义异常生物标志物阈值的方法旨在将假阳性率降至最低,从而导致敏感性下降。

定义异常生物标志物水平的主要方法有 3 种[6]:健康人群中生物标志物值分布的参考限值(通常在第 95 百分位和第 99 百分位之间任意选择);鉴别来源于有疾病和无疾病患者群的生物标志物水平分布曲线的限值;以及确定了疾病风险显著升高的阈值。将生物标志物分为"阳性"或"阴性"结果在临床上很有意义,但要记住的是,某些生物标志物与风险有持续的关系,因此生物标志物水平越高,风险越高。

区分度

区分度是一项用于区分两种结果的测试。它通过测量接收器工作特性曲线(AUC)下的面积来确定,一般在 y 轴上绘制敏感性(阳性结果的患者比例),而在 x 轴上绘制特异性(阴性结果的患者比例)。AUC 通常用于病例对照研究,类似于前瞻性研究中采用的 c 统计量。如果值为 0.5,表示该生物标志物无助于区分将要和不会发生该疾病的个体;而值为 1.0,则表示完全区分。

客观地评估一种新的生物标志物,Framingham 风险评分的 c 统计量约为 0.75。AUC 方法依赖于敏感性和特异性,因此,影响这些值的因素将影响鉴别;例如,样本人群是否包括高风险或低风险人群。

校准

生物标志物应预测相关风险,并与实际观察结果一致。一个较好模型的拟合优度统计(如 Hosmer–Lemeshow)P 值应>0.05。在临床上,该模型可用于预估相关事件 10 年内的风险,从而确定高风险患者采用的措施是否有益。

再分类

这是一个相对较新的概念,但可能是最具临床意义的,因为它评估了测试将个体正确地重新划分为不同风险类别的能力;如将中等风险受试者划分为高风险受试者,或将低风险受试者划分为中等风险受试者。当患者进入需要治疗或不需要治疗的类别时,如果其导致临床决策的改变,那么这被称为净临床再分类。新测验实现再分类的能力可以通过净再分类改进(NRI)或综合判别改进(IDI)来进行统计检验。NRI 方法由风险正确升级或降级的个人比例决定,其在存在公认风险类别的一级预防中更有用。在将生物标志物添加到预测模型后,IDI 估计有和无结果者之间预测结果概率的变化。NRI 或 IDI 值越大,生物标志物越好。

心血管疾病生物标志物的分类

　　生物标志物的 3 个主要亚型可归纳为循环生物标志物、成像生物标志物和遗传生物标志物，如图 2.1 所示，将它们与疾病过程的不同阶段联系起来[7]。

　　本章不对心血管疾病中的所有生物标志物进行全面概述，仅提供了一个总结，其中的关键标志物有大量证据支持，因此更有可能具有临床应用价值。我们将依次讨论上述每一种生物标志物亚型，并提出在心血管疾病中使用这些新的生物标志物的证据基础，尽可能将其与糖尿病患者群联系起来。

循环生物标志物

　　美国国家脂质协会评估了在临床实践中使用选定的生物标志物，作为改善风险评估的工具，或在做出治疗决定后调整治疗的标志物[8]。在本章，我们将讨论表 2.1 中的一些关键生物标志物，和其他可能用于临床实践的新的生物标志物。

CRP

病理生理学

　　相当多的体外和临床数据表明，炎症与心血管疾病有关。因此，对提供亚临床炎症信息的血样检测有相当大的兴趣。CRP 是一种由肝细胞产生的非特异性急性期蛋白，是目前研究最多的炎症和 CVD 危险的生物标志物。它是炎症的下游标志物，其主要由白细胞介素–6 介导的肝细胞生成，最近的遗传学研究[9]并未表明 CRP 与心血管疾病的因果关系。在大多数情况下，CRP 表示高敏 CRP(hs–CRP)，它可以检测低于标准检测水平的低度炎症，是临床实践中推荐使用的检测方法。hs–CRP 在其他炎症状态下可能升高，因此，其临床应用在活动性感染、恶性肿瘤或慢性炎症性疾病中预测 CVD 的风险是有争议的。此外，尽管炎症在动脉粥样硬化中的作用已被广泛接受，但随机临床试验很少有证据表明，CRP 本身直接参与动脉粥样硬化的形成过程。也就是说，CRP 通过激活受体可能增加梗死缺血面积。研究表明，用于缺血动物模型的 CRP 抑制剂可以减少梗死面积，这是迄今为止 CRP 直接因果作用的唯一直接证据[10]。

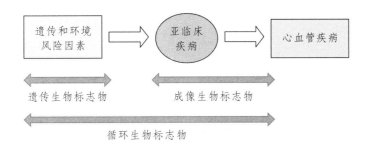

图 2.1　从危险因素到心血管病的进展。(Source：Wang 2011[7]. Reproduced with permission of Wolters Kluwer Health.)

表 2.1　初步临床评估和治疗管理决策中炎症标志物和高级脂蛋白/亚组分检测的总结和建议

	初步临床评估					
	CRP	Lp-PLA$_2$	Apo B	LDL-P	Lp(a)	HDL 或 LDL 亚组分
低风险(10 年冠心病事件风险<5%)	不推荐	不推荐	不推荐	不推荐	不推荐	不推荐
中等风险(10 年冠心病事件风险 5%~20%)	建议用于常规测量	特定患者考虑	对多数患者合理	对多数患者合理	特定患者考虑	不推荐
冠心病或冠心病等危症	特定患者考虑	特定患者考虑	特定患者考虑	特定患者考虑	特定患者考虑	不推荐
家族史	对多数患者合理	特定患者考虑	对多数患者合理	对多数患者合理	对多数患者合理	不推荐
复发事件	对多数患者合理	特定患者考虑	对多数患者合理	对多数患者合理	对多数患者合理	不推荐

	治疗管理决策					
	CRP	Lp-PLA$_2$	Apo B	LDL-P	Lp(a)	HDL 或 LDL 亚组分
低风险(10 年冠心病事件风险<5%)	不推荐	不推荐	不推荐	不推荐	不推荐	不推荐
中等风险(10 年冠心病事件风险 5%~20%)	对多数患者合理	不推荐	对多数患者合理	对多数患者合理	不推荐	不推荐
冠心病或冠心病等危症	对多数患者合理	不推荐	对多数患者合理	对多数患者合理	特定患者考虑	不推荐
家族史	不推荐	不推荐	对多数患者合理	对多数患者合理	对多数患者合理	不推荐
复发事件	对多数患者合理	不推荐	对多数患者合理	对多数患者合理	对多数患者合理	不推荐

Apo,载脂蛋白;CHD,冠心病;CRP,C 反应蛋白;HDL,高密度脂蛋白;LP-PLA2,磷脂酶 A2;LDL,低密度脂蛋白;LDL-P,低密度脂蛋白粒子数;LP(a),脂蛋白(a)。Source:Davidson et al. 2011[8]. Reproduced with permission of Elsevier.

技术与测量

hs-CRP 分析检测的 CRP 浓度低于 3mg/L[11]。其是用于评估心血管风险的分析方法,因为其能够在无症状患者的正常范围(<3mg/L)内定量 CRP。美国疾病控制与预防中心和美国心脏协会(CDC/AHA)的一份声明为使用血清 hs-CRP 来估计心血管疾病风险提供了一些指导[12]。

1. 低、平均和高风险值可定义为<1mg/L、1~3mg/L 和>3mg/L,这也对应于近似的 1/3 风险值。

2. 高于 10mg/L 时,应开始寻找感染源或炎症源。

3. 由于个体测量值的可变性,两次测定(禁食或不禁食)的平均值和最佳间隔两周获得的平均值提供了比单个值更稳定的估计值。

研究对象调查

最早证明 hs-CRP 与心血管疾病之间关系的研究之一是女性健康研究(WHS)[13],该研究有 282 63 例健康的绝经后女性参加。对研究对象进行前瞻性监测,以确定未来发生心血管事件的风险。在这项研究中,评估了几种可能的危险标志物,发现 hs-CRP 比同型半胱氨酸、脂蛋白(a)和 LDL-C 更能预测心血管事件。然而,建立一个独立特定的联系并不一定能改善临床决策,也不一定能更恰当地针对可能从治疗干预中获益的人群。hs-CRP 在重新分类方面的价值尚不确定。在 WHS 标准风险模型中,加入 hs-CRP 可将 20% 的中度风险个体重新分类。其中大约 3/4 的患者被重新分类为低风险。只有 4% 的患者被从中危组重新划分为高危组。本研究中的 NRI 为中等程度(5.7%)。这已被纳入 Reynolds 风险评分。

在迄今为止最大的一项研究中,ERFC 对来自 54 项全球前瞻性研究的 160 309 例无血管疾病史的个体进行 Meta 分析, 包括 131 万风险人群和近 28 000 例致命或非致命性冠心病(CHD)[14]。hs-CRP 浓度的对数与大多数确定的危险因素和几个炎症标志物(包括白细胞介素-6)呈线性相关。校正年龄和性别后的 Loghs-CRP 也与冠心病(风险比 RR 1.37;95% CI 1.27~1.48)、缺血性脑卒中(RR 1.44;95%CI 1.32~1.57)、血管性死亡率(RR 1.71;95% CI 1.53~1.91),甚至非血管性死亡率(RR 1.55;95%CI 1.41~1.69)密切相关。然而,调整几个常规危险因素和血浆纤维蛋白原会导致 hs-CRP 浓度与冠心病风险的相关性显著减弱(RR 1.23;95%CI 1.07~1.42)。这种调整也减弱了 hs-CRP 浓度与缺血性脑卒中(RR 1.32;95% CI,1.18~1.49)和非血管性疾病死亡(RR 1.34;95%CI 1.20~1.50)的相关性。因此,从这项研究可以得出结论,hs-CRP 与缺血性血管疾病的相关性在很大程度上取决于传统的危险因素和其他炎症标志物(图 2.2)。此外,CRP 与一系列血管和非血管终点之间的非特异性联系使得 CRP 不大可能成为冠心病的病因。

对于现代治疗方法来说,hs-CRP 在后续风险评估中也是一个有效的手段。在普伐他汀或阿托伐他汀作用评估及其对感染溶栓治疗心肌梗死中的作用(PROVE-IT-TIMI)试验中,4162 例被随机分配到强化(阿托伐他汀 80mg)治疗的 ACS 患者由于 LDL-C 水平较低,与标准(普伐他汀 40mg)他汀治疗相比,CVD 的风险较低[15]。然而,该研究的观察数据表明,即使在那些低密度脂蛋白胆固醇水平<70mg/dL 的受试者中, 风险也在一定程度上取决于 hs-CRP 水平,其中 hs-CRP 水平<2mg/L 的受试者比 hs-CRP 水平>2mg/L 的受试者患心血管疾病的风险更低,在 hs-CRP 水平<1mg/L 的人群中发病率最低。基于这项研究,CRP 监测可能为确定高危人群标准提供一种方法,以便进行更严格的危险因素控制。Ray 等[16]在同一人群中进行的一项研究表明,在两个他汀类药物组中,"治疗期间的 CRP 水平"与存在的未控制风险因素的数量相关。因此,在 CRP 升高的人群中,更严格地控制体重、血压、甘油三酯、高血糖、高密度脂蛋白水平,并且戒烟,有望降低 CRP,并成为患者的有效控制手段。

临床应用

Reynolds 风险评分将 CRP 测量和家族史纳入 CVD 评分,这些部分未用于 Framingham 风险评分。在 Ridger 等的研究中,Reynolds 风险评分将处于中等风险的女性由 40% 重新整合

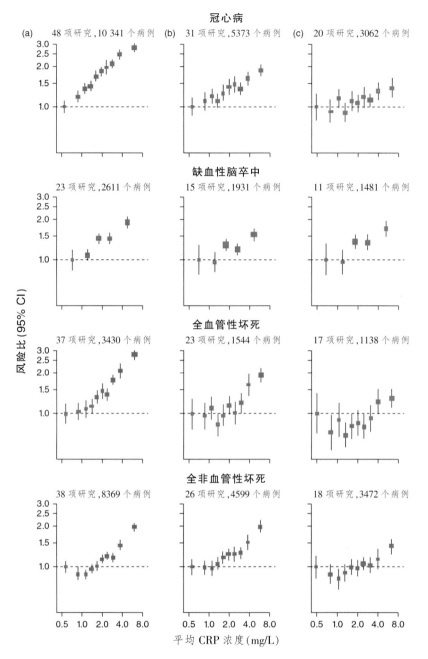

图 2.2 按 C 反应蛋白(CRP)浓度分位数划分的冠心病、缺血性脑卒中、全血管性坏死和全非血管性坏死的风险比,以及潜在混杂因素的不同调整程度。使用多变量随机效应 Meta 分析将调整后的研究特异性 $\log_e$ 风险比结合起来。这些调整仅包括年龄、性别和研究(a);年龄、性别、研究、收缩压、吸烟、糖尿病史、体重指数、甘油三酯、非高密度脂蛋白和高密度脂蛋白浓度,以及饮酒量(b),还有(a)加(b)加纤维蛋白原(c)。任何结果少于 10 例的研究将被排除在结果分析之外。误差线代表 95% CI,采用浮动绝对风险法计算。方框的大小与风险比率方差的倒数成正比。(Source: ERFC 2010 [14]. Reproduced with permission of Elsevier.)

为 50%[17]，并重新分类高低风险类别。同样，对于男性患者来说[18]，相比较于传统的 Frarmingham 风险评分，约 20% 的男性患者被重新分类为高风险或较低风险类别。因此，这两项研究都表明，将 hs-CRP 和家族史相结合的预测模型能够适度地改善全球心血管风险预测。然而，在那些已经成为治疗候选的高危人群中，这些额外的测量指标具有什么临床指导意义目前尚不清楚。

目前，欧洲心脏病学会和美国心脏协会没有就 hs-CRP 的常规测量提供任何官方规定。然而，美国国家脂质协会专家组建议，对于心血管中等风险的患者，hs-CRP 能够增强风险预测，尤其是与 Roynolds 风险评分结合使用时，应常规测量年龄 >50 岁的男性患者和年龄 >60 岁的女性患者的 hs-CRP[8]。

载脂蛋白

病理生理学

载脂蛋白是一种多功能蛋白质，作为脂蛋白颗粒组装的模板。它们还通过结合膜受体和调节酶活性来维持脂蛋白的结构和直接代谢。载脂蛋白测量最重要的临床应用是评估那些单用 LDL-C 不能准确捕捉动脉粥样硬化风险的个体，如遗传性血脂异常和胰岛素抵抗患者的心血管风险评估。大多数有关心血管风险的数据都与载脂蛋白 B(ApoB) 和载脂蛋白 AI(ApoAI) 有关。

ApoB 的血浆浓度与心血管风险呈正相关，ApoAI 的血浆浓度与心血管风险呈负相关[19]。ApoB/ApoAI 的比值与 TC/HDL-C 的比值相似，其反映了总胆固醇中各组成成分的促动脉粥样硬化潜能与 HDL 的抗动脉粥样硬化特性。有证据表明，ApoB 是比 TC 或 LDL-C 更好的心血管风险标志物。因为 TC 中包括 HDL-C，而后者与冠心病风险呈负相关，所以在一定程度上 APOB 更为直观。低密度脂蛋白胆固醇 (LDL-C) 没有完全捕捉到冠心病的风险，特别是在那些胰岛素抵抗综合征患者中。在这些患者中，VLDL-C 和 IDL-C 水平较高，而 LDL-C 水平则相对正常。

技术与测量

ApoB 或 ApoAI 样本检测不需要禁食。ApoB 的参考范围为 60~120mg/dL，ApoAI 的参考范围为 90~200mg/dL。本参考范围的依据为年龄和性别。

研究对象调查

载脂蛋白相关死亡风险研究 (AMORIS)[20] 包括 175 553 例患者，随访约 65 个月。与 ApoB 浓度增加 1 标准差 (SD) 相关的致死性心肌梗死的相对风险约为 2.7，而在 70 岁以下的个体中相对风险增加至 3.6，ApoB/AI 比值则几乎达到了 4。不过，这项研究只调整了年龄和性别，并仅仅从 ApoAI 水平推测了 HDL-C 水平。

在这之后，对无 CVD 的受试者进行的几项个体研究均未能显示 ApoB 优于非 HDL-C 或 ApoAI 优于 HDL-C。其中，包括 MONICA/KORA-Augsburg 对男性和女性进行了 13 年随访的研究，该研究证明，ApoB/AI 对疾病的预测能力和 TC/HDL-C 有可比性[21]。在 Frarmingham

队列研究[22]和 WHS 研究[23]中也有类似的发现。

迄今为止,最大的前瞻性研究包括 68 项长期前瞻性研究中 302 430 例无初始血管疾病的个体参与者数据,年随访 270 万人(ERFC)[24]。本研究对一系列血脂参数进行了标准化,并比较了非 HDL-C 和 HDL-C 与 ApoB 和 ApoAI 在血管危险性评估中的价值。调整心血管危险因素标准后,在完全调整的模型中,两组的风险相关性相似。非 HDL-C/HDL-C 比值为 1.50(95% CI 1.38~1.62),ApoB/ApoAI 比值为 1.49(95% CI 1.39~1.60)。研究小组得出结论,血管疾病中的脂质评估可以通过胆固醇或载脂蛋白水平来衡量,这取决于成本-效益或获得的效率。最近,来自同一组的研究表明,将载脂蛋白项目添加到传统的心血管疾病风险预测的风险参数中,仅对模型的辨别力产生了轻微的改善,C 指数变化为 0.0006 (95% CI 0.0002~0.0009)。净重分类也有适度变化。结合 ApoB 和 ApoAI 的额外检测,医疗系统可能将 1.1%的人重新划分为 20%或更高的预测心血管疾病风险类别,并因此需要根据《成人治疗小组(ATP Ⅲ)指南》进行他汀类药物治疗[25]。

在美国得克萨斯州冠状动脉预防研究中,患者在治疗中的载脂蛋白也被证明可以预测他汀类药物治疗患者的心血管风险[26]。这表明,在治疗中,ApoB 是急性心血管事件的首要预测因素。然而,这项研究并没有评估所有的脂蛋白变量,如非 HDL-C。在 PROVE-IT 试验[27]中,非 HDL-C 和 ApoB 与 CVD 具有相似的风险关联。新靶点治疗(TNT)和通过强化降脂治疗降低端点增量减少(IDEAL)的研究直接比较了 LDL-C、非 HDL-C 和载脂蛋白 B 与 CVD 事件发生的关系强度,以及接受他汀类药物治疗的患者中 TC/HDL-C、LDL/HDL-C 和 ApoB/ApoAI 的比率[28]。研究表明,在接受他汀类药物治疗的患者中,高密度脂蛋白胆固醇和载脂蛋白 B(ApoB)治疗水平与心血管疾病结局的关系比低密度脂蛋白胆固醇(LDL-C)更为密切。在对 1994—2008 年,8 项他汀类药物试验中的 62 154 例患者的研究分析表明,在血脂参数中,高密度脂蛋白胆固醇是评估心血管疾病治疗风险的最佳参数,略优于载脂蛋白 B,两者均优于低密度脂蛋白胆固醇[29]。

临床应用

美国糖尿病协会和美国心脏协会建议,将载脂蛋白 B 添加到心脏代谢风险升高患者的风险评估中[30]。对于高危患者,即至少有两个或两个以上主要心血管疾病危险因素的患者中,建议规定载脂蛋白 B 的浓度<90mg/dL。在被归类为最高风险的患者,包括那些有心血管疾病或糖尿病的患者,以及有其他心脏代谢危险因素的患者中,建议规定载脂蛋白 B 浓度<80mg/dL。加拿大指南建议,一旦 LDL-C 达到一定水平,中高危患者的载脂蛋白 B 水平<80mg/dL 可作为次要的可选治疗目标。由于缺乏具体靶点的临床数据,因此,这些建议的提出依据仍然不确定。成人治疗小组Ⅳ中的进一步迭代将有助于进一步阐明这一点。

脂蛋白(a)

病理生理学

脂蛋白(a)是一种血浆脂蛋白,由富含胆固醇的低密度脂蛋白颗粒和一个载脂蛋白 B100 及载脂蛋白(a)分子通过二硫键连接而成。载脂蛋白(a)链由富含半胱氨酸的双硫键三环蛋白结构区组成。其中第四区与纤溶酶原的纤维蛋白结合域同源。体外 Lp(a) 可以作为胆固醇酯的载体,胆固醇酯由于其大小而沉积在内皮下空间。Lp(a) 水平升高可能通过 Lp(a) 与纤溶酶原的同源性增加来提升血栓形成风险,并通过 Lp(a) 胆固醇的内膜沉积加速动脉粥样硬化的形成而增加心血管疾病的风险。男性和女性血浆中,Lp(a) 的水平相近,但不同人群的 Lp(a) 浓度却各有高低[31]。Lp(a) 的分布也因种族而异。白种人、东亚人和亚裔印度人的水平最低,西班牙人的水平略高,黑人的水平更高[32]。

血清 Lp(a) 水平主要由基因决定。在没有家族性高胆固醇血症病史的家庭中,90% 以上的脂蛋白(a) 水平的变异性可以通过载脂蛋白(a) 基因座(亚型)的多态性来解释,也被称为 LPA 基因[27]。孟德尔随机研究的遗传数据[33]表明,遗传 Lp(a) 水平较高的个体患冠心病的风险较高,与血浆浓度水平的预期风险一致。

技术与测量

目前,有几种类型的 Lp(a) 分析,其中最突出的是酶联免疫吸附性测定(ELISA)、非竞争法 ELISA、乳胶免疫分析、免疫比浊法和荧光分析[34]。

研究对象调查

在最早的一项研究中,Danesh 等[35]报道了一项 Meta 分析,对 2000 年前血浆浓度 Lp(a) 与 4000 例冠心病之间的关系进行了 18 项前瞻性研究。总的来说,在 18 个以人群为基础的队列中,基线 Lp(a) 测量值前 1/3 与后 1/3 冠心病发病率的综合风险比为 1.7(95% CI 1.4~1.9,$2P < 0.00001$)。

迄今为止,最大的关于 Lp(a) 和 CVD 的流行病学研究评估了 36 项前瞻性研究[36]中 126 634 例参与者的个人记录,包括 13 年的随访。Lp(a) 与冠心病危险性是有一定联系的。在 24 项队列研究中,基于 Lp(a) 分布的前 1/3 和后 1/3 的冠心病发生率分别为 5.6(95% CI 5.4~5.9)/1000(人·年)和 4.4(95% CI 4.2~4.6)/1000(人·年)。仅就年龄和性别调整,冠心病的风险比(RR)为 1.16(1.09~1.18),比正常 LP(a) 浓度高 3.5 倍,进一步调整血脂和其他传统风险因素后为 1.13(1.09~1.18)。缺血性脑卒中的校正 RR 为 1.10(1.02~1.18),非血管性死亡率为 1.01(0.98~1.05),所有癌症死亡的校正 RR 为 1.00(0.97~1.04),吸烟相关癌症死亡的校正 RR 为 1.03(0.97~1.09),非癌症非血管性死亡的校正 RR 为 1.00(0.95~1.06)。本研究提供的大量证据表明,Lp(a) 浓度与冠心病和脑卒中风险持续、独立且在一定程度上相关,而这些风险似乎与血管的结果无关,也与 LDL 或非 HDL 胆固醇水平无关。

这些数据得到了有关 Lp(a) 基因变异和心脏病风险的研究的支持[31,37]。1/6 的个体中存在两种 Lp(a) 变体,这两种变体的存在会使血浆的 Lp(a) 水平变化 36%。有两种或两种以上变异的个体心脏病风险增加 2.5 倍以上[38]。

临床应用

欧洲动脉粥样硬化学会(EAS)建议,鉴于了解 Lp(a) 水平可能会改变临床风险管理[37],Lp(a) 应在以下人群中测量。

1. 早发性心血管疾病。

2. 家族性高胆固醇血症。

3. 早发性心血管疾病和(或)Lp(a)升高家族史。

4. 他汀类药物治疗后复发性心血管疾病。

5. 根据使用评分的风险预测工具,10 年内致命性心血管疾病风险≥3%。

6. 根据使用 Framingham 的风险预测工具,10 年内致死性和(或)非致死性 CHD 风险≥10%,但低于他汀类药物治疗的常规风险。

EAS 表明,只有在开始高 Lp(a)水平治疗以评估治疗效果时,才有必要重复测量,因为随着时间的推移,Lp(a)水平的相关性为 0.87,称为回归稀释比。这远远高于总胆固醇(0.65),表明随着时间的推移,脂蛋白(a)水平非常稳定。

基于其在降低 30%~40% 的水平和降低风险个体心血管疾病方面的疗效(表 2.2)[39]。EAS 共识小组建议,将烟酸(每天 1~3g)作为降低 Lp(a)水平的主要治疗方法。不过,烟酸需要在一级和二级预防环境中进行进一步研究,以更好地确定治疗对象和目标。

尽管许多观察性研究已发现 Lp(a)与心血管事件之间存在显著的相关性,但是很少有数据证明 Lp(a)的测量是否能提供对心血管事件的鉴别、校准或分类。最近,来自 ERFC 的研究表明,将 Lp(a)添加到心血管疾病风险的传统风险参数中,模型的辨别力得到了适度的改善,Lp(a)的 c 统计量变化为 0.0016。Lp(a)还将 4.1% 的患者重新划分为 20% 或更高的预测心血管疾病风险类别,因此需要根据《成人治疗小组(ATPⅢ)指南》来进行指导他汀类药物治疗。

成像生物标志物

影像学检查提供了一个优势,因为与一些循环和所有的遗传生物标志物形成对比,其提供了动脉粥样硬化疾病过程本身是否存在的衡量标准。这在中短期内具有优势,因为与那些没有亚临床动脉粥样硬化疾病证据的患者相比,亚临床动脉粥样硬化患者可能更容易发生急性心血管事件,这仅仅是由于危险因素引起的一种倾向。影像学检查包括冠状动脉钙评分和颈动脉超声检查。

表 2.2　空腹或非空腹状态下低密度脂蛋白胆固醇和脂蛋白(a)的理想水平

心血管疾病和(或)糖尿病患者	CVD 和(或)糖尿病患者	其他患者	最佳治疗依据
低密度脂蛋白胆固醇	<2mmol/L	<3mmol/L (116mg/dL)	[a] 他汀类药物治疗的随机、对照试验 Meta 分析
Lp(a)	(<77mg/dL) <第 80 个百分点 (<50mg/dL[b])	<第 80 个百分点 (<50mg/dL[b])	[b] 他汀类药物治疗的随机、对照试验 Meta 分析

注:[a] 根据 2007 欧洲指南。

　　[b] 第 80 个百分点在白种人中大致相当于 50mg/dL。

Source: Nordestgaard et al. 2010 [37]. Reproduced with permission of Oxford University Press.

冠状动脉钙评分(CACS)

病理生理学

血管钙化在一定程度上反映了一种与年龄相关的现象,这种现象继发于血管内膜钙和磷的沉淀,而且在 70 岁以上的男性和女性中,有93%的人发现有这种现象[40]。然而,越来越多的证据表明,血管钙化是一个活跃的过程,在一定程度上反映了炎症过程,并与骨钙化的进程有相似之处[41]。

冠状动脉钙化是动脉粥样硬化负荷的一个指标,在其他正常动脉没有动脉粥样硬化的情况下不会发生[42,43]。CACS 的患者更有可能出现非钙化或“软”斑块(在基于 X 线的成像中无法识别的),其更有可能破裂并导致急性冠脉综合征[44]。

CACS 通过两种不同的机制发生:动脉粥样硬化和内侧动脉钙化[45]。前者发生在斑块中,最初形成软骨,随后形成板层骨。内侧动脉钙化(蒙克伯格硬化)发展为膜内骨形成,而不需要软骨形成的中间步骤。它在糖尿病和肾衰竭人群中很常见,在标准 X 线片上可引起相关动脉的明显“铁路”轮廓。

相关技术

电子束计算机断层扫描(EBCT)和最新的多探测器计算机断层扫描(MDCT)是目前可用的定量 CACS 的方法。两者都采用快速成像技术,在心脏上进行薄薄的切割。一次正常的扫描不到 15 分钟就可以完成,而不需要使用对比剂。EBCT 和 MDCT 之间没有临床意义的差异。然而,MDCT 可能更容易操作,也可以用于进行 CT 冠状动脉造影。扫描的平均费用为300~400 美元。

检测到的钙可归纳为 Agatston 评分[46](基于固定切片厚度为 3mm 时的斑块大小和密度)或容积法[47](较少依赖于切片厚度)。结果可以针对特定的冠状动脉或整个冠状动脉生成树。Agatston 评分已被大量的数据库和基于结果的研究所采用,目前仍被大多数临床医生广泛引用。得分<0 表示斑块风险最小,而得分>400 则表示斑块风险显著[48]。

关于辐射暴露,EBCT(高达 1.3mSv)与 MDCT 预期(高达 1.8mSv)相比,暴露较少。这与美国的年平均背景辐射暴露量(3.~3.6mSv)相比是很好的[49]。

临床应用

CACS 有两个主要用途,分别是对无症状的中、低 10 年心血管疾病风险患者的冠心病风险评估, 以及对冠心病风险较低但有不典型稳定型胸痛症状的患者的冠心病风险评估,这些症状可能代表心肌缺血。对于后者,CACS 不太可能改变临床决策,因为糖尿病患者通常被归类为冠心病风险等同者。CACS 预测糖尿病患者群心血管事件风险的效果已经得到了比较好的研究,以下讨论 4 个关键研究。

相关预测研究[50]检验了与传统危险因素相比,CACS 在预测 589 例有 2 型糖尿病但无心血管疾病患者心血管死亡、心绞痛或脑卒中风险方面的效用。在 4 年的随访中,66 例(11.2%)患者出现了原发性心血管事件。研究表明,CACS 是 CVD 终点的独立预测因子,高于或超过了传统的危险因素。当加入 UKPDS–CVD 或 Framingham–CHD 风险预测模型时，CACS 显著增加曲线下 ROC 面积，从 0.63 增加到 0.73。CACS 每增加 1 倍，心血管疾病的风险就增加 29%。在 23% 的低钙评分(Agatston 单位<10)的患者中，只有两例患者在随访期间经历了重大事件。

Anand 等[51]在几年前也同样显示了一种改良的 ROC AUC 曲线，比较 Framingham 风险评分、UKPDS 模型、CACS 对心血管事件的预测(图 2.3)。作者对 510 例无症状的 2 型糖尿病患者进行了研究，通过心肌灌注显像观察 CACS 能否预测无症状心肌缺血。所有 CACS>100(n=136)的患者均接受灌注扫描，并从得分<100(n=374)的患者中随机选择 53 例。总的来说，57 例患者有提示无症状缺血的灌注异常。在短暂的 2.2 年随访中，20 例患者出现心血管疾病事件，其中 82% 的患者钙评分>400 AU。CACS<10 的患者(n=15)均无灌注异常。在多变量 logistic 回归分析中，只有 CACS 是心肌灌注异常的预测因子。

糖尿病心脏病研究[52]是一项对 1051 例 2 型糖尿病患者进行的纵向研究，评估了 CACS 与全因死亡率之间的关系。在 7.4 年的随访中，178 人(17%)死亡。CACS 为 0 的受试者的估计年死亡率仅为 0.9%，而得分为 1000 分的患者的年死亡率为 2.7%。得分>1000 分的患者患心血管疾病的可能性也高出 58 倍。这些发现在动脉粥样硬化多民族研究(MESA)的低风险患者队列中得到了进一步的支持[53]。对 6814 例患者(883 例糖尿病患者)平均随访 6.4 年。糖尿病患者群的年冠心病发病率为 1.5%，非糖尿病患者群的年冠心病发病率为 0.5%。当 CACS 加入传统危险因素时，CVD 和 CHD 事件的 AUC 从 0.72 显著增加到 0.78。与无糖尿病和钙评分相似的患者相比，患有糖尿病和低钙血症(<100)的患者发生心血管疾病的危险比相似(2.9 对 2.6)。

综上所述，CACS 改善了对患者(包括糖尿病患者)心血管死亡率和心血管事件的风险预测，超越了传统的风险模型。到目前为止，已有的数据显示了良好的辨别能力，但对于更

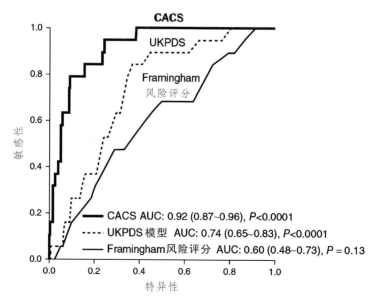

图 2.3 比较 Framingham 风险评分、UKPDS 模型和 CACS 的 ROC AUC 预测心血管事件的价值。AUC，曲线下面积。(Source: Anand et al. 2006 [51]. Reproduced with permission of Oxford University Press.)

具日常临床意义的重新分类,几乎没有统计解释。很少有证据表明,在这些高危糖尿病患者中广泛实施治疗将进一步改善基于给定 CACS 的结果，也没有任何随机对照试验的证据表明,降低 CACS 患者的治疗强度不会使结果恶化。美国心脏协会在对 40 岁以上无症状糖尿病患者进行风险评估时,给予 CACS Ⅱa 级建议(证据等级 B),这在一定程度上反映了缺乏使用这种方式的充分随机对照试验[54]。然而,在一篇论文中,Budoff 指出了使用 CACS 的 3 种可能作用[55]。

1. 在 1 型糖尿病患者中,至少 50% 的患者在阴性扫描(评分数=0)后可被确定为低风险。

2. 依从性差的患者,如果他们的评分升高,可以通过视觉刺激来服用药物。

3. 可筛选年轻的 2 型糖尿病患者,尤其是那些获益于他汀类药物和血管紧张素转换酶抑制剂治疗的患者。

颈动脉内膜厚度(CIMT)和颈动脉斑块(CP)

病理生理学

当动脉粥样硬化斑块进展到限流狭窄或变得不稳定并导致急性冠状动脉闭塞时,会出现症状性心血管疾病。因此,近年来,CIMT 和 CP 成像等显示动脉损伤或动脉粥样硬化过程的技术引起了人们极大的兴趣。虽然很难无创地观察到冠状动脉粥样硬化,但是颈动脉内膜至中间部分的增厚很容易观察到,并且似乎早于斑块的形成,这是衡量动脉粥样硬化趋势的一个普遍指标。因此,CIMT 很可能是比冠状动脉钙更早的动脉粥样硬化的生物标志物,而冠状动脉钙倾向则往往反映斑块愈合[56]。

相关技术

B 型超声可以评估颈总动脉内膜和中膜的远壁厚度，以及颈总动脉和颈内动脉斑块的显示。美国超声心动图学会已经报道了标准技术,包括对至少 1cm 长的动脉进行至少 3 个不同角度的成像[57]。由于该测试是无创性的,不会导致辐射暴露,因此可以很容易地重复评估亚临床疾病的进展。进行这项研究的超声仪器是广泛可用的,而且这项检查可以低廉的价格进行,因此使其成为非侵入性技术的首选。

临床应用

在迄今为止最大的一项研究[58]中,Nambi 等在一项前瞻性研究(ARIC)中调查了 13 145 例患者,评估了 CIMT 和 CP 在预测 CVD 风险方面的临床应用。除了心血管病史的患者,大约 10% 的患者患有糖尿病。计算 10 年随访的 AUC、NRI 和校准值。使用传统的危险因子时,AUC 为 0.742,添加 CIMT 和 CP 后,AUC 显著增加至 0.755。在经典的 Framingham 风险评分基础上使用 CIMT 和 CP 时,预期结果和观察结果之间有很好的校准。利用颈动脉超声数据,21.7% 的中危受试者被重新划分为高危组或低危组;62% 的中危患者被重新划分为低危组,其余患者被划分为高危组。ARIC 的分析表明,在传统的风险模型中加入 CIMT 和 CP,可以通过鉴别、校正和重新分类来改善对未来心血管事件的风险评估。

不过，虽然研究中有 CIMT 或 CP 预测风险的数据，但基于这些观察数据,CIMT 或 CP 的变化是否是有效的风险度量或对大规模治疗的反应仍然不清楚。有几项研究使用 CIMT

来衡量不同治疗方案的疗效,如他汀类药物或烟酸。动脉粥样硬化的标志物已被用于监测动脉粥样硬化消退的适应证,如 METEOR(测量对内膜-中膜厚度的影响:对瑞舒伐他汀的评估)。研究将他汀类药物随机分配给 10 年 Framingham 风险评分<10%的个体,其唯一的风险因素是年龄或高胆固醇血症(即通常不符合治疗条件的组)[59]。研究者发现,随机接受他汀类药物治疗的患者 CIMT 进展率较低。尽管 METEOR 没有显示降低 CIMT 进程可以减少 CV 事件,但其他试验表明,CIMT 进程的减少与 CV 事件的减少是一致的[60]。

由于糖尿病患者更容易发生弥漫性动脉粥样硬化,并且有心血管疾病的高风险,超声技术可能为这一患者群提供一个初步和有用的筛查工具。在 98 例无症状糖尿病患者中,经多变量分析,CIMT 与心肌灌注异常(SPECT)显著相关。只有 3%的 CIMT 正常的患者出现严重的灌注异常,而 CIMT 升高的患者有 28%出现灌注异常。虽然与结果数据没有相关性,但本研究将 CIMT 与心肌灌注异常相关联,这已被证明与糖尿病患者群相关[61]。

美国超声心动图学会在 2008 年发表了一份研究声明[57]。研究表明,CIMT 厚度超过 75 个百分位数与高 CVD 风险相关,CP 的存在也是如此。研究建议,在以下情况下进行 CIMT 测量:

- 有中度心血管疾病风险的患者,但没有确定的疾病或糖尿病。
- 有早发心血管疾病家族史的患者。
- 年龄<60 岁,仅有一个危险因素(如高胆固醇血症)严重异常的患者,否则不符合治疗条件。

2010 年,ACC/AHA 为 CIMT 测量提供了 Ⅱa 级建议,中间风险队列心血管风险评估的证据等级为 B 级。

遗传标志

病理生理学

心血管疾病是一个涉及多基因、多环境因素的复杂过程。遗传因素在心血管疾病中作用的最有力证据来自双胞胎研究。在一项对 21 004 对出生于瑞典并随访 26 年的双胞胎进行的队列研究中,其中一对双胞胎死于冠心病(男性<55 岁,女性<65 岁),其余双胞胎死于冠心病的风险比,一般对于单合子约为 8,对于双合子约为 3[62]。父母中至少有一方(父亲<55 岁,母亲<65 岁)患有早发冠心病,这与后代心血管事件的多变量优势比增加一倍有关[63]。

家族史(遗传基因的代用品)与心血管事件有独立的关系。然而,在 EPIC-Norfolk 研究中,家庭史的临床应用受到质疑,这项前瞻性队列研究对至少 25 000 例 40~79 岁的人进行研究[64]。这表明,在中等风险组中,在模型中增加家族史,NRI 略有增加 2%。本研究包括一组 60 岁以上的患者,这与基因对 CVD 风险预测的影响有关。

寻找遗传生物标志物并不是仅仅依靠家族史来预测心血管疾病,这在临床上是有一定说服力的,因为它可以从出生开始就进行检测,从而在理论上更好地预测、诊断和管理疾病,特别是在疾病的终身风险方面。

相关技术

在心脏病中,有两种方法可用于研究遗传标志:候选基因研究,其中确定了与单基因疾病(如 Brugada 综合征)有关的单个基因;基因组研究,这是研究整个基因组时多基因条件的理想方法。心血管疾病和糖尿病的复杂遗传学有助于基因组研究。单核苷酸多态性(SNP)是通过连锁或关联来研究。SNP 是单个 DNA 碱基对的变体,由于其在基因组中的高频率和相对易于识别的技术,可以很容易地作为遗传生物标志物加以利用[65]。

在连锁研究中,需要家庭数据来确定与所研究疾病过程相关的非随机遗传的基因组片段。通过关联研究,在病例和对照队列中研究整个基因组,以发现某些遗传位点与病例之间的关联(这通常需要大量的个体)[65]。关联研究的一个大问题是缺乏结果的重复性,存在大量的 1 型错误(假阳性)[66]。然而,随着最近发展起来的大规模全基因组关联研究(GWAS),其中一些问题已经得到解决。

基因生物标志物只能在专业实验室进行测试。调查可以在血液和组织样本上进行。

临床应用

最早发现的心血管疾病的遗传生物标志物之一是 9p21 基因位点。在一项对 4645 例冠心病患者和 5177 例对照组的 Meta 分析中,染色体 9p21 的单核苷酸多态性与冠心病风险等位基因的奇数比正相关[67]。然而,在观察性研究中,9p21 位点 SPN 的临床应用受到了质疑。在两项大型研究中,一项只涉及男性[68],另一项只涉及女性[69],9p21 SPN 没有很好的辨别能力(c 统计量无显著变化)。然而,被广泛用于评估诊断测试的 c 统计量可能不是风险预测模型的最佳工具。Talmud 等[68]确实发现 9p21 位点 SNP 改进了校准(预测风险与观察风险更一致),遗传标志将 13.5% 的患者转移到更准确的风险类别;特别是,3.3% 的中等风险患者转移到高风险类别。目前,还没有可靠的大规模证据表明,基因检测可以改善风险预测。目前,这一基因位点的基因检测还没有常规进行。

最新的总结表明,现在有 27 个基因位点与冠心病相关[70]。Herder 等[70]总结了与预测冠心病的遗传风险模型相关的关键研究。审查的研究表明,每个染色体位点的 AUC 只有极小的改善,<0.04,其中只有少数对临床上再分类有意义[70]。基因生物标志物在理论上有很大的希望,但仍需进行更多的研究。遗传生物标志物反映疾病易感性,但只提供静态信息。其并没有提供任何关于个人是否真的有危险因素或心血管疾病的信息。

AHA 已将无症状成人风险评估中的基因组检测定为Ⅲ级推荐(无益处),证据水平为 B 级,突出了目前缺乏明确的临床作用[71]。

结论

在糖尿病患者中,生物标志物可能有助于筛查无症状患者的惰性动脉粥样硬化(如 CIMT)或预后(如 CACS、BNP、hs-CRP)。也许对于临床医生和患者来说,最大的潜在临床应用价值可能是在一级预防中使用生物标志物。糖尿病患者的心血管疾病负荷很重;虽然生物标志物可能在这一领域提供临床应用,但关于特定治疗的成本-效益或不同益处的数据却很少。尽管如此,在过去几年中,这一领域还是取得了一些进展,一些生物标志物被纳入了国家指南。

如果一个生物标志物在风险预测中给出一个小的增量增益,那么多个生物标志物将导致一个更大的增量增益,这是合乎逻辑的假设。然而,令人失望的是,与标准危险因素相比,多个生物标志物的试验只显示了有用性的适度改善[72]。有人认为,如果多标志物模型包含了不相关的生物标志物,那么它可以得到改进。例如,在一个包含 hs-CRP(炎症标志物)的模型中,人们预计添加其他炎症标志物的增加值很小,但是如果添加 NTproBNP,该值可能会更高。目前,基因组研究正在进行,以确定参与不同途径的生物标志物,这些研究提高了生物标志物在一级预防中发挥更重要作用的可能性。

最终,所有新出现的生物标志物都应该有一个有效的、可重复的、变异系数小的检测方法,并被标准化。除了独立的联系,它们应该体现出良好的生物统计分析,其中可能包括辨别、校准和重新分类。然而,在将其完全应用于临床实践之前,生物标志物应纳入一项随机对照试验,该试验应证明,在使用高危生物标志物表型确定的队列中,治疗可减少临床事件。这些数据在很大程度上缺乏对大多数新的生物标志物明确的认知。

案例研究 1

一例 62 岁无症状女性吸烟者,有高血压治疗背景和冠状动脉疾病家族史。向其家庭医生进行常规检查。血液检测结果,显示她的总胆固醇水平为 5.3mmol/L,低密度脂蛋白胆固醇为 3.5mmol/L,高密度脂蛋白胆固醇为 0.9mmol/L,未来冠状动脉事件风险估值为 10%,目前尚未达到降脂治疗标准。

案例研究 1 的多项选择题

1. 下列哪种生物标志物有助于对患者进一步风险评估分类以及指导降脂治疗?

A. 脑钠肽。　　B. 超声心动图检查。　　C. 糖化血红蛋白。　　D. HSCRP。　　E. 肌钙蛋白。

案例研究 2

一例 42 岁男性患者去医院体检。他患有 2 型糖尿病。血压为 125/75mmHg,总胆固醇为 5.1mmol/L,低密度脂蛋白胆固醇为 2.2mmol/L。患者有吸烟史,并持续至今。糖化血红蛋白为 6.8%。他的用药史只包括每天 3 次服用 500mg 二甲双胍。患者父亲最近在 67 周岁时心脏病发作,患者担心自己也有类似风险,想了解其他药物是否有所帮助。他近 10 年的冠心病风险为中等。

案例研究 2 的多项选择题

1. 在下一步健康管理措施中,哪一项最适合患者?

A. ACE 抑制剂。　　　　B. 颈动脉内膜厚度测量。　　　　C. 冠状动脉钙含量评分。

D. 遗传特征分析。　　　E. 他汀类药物治疗。

答案在参考文献后。

指南和网站链接

http://content.onlinejacc.org/article.aspx?articleid=1143998

http://content.onlinejacc.org/article.aspx?articleid=1188641

http://www.escardio.org/guidelines-surveys/esc-guidelines/guidelinesdocuments/guidelines-dyslipidemias-ft.pdf

2010 ACCF/AHA Guideline for Assessment of Cardiovascular Risk in Asymptomatic Adults: Executive Summary.

ACCF/AHA 2007 Clinical Expert Consensus Document on Coronary Artery Calcium Scoring By Computed Tomography in Global Cardiovascular Risk Assessment and in Evaluation of Patients With Chest Pain.

ESC/EAS guidelines for the management of dyslipidemias.

参考文献

1　The Emerging Risk Factors Collaboration. Diabetes mellitus, fasting blood glucose concentration, and risk of vascular disease: A collaborative meta-analysis of 102 prospective studies. *Lancet* 2010 June 26; 375: 2215–22.

2　Wannamethee S, Shaper A, Whincup P, Lennon L, Sattar N. Impact of diabetes on cardiovascular disease risk and all-cause mortality in older men influence of age at onset, diabetes duration, and established and novel risk factors. *Arch Intern Med* 2011; 171(5): 404–10.

3　The Emerging Risk Factors Collaboration. Diabetes mellitus, fasting glucose and risk of cause-specific death. *N Engl J Med* 2011; 364: 829–41.

4　Khot UN, Khot MB, Bajzer CT et al. Prevalence of conventional risk factors in patients with coronary heart disease. *JAMA* 2003; 290: 898–904.

5　Biomarkers Definitions Working Group. Biomarkers and surrogate endpoints: Preferred definitions and conceptual framework. *Clin Pharmacol Ther* 2001; 69: 89–95.

6　Vasan R. Biomarkers of cardiovascular disease: Molecular basis and practical considerations. *Circulation* 2006; 113: 2335–62.

7　Wang T. Assessing the role of circulating, genetic, and imaging biomarkers in cardiovascular risk prediction. *Circulation* 2011; 123: 551–65.

8　Davidson MH, Ballantyne CM, Jacobson TA et al. Clinical utility of inflammatory markers and advanced lipoprotein testing: Advice from an expert panel of lipid specialists. *J Clin Lipidol* 2011; 5: 338–67.

9　C Reactive Protein Coronary Heart Disease Genetics Collaboration (CCGC). Association between C reactive protein and coronary heart disease: Mendelian randomization analysis based on individual participant data. *Br Med J* 2011; 342: d548.

10　Pepys MB, Hirschfield GM. C reactive protein and atherothrombosis. *Ital Heart J* 2001 Mar; 2(3): 196–9.

11　Ridker PM. Clinical application of C-reactive protein for cardiovascular disease detection and prevention. *Circulation* 2003; 107: 36.

12　Pearson TA, Mensah GA, Alexander RW et al. Markers of inflammation and cardiovascular disease: Application to clinical and public health practice: A statement for healthcare professionals from the Centers for Disease Control and Prevention and the American Heart Association. *Circulation* 2003; 107: 499.

13　Ridker PM, Hennekens CH, Buring JE, Rifai N. C-reactive protein and other markers of inflammation in the prediction of cardiovascular disease in women. *N Engl J Med* 2000; 342: 836–43.

14　Emerging Risk Factors Collaboration, Kaptoge S, Di Angelantonio E, Lowe G et al. C-reactive protein concentration and risk of coronary heart disease, stroke, and mortality: An individual participant meta-analysis. *Lancet* 2010; 375: 132–40.

15　Ahmed S, Cannon CP, Murphy SA, Braunwald E. Acute coronary syndromes and diabetes: Is intensive lipid lowering beneficial? Results of the PROVE IT-TIMI 22 trial. *Eur Heart J* 2006; 27: 2323–9.

16 Ray KK, Cannon CP, Cairns R et al.; PROVE IT-TIMI 22 Investigators. Relationship between uncontrolled risk factors and C-reactive protein levels in patients receiving standard or intensive statin therapy for acute coronary syndromes in the PROVE IT-TIMI 22 trial. *J Am Coll Cardiol* 2005; 46: 1417–24.

17 Ridker PM, Buring JE, Rifai N, Cook NR. Development and validation of improved algorithms for the assessment of global cardiovascular risk in women: The Reynolds Risk Score. *JAMA* 2007; 297: 611–19.

18 Ridker PM, Paynter NP, Rifai N, Gaziano JM, Cook NR. C-reactive protein and parental history improve global cardiovascular risk prediction: The Reynolds Risk Score for men. *Circulation* 2008; 118: 2243–51.

19 Andrikoula M, McDowell IFW. The contribution of apoB and apoA1 measurements to cardiovascular risk assessment. *Diabetes Obes Metab* 2008; 10: 271–8.

20 Walldius G, Jungner I, Holme I et al. High apolipoprotein B, low apolipoprotein A-1, and improvement in the prediction of fatal myocardial infarction (AMORIS study): A prospective study. *Lancet* 2001; 358: 2026–33.

21 Meisinger C, Loewel H, Mraz W, Koenig W. Prognostic value of apolipoprotein B and A-1 in the prediction of myocardial infarction in middle-aged men and women: Results from the MONICA/KORA. *Eur Heart J* 2005; 26: 271–8.

22 Ingelsson E, Schaefer EJ, Contois JH et al. Clinical utility of different lipid measures for prediction of coronary heart disease in men and women. *JAMA* 2007; 298: 776–85.

23 Ridker PM, Rifai N, Cook NR, Bradwin G, Buring JE. Non-HDL cholesterol, apolipoproteins A-I and B100, standard lipid measures, lipid ratios, and CRP as risk factors for cardiovascular disease in women. *JAMA* 2005; 294(3): 326–33.

24 The Emerging Risk Factor Collaboration. Major lipids, apolipoproteins, and risk of vascular disease. *JAMA* 2009; 302: 1993–2000.

25 The Emerging Risk Factor Collaboration. Lipid-related markers and cardiovascular disease prediction. *JAMA* 2012; 307(23): 2499–506.

26 Gotto AM, Whitney E, Stein EA et al. Relation between baseline and on-treatment lipid parameters and first acute major coronary events in the Air Force/Texas Coronary Atherosclerosis Prevention Study (AF-CAPS/TexCAPS). *Circulation* 2000; 101: 477–84.

27 Miller M, Cannon CP, Murphy SA, Qin J, Ray KK, Braunwald E; PROVE IT-TIMI 22 Investigators. Impact of triglyceride levels beyond low-density lipoprotein cholesterol after acute coronary syndrome in the PROVE IT-TIMI 22 trial. *J Am Coll Cardiol* 2008; 51: 724–30.

28 Kastelein JJ, van der Steeg WA, Holme I et al.; TNT Study Group; IDEAL Study Group. Lipids, apoliproteins, and their ratios in relation to cardiovascular events with statin treatment. *Circulation* 2008 Jun 10; 117: 3002–9.

29 Boekholdt SM, Arsenault BJ, Mora S et al. Association of LDL cholesterol, non-HDL cholesterol, and apolipoprotein B levels with risk of cardiovascular events among patients treated with statins: A meta-analysis. *JAMA* 2012 Mar 28; 307(12): 1302–9.

30 Brunzell JD, Davidson M, Furberg CD et al. Lipoprotein management in patients in cardiometabolic risk: Conference report from the American Diabetes Association and the American College of Cardiology Foundation. *JACC* 2008; 51: 1512–24.

31 Kamstrup PR, Tybjaerg-Hansen A, Steffensen R, Nordestgaard BG. Genetically elevated lipoprotein(a) and increased risk of myocardial infarction. *JAMA* 2009; 301: 2331.

32 Matthews KA, Sowers MF, Derby CA, Stein E, Miracle-McMahill H, Crawford SL, Pasternak RC. Ethnic differences in cardiovascular risk factor burden among middle-aged women: Study of Women's Health Across the Nation (SWAN). *Am Heart J* 2005; 149: 1066–73.

33 Boerwinkle E, Leffert CC, Lin J et al. Apolipoprotein(a) gene accounts for greater than 90% of the variation in plasma lipoprotein(a) concentrations. *J Clin Invest* 1992; 90: 52.

34 Marcovina SM, Koschinsky ML, Albers JJ, Skarlatos S. Report of the National Heart, Lung, and Blood Institute Workshop on Lipoprotein(a) and Cardiovascular Disease: Recent advances and future directions. *Clin Chem* 2003; 49: 1785–96.

35　Danesh J, Collins R, Peto R. Lipoprotein(a) and coronary heart disease: Meta-analysis of prospective studies. *Circulation* 2000; 102: 1082−5.

36　The Emerging Risk Factors Collaboration. Lipoprotein (a) concentration and the risk of coronary heart disease, stroke, and nonvascular mortality. *JAMA* 2009; 302: 412−23.

37　Nordestgaard BG, Chapman MJ, Ray K et al; European Atherosclerosis Society Consensus Panel. Lipoprotein (a) as a cardiovascular risk factor. *Eur Heart J* 2010; 31: 2844−53.

38　Clarke R, Peden JF, Hopewell JC et al. Genetic variants associated with Lp(a) lipoprotein level and coronary disease. *N Engl J Med* 2009; 361: 2518−28.

39　Chapman MJ, Redfern JS, McGovern ME, Giral P. Niacin and fibrates in atherogenic dyslipidemia: Pharmacotherapy to reduce cardiovascular risk. *Pharmacol Ther* 2010; 126: 314−45.

40　Wong ND, Kouwabunpat D, Vo AN, Detrano RC, Eisenberg H, Goel M, Tobis JM. Coronary calcium and atherosclerosis by ultrafast computed tomography in asymptomatic men and women: Relation to age and risk factors. *Am Heart J* 1994; 127: 422−30.

41　Bostrom K, Watson KE, Horn S, Wortham C, Herman IM, Demer LL. Bone morphogenetic protein expression in human atherosclerotic lesions. *J Clin Invest* 1993; 91: 1800−9.

42　Mintz GS, Pichard AD, Popma JJ et al. Determinants and correlates of target lesion calcium in coronary artery disease: A clinical, angiographic and intravascular ultrasound study. *J Am Coll Cardiol* 1997; 29: 268−74.

43　Blankenhorn DH. Coronary arterial calcification: A review. *Am J Med Sci* 1961; 242: 41−9.

44　Rumberger JA, Simons DB, Fitzpatrick LA, Sheedy PF, Schwartz RS. Coronary artery calcium area by electron-beam computed tomography and coronary atherosclerotic plaque area: A histopathologic correlative study. *Circulation* 1995; 92: 2157−62.

45　Johnson RC, Leopold JA, Loscalzo J. Vascular calcification: Pathobiological mechanisms and clinical implications. *Circ Res* 2006; 99: 1044−59.

46　Agatston AS, Janowitz WR, Hildner FJ, Zusmer NR, Viamonte M Jr,, Detrano R. Quantification of coronary artery calcium using ultrafast computed tomography. *J Am Coll Cardiol* 1990; 15: 827−32.

47　Callister TQ, Cooil B, Raya SP, Lippolis NJ, Russo DJ, Raggi P. Coronary artery disease: Improved reproducibility of calcium scoring with electron-beam CT volumetric method. *Radiology* 1998; 208: 807−14.

48　Pletcher MJ, Tice JA, Pignone M, Browner WS. Using the coronary artery calcium score to predict coronary heart disease events: A systematic review and meta-analysis. *Arch Intern Med* 2004; 164: 1285−92.

49　Hunold P, Vogt FM, Schmermund A et al. Radiation exposure during cardiac CT: Effective doses at multi-detector row CT and electron-beam CT. *Radiology* 2003; 226: 145−52.

50　Elkeles R, Godsland I, Feher M et al. Coronary calcium measurement improved prediction of cardiovascular events in asymptomatic patients with patients with type 2 diabetes: The Predict study. *Eur Heart J* 2008; 29: 2244−51.

51　Anand D, Lim E, Hopkins D et al. Risk stratification in uncomplicated type 2 diabetes: Prospective evaluation of the combined use of coronary artery calcium imaging and selective myocardial perfusion scintigraphy. *Eur Heart J* 2006; 27: 713−21.

52　Agarwal S, Morgan T, Herrington D et al. Coronary calcium score and prediction of all-cause mortality in diabetes: The Diabetes Heart Study. *Diabetes Care* 2011; 34: 1219−24.

53　Malik S, Budoff M, Katz R et al. Impact of subclinical atherosclerosis on cardiovascular disease events in individuals with metabolic syndrome and diabetes: The multi-ethnic study of atherosclerosis. *Diabetes Care* 2011; 34: 2285−90.

54　Budoff MJ, Achenbach S, Blumenthal RS et al. Assessment of coronary artery disease by cardiac computed tomography: A scientific statement from the American Heart Association Committee on Cardiovascular Imaging and Intervention, Council on Cardiovascular Radiology and Intervention, and Committee on Cardiac Imaging,

Council on Clinical Cardiology. *Circulation* 2006; 114: 1761–91.

55 Budoff M. Not all diabetics are created equal (in cardiovascular risk). *Eur Heart J* 2008; 29: 2193–4.

56 Sharma K, Blaha MJ, Blumenthal RS, Musunuru K. Clinical and research applications of carotid intima-media thickness. *Am J Cardiol.* 2009; 103: 1316–20.

57 Stein J, Korcarz C, Hurst T et al. ASE Consensus Statement: Use of carotid ultrasound to identify subclinical vascular disease and evaluate cardiovascular disease risk: A consensus statement from the American Society of Echocardiography Carotid Intima-Media Thickness Task Force. *JASE* 2008; 21: 93–111.

58 Nambi V, Chambless L, Folsom A et al. Carotid intima-media thickness and presence or absence of plaque improves prediction of coronary heart disease risk: The ARIC (Atherosclerosis Risk In Communities) Study. *J Am Coll Cardiol* 2010; 55(15): 1600–7.

59 Crouse JR III, Raichlen JS, Riley WA et al. Effect of rosuvastatin on progression of carotid intima-media thickness in low-risk individuals with subclinical atherosclerosis: The METEOR trial. *JAMA* 2007; 297: 1344–53.

60 Espeland MA, O'Leary DH, Terry JG, Morgan T, Evans G, Mudra H. Carotid intimal-media thickness as a surrogate for cardiovascular disease events in trials of HMG-CoA reductase inhibitors. *Curr Control Trials Cardiovasc Med.* 2005; 6: 3.

61 Kang X, Berman DS, Lewin HC et al. Incremental prognostic value of myocardial perfusion single photon emission computed tomography in patients with diabetes mellitus. *Am Heart J* 1999; 138: 1025–32.

62 Marenberg ME, Risch N, Berkman LF, Floderus B, de Faire U. Genetic susceptibility to death from coronary heart disease in a study of twins. *N Engl J Med* 1994; 330: 1041–6.

63 Lloyd-Jones DM, Nam BH, D'Agostino RB Sr, et al. Parental cardiovascular disease as a risk factor for cardiovascular disease in middle-aged adults: A prospective study of parents and offspring. *JAMA* 2004; 291: 2204–11.

64 Sivapalaratnam S, Boekholdt S, Trip M, Sandhu M, Luben R, Kastelein J, Wareham N, Khaw K. Family history of premature coronary heart disease and risk prediction in the EPIC-Norfolk prospective population study Heart 2010; 96: 1985–9.

65 Gibbons G, Liew C, Goodarzi M et al. Genetic markers: Progress and potential for cardiovascular disease. *Circulation* 2004; 109: IV-47–IV-58.

66 Sturm A. Cardiovascular genetics: Are we there yet? *J Med Genet* 2004; 41: 321–32.

67 Schunkert H, Gotz A, Braund P, McGinnis R et al. Repeated replication and a prospective meta-analysis of the association between chromosome 9p21.3 and coronary artery disease. *Circulation* 2008; 117: 1675–84.

68 Talmud PJ, Cooper JA, Palmen J et al. Chromosome 9p21.3 coronary heart disease locus genotype and prospective risk of CHD in healthy middle-aged men. *Clin Chem* 2008; 54: 467–74.

69 Paynter NP, Chasman DI, Buring JE et al. Cardiovascular disease risk prediction with and without knowledge of genetic variation at chromosome 9p21.3. *Ann Intern Med* 2009; 150: 65–72.

70 Herder C, Karakas M, Koenig W. Biomarkers for the prediction of type 2 diabetes and cardiovascular disease. *Nature* 2011; 90: 52–66.

71 Arnett DK, Baird AE, Barkley RA et al. Relevance of genetics and genomics for prevention and treatment of cardiovascular disease: A scientific statement from the American Heart Association Council on Epidemiology and Prevention, the Stroke Council, and the Functional Genomics and Translational Biology Interdisciplinary Working Group. *Circulation* 2007; 115: 2878–901.

72 Wang T. Multiple biomarkers for predicting cardiovascular events: Lessons learned. *J Am Coll Cardiol* 2010; 55: 2092–5.

案例研究 1 的多项选择题的答案

1．D

案例研究 2 的多项选择题的答案

1．E

第 3 章

糖尿病肾病

Amanda Y. Wang, Meg Jardine, Vlado Perkovic
The George Institute for Global Health, Sydney, NSW, Australia

---

关键点

- 糖尿病肾病是糖尿病的并发症,可影响 20%~40% 患者的身体健康。

- 糖尿病肾病的特征是尿蛋白排泄量增加(出现微量或者大量尿蛋白),和(或)在无其他原因的情况下肾功能下降,从而出现肾脏疾病。

- 高血糖、高血压、遗传、吸烟和血脂异常是糖尿病肾病的主要危险因素。

- 早期发现糖尿病肾病是很重要的。应该每年进行一次尿蛋白检查,以及肾功能检查,使用尿液做标本。在糖尿病患者中,微量、大量尿蛋白是心血管事件、肾衰竭以及患者死亡的危险因素。

- 肾功能的下降是独立于心血管事件、肾衰竭和死亡的因素,而且与尿蛋白的增加密切相关。

- 同时存在高血压会加速肾衰竭的发展。

- 通过优化血糖、控制血压、管理危险因素和改变生活方式等,可以减缓肾病的进展。

- 通常选择作用于肾素–血管紧张素–醛固酮系统的药物作为减少微量尿蛋白和控制血压的一线治疗药物。

- 对于糖尿病肾病患者,应该进行降糖治疗,并且针对患者的情况,多数药物需要调整剂量。

- 对于患有慢性肾病患者,当糖尿病肾病出现进展或恶化时,应该及时转诊到肾病科。

简介

糖尿病患者的肾病可以由血糖本身引起,也可以与高血压或者血管疾病共存。糖尿病肾病(或糖尿病相关的慢性肾病)是一种临床诊断,它的定义是在一定的临床条件下,会出现尿蛋白,常伴有肾功能异常[肌酐升高,或者是肌酐清除率降低,或者肾小球滤过率(eGFR)增加]。典型的例子是,一例长期患有糖尿病的患者可能会同时患糖尿病视网膜病变或者糖尿病神经病变。糖尿病肾病是一种组织学诊断,具有典型的组织病理学特征,包括系膜扩张、肾小球基底膜增厚肾小球硬化伴有 Kimmelstiel-Wilson 病变。糖尿病肾病通常是由糖尿病引起,但也可能存在其他的肾脏病理学,表现为肾血管硬化、动脉粥样硬化栓塞、动脉粥样硬化性肾动脉疾病和肾小球肾炎等。

除非有明显的临床特征提示,否则糖尿病肾病患者很少做病理活检,可以说,多数患者是没有确诊糖尿病肾病的。因此,在本章中,我们将重点关注糖尿病肾病。

糖尿病肾病的病史以及病程

糖尿病肾病是糖尿病的一种慢性并发症,大约 1/3 的糖尿病患者会患上糖尿病肾病[1,2]。并且,糖尿病肾病通常是引起肾衰竭的病因[3],在西方国家通常需要进行肾脏替代治疗。在 1 型和 2 型糖尿病患者中发生该疾病的风险是同等的[4]。糖尿病肾病的病史及预后,因糖尿病的类型和是否存在微量尿蛋白而有所不同(图 3.1)[5]。在有微量尿蛋白的 1 型糖尿病患者中,如果不及时得到治疗,大约会有 80% 的患者在 6~14 年内出现大量的尿蛋白(也称为显性肾病)[6,7]。接下来,如果仍然缺乏具体的干预措施,在患病 10 年以上的患者中,约有半数会发展成为终末期肾病(ESKD)。相比之下,20%~40%的 2 型糖尿病患者在没有干预措施的情况下,会由微量尿蛋白进展出现大量的尿蛋白。据报道,大约 20% 的患者在 20 年内会进展为终末期肾病[8]。年龄大的患者或者一些糖尿病较重的患者容易发展成为终末期肾病,这意味着他们可能会死于心血管疾病或者其他肾脏疾病的并发症。

肾脏疾病分为 5 个阶段:第一阶段只有功能性的改变,可以维持正常的肾小球结构;然而,第 5 阶段是终末期肾病(图 3.2),糖尿病肾病患者患有心血管疾病的风险会显著增加,

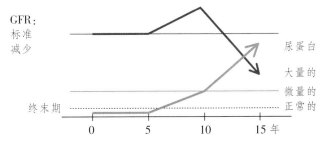

图 3.1 糖尿病肾病的进展史。通常在糖尿病 5~15 年后会出现微量尿蛋白,在接下来的 10 年中,会出现大量尿蛋白。在出现尿蛋白的某个时间中,eGFR 会下降,并且在出现尿蛋白的 20 年后,很大一部分患者会进展为终末期肾病。

而且死亡的风险也会增加[9]。

糖尿病肾病的病理生理学

在糖尿病肾病的进展过程中,血流动力学和代谢因素都起着重要的作用。糖尿病肾病早期症状的出现,是由于肾小球的传入和传出小动脉阻力降低导致了肾小球的高灌注。这种功能性的改变进一步导致了肾素–血管紧张素–醛固酮系统的激活,造成肾脏结构的异常。

另外,长期的高血糖会导致肾小球系膜扩张和肾小球基底膜增厚(GBM),并且使得足细胞血管内皮生长因子表达增加。同时,晚期糖基化、蛋白激酶C、己糖胺、多元醇系统的激活也有助于糖尿病肾病的发展。随后,肾小球滤过屏障受损(GFR),导致尿蛋白水平升高,出现炎症、纤维化,最终导致肾小球滤过率降低和肾衰竭(图3.3)[10]。

糖尿病肾病的危险因素

糖尿病肾病的主要危险因素包括高血糖、高血压、吸烟、血脂异常、种族差异和遗传。

血糖控制

高血糖是1型和2型糖尿病患者发生尿蛋白的主要危险因素[11,12]。血糖控制较差的患者更容易发展成为糖尿病肾病,微血管损害下降37%的同时,糖化血红蛋白下降1%[13,14]。最近,来自前期实验的数据表明[2],磺酰脲类药物可以将肾衰竭的患病率降低2/3[15]。

高血压

前瞻性研究已经表明,糖尿病肾病和高血压之间具有明显的关系[16,17]。英国前瞻性糖尿病研究(UKPDS)分析表明,收缩压每降低10mmHg,微血管并发症的风险就降低13%,收缩压<120mmHg的患者微血管并发症的风险最小[18]。

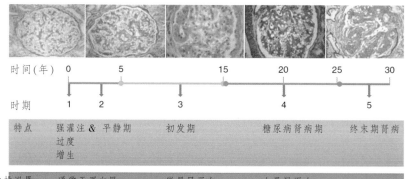

图 3.2　糖尿病肾病的病程。(Source: Kidney Check Australia Taskforce, Chronic Kidney Disease and Diabetes, Workshop Module, 2013. Reproduced with permission of Kidney Health Australia.)

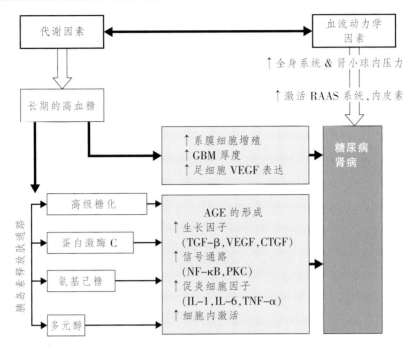

图 3.3　糖尿病肾病发病机制的代谢因素。AGE，晚期糖基化终产物；CTGF，结缔组织生长因子；GBM，肾小球基底膜；IL，白介素；NF，核转录因子；PKC，蛋白激酶 C；RAAS，肾素–血管紧张素–醛固酮系统；TGF，转化生长因子；TNF，肿瘤坏死因子；VEGF，血管内皮生长因子。(Source:Turgut 2010 [10]. Reproduced with permission of Elsevier.)

吸烟

吸烟会导致尿蛋白增加，并且可能会导致糖尿病肾病的病情恶化[19]。吸烟还与心血管疾病的风险增加有关，会导致需要透析的肾衰竭患者的存活率降低。

血脂异常

血脂异常，也是心血管疾病的危险因素，在 2 型糖尿病患者中极为常见，大约 50% 的患者会发生血脂异常[20]。在 1 型、2 型糖尿病患者中，血脂异常与糖尿病肾病的发展密切相关。在 1 型糖尿病患者中，血清甘油三酯、总胆固醇、低密度脂蛋白胆固醇的升高，会伴随着微量和大量尿蛋白的升高[21,22]，高血清胆固醇也会使得肾小球滤过率下降[23]。在 2 型糖尿病患者中，血脂异常主要归因于胰岛素抵抗[24]，并且其存在增加肾损害的风险[12,16]。

遗传

在糖尿病肾病中，遗传因素也很重要。大量的研究表明，血管紧张素转化酶是一个潜在的遗传危险因素。然而，遗传基因尚未明确。

种族

与白种人相比，黑人糖尿病肾病的发病率是其 3~6 倍。然而，墨西哥裔的美国人和印第安人的 2 型糖尿病患者更容易发展成为糖尿病肾病。

临床证明

糖尿病肾病具有异质性的表现。在早期阶段,需要通过实验室检测才能发现(尿蛋白和eGFR 的变化)。蛋白尿是糖尿病肾病的最早的一种检测手段,在病程 10 年以上的糖尿病患者中,患病率为 25%[25]。在越来越多的 2 型糖尿病的患者中,不论患者有无尿蛋白,其 eGFR均是降低的[26]。糖尿病肾病的患者病情一旦严重,会出现尿毒症和高血压[26]。

由于糖尿病是全身性疾病,1 型糖尿病患者几乎都会有微血管并发症的症状,如糖尿病视网膜病变和神经病变。糖尿病视网膜病变通常是糖尿病肾病的先兆,然而,2 型糖尿病患者的肾脏疾病和视网膜病变通常比较难预测。具有视网膜病变和明显尿蛋白的 2 型糖尿病患者很可能有糖尿病肾病,而那些没有视网膜病变的患者,通常非糖尿病性肾小球滤过率异常的发生率也很高。因此,K/DOQI 指南建议,如果尿蛋白和糖尿病视网膜病变同时存在,慢性肾病多归因于糖尿病肾病[27]。

糖尿病肾病的诊断与筛查(图 3.4)

由于糖尿病肾病通常预后不良,因此早期诊断和后续干预对于改善预后至关重要。目前,指南建议,糖尿病患者应该至少每年进行尿蛋白和 eGFR 的检查。这两个指标均可以作为糖尿病肾病的危险因素[28-30]。

尿蛋白排泄(UAE)

微量尿蛋白是糖尿病肾病的最早标志[31,32],可以被广泛用于实验室的检测。在 1 型和 2 型糖尿病患者中,存在微量尿蛋白与心血管疾病的发生率与死亡率和肾衰竭的风险增加有关。与没有尿蛋白的患者的死亡率相比,存在尿蛋白的患者的死亡率要高出2.5 倍[33]。因此,指南建议,对于糖尿病肾病的进程来说,尿蛋白变化是 CKD 进展的重要标志[34,35]。

有 3 种方法能筛查增加尿蛋白排泄量。在随机点收集尿、24 小时收集尿(如 4 小时或者隔夜)和定时收集尿中测定尿蛋白与肌酐的比值(ACR)[36]。用 ACR 进行评估尿蛋白排泄是最容易的方法,实验证明,早晨的第一次尿液标本结果最好。对于 1 型糖尿病患者,在经过平均 15 年的治疗后,20%~30%的患者会出现微量尿蛋白[37,38]。UKPDS 的数据显示[25],约有25%的 2 型糖尿病患者在 10 年后出现微量尿蛋白。在高血糖、剧烈运动、尿路感染、高血压、心力衰竭、急性发热性疾病或全身性疾病和血尿时,可以看到 UAE 短暂性升高[39]。因此,应在 3~6 个月间隔收集的 3 个样本中的 2 个样本中进行异常尿蛋白测试[40](表 3.1)。

肾功能

糖尿病肾病的第一表现是高滤过性导致的 eGFR 升高。因此,结合血清肌酐水平很难监测 eGFR。糖尿病肾病患者通常会出现肾功能下降,事实上,也有可能不会出现尿蛋白。因此,常规测定 eGFR 被推荐作为筛查糖尿病肾病的一部分。将血清肌酐、年龄、性别、体重和种族等因素考虑在内,得出 eGFR。年轻人正常的 eGFR 水平为 90~130mL/(min·1.73m²),

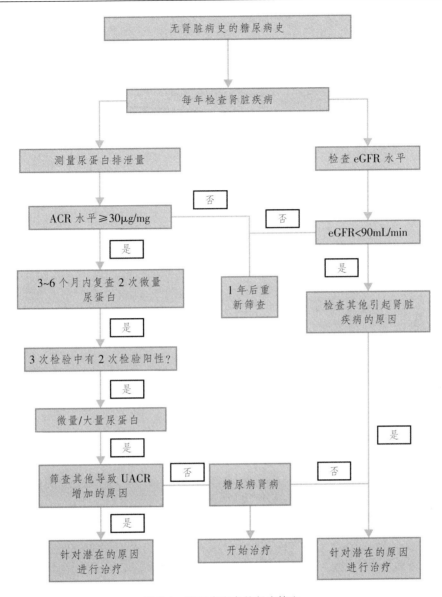

图 3.4　糖尿病患者的肾病筛查。

然而,随着年龄的增加,eGFR 逐步下降,在 50 岁后,每 10 年下降 10mL/min[43]。根据 eGFR 水平和其他肾脏疾病指标,特别是尿蛋白,目前的指南将慢性肾脏疾病分为 5 个阶段(表 3.2 和图 3.5)。

在大量尿蛋白的患者中,eGFR 通常下降比较多,在微量尿蛋白的患者中,eGFR 的改变通常较少发生[44]。在几年内,eGFR 通常保持比较稳定,但是糖尿病肾病严重时,eGFR 通常下降幅度较大[45]。

通常,当存在微量、大量尿蛋白和(或)肾功能下降,但没有其他原因的肾病损害时,也可以诊断为糖尿病肾病。通常不需要进行肾脏活检,但是在某些情况下需要考虑排除非糖尿病肾病。据报道,在 2 型糖尿病患者中,有 12%~38% 的患者会发生非糖尿病肾病[46,47],然而对于新发糖尿病、急性发病的肾病或临床特征提示经过诊断的其他肾病患者,应该考

表 3.1 尿蛋白排泄量异常的分类[31,41,42]

	24 小时尿蛋白 (mg/24h)	过夜尿蛋白 (μg/24h)	尿点			后续跟踪
			尿蛋白:肌酐比率			
			性别	mg/mmol	mg/g	
正常	<15	<10	M	<1.25	<10	糖尿病或者高血压患者每 1~2 年一次或者每年一次
高于正常	15~30	10~20	F	<1.75	<15	
			M	1.25~2.5	10~20	
			F	1.75~3.5	15~30	
微量尿蛋白	30~300	20~200	M	2.5~25	20~200	每 3~6 个月重复 2 次,如果 3 次检查中有 2 次检查阳性,那么患者含有微量尿蛋白
大量尿蛋白	>300	>200	F	3.5~35	30~300	通过 24 小时尿蛋白量化尿蛋白排泄
			M	>25	>200	

表 3.2 肾脏疾病的阶段

阶段	描述	eGFR[mL/(min·1.73m²)]
1	肾损害伴有正常或者↑eGFR 持续性尿蛋白	≥90
2	轻度↓eGFR 持续性尿蛋白伴有肾脏损害	60~89
3	轻度的↓eGFR	30~59
4	严重的↓eGFR	15~29
5	肾脏损害	<15(或者透析)

Source: Levey et al. 2011 [42]. Reproduced with permission of Nature Publishing Group.

虑非糖尿病肾病。

糖尿病肾病的预后

尿蛋白和肾功能异常通常是糖尿病肾病患者的独立预后危险因素[28],糖尿病肾病是终末期肾病的主要原因,通常需要进行肾脏的替代治疗。

人们越来越认识到,糖尿病肾病是心血管疾病的一个潜在危险因素,并且与心血管发生率和死亡率的增加相关[9]。肾脏疾病也预示着心血管疾病的预后更糟糕。美国肾脏疾病数据系统提示,非慢性肾病患者两年后心肌梗死的死亡率为 44%,而慢性肾病 3 期的患者两年后心肌梗死的死亡率为 58%,慢性肾病 4~5 期的患者为 68%,糖尿病肾病患者的生存状况在很大程度上受心血管疾病的影响。

GFR 和尿蛋白相对危险度的综合排序（KDIGO 2009）			尿蛋白分期、描述和范围(mg/g)				
			A1		A2	A3	
			最优、高于正常		高度	非常高，而且会导致肾病	
			<10	10~29	30~299	300~1999	≥2000
GFR 的分期、描述和范围 [mL/(min·1.73m²)]	G1	高至最优	>105				
			90~104				
	G2	温和的	75~89				
			60~74				
	G3a	轻至中度	45~59				
	G3b	中至重度	30~44				
	G4	严重的	15~29				
	G5	肾衰竭	<15				

图 3.5　慢性肾脏疾病的新分类。颜色反映了调整后的相对风险的排名。对 28 个 eGFR 及尿蛋白类别的 5 种结果进行了排名。平均排名为 1~8 的类别为绿色，平均排名为 9~14 的类别为黄色，平均排名为 15~21 的类别为橙色，平均排名为 22~28 的类别为红色。根据对慢性肾脏疾病的荟萃分析结果推断出 12 个附加的带有对角线标志的单元格的颜色，最高水平的尿蛋白被称为肾病性尿蛋白，与肾病范围的尿蛋白相对应，在这里表示为 2000mg/g。将列标和行标相结合，与 eGFR 和尿蛋白分期的数量相一致。(Source: Levey et al. 2011[42]. Reproduced with permission of Nature Publishing Group.)

糖尿病肾病的管理

治疗糖尿病肾病的目的不仅仅是减缓糖尿病肾病的发展速度，减慢尿蛋白的进展和肾功能下降的速度，更重要的是降低心血管并发症的风险。治疗原则是一个整体性的方法，涉及多种策略和集约化策略(图 3.6)。

生活方式改变

减肥、限盐饮食、DASH 饮食(水果、蔬菜、低脂低热量饮食)、体育活动、适量饮酒都证明这些均可以使收缩压的水平降低 5~20mmHg[48]，患者体重减轻也与微量尿蛋白减少有关[49]。因此，这些生活方式的改变应该推荐给所有糖尿病肾病患者。

血糖控制

大量文献表明，强化血糖控制可以降低微量尿蛋白的风险，并减缓 1 型和 2 型糖尿病患者视网膜病变和神经病变的进展(表 3.3)[13,50-52]。例如，DCCT 和 UKPDS 研究表明，较低的糖化血红蛋白值与低风险的微血管并发症相关，包括慢性肾病[13,52]。此外，UKPDS 的随访研究表明，在延长 2 型糖尿病强化治疗期的患者中发现，严格控制血糖水平可以大大降低微血管和大血管并发症的风险。最近，在评估糖尿病和血管病的作用中，Preterax 和

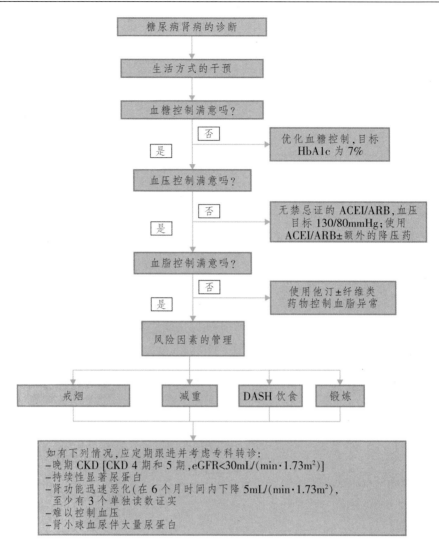

图 3.6　糖尿病肾病的管理。

Diamicron 修饰释放控制评价实验（ADVANCE）[2]比较了基于格列齐特MR（HbA1C≤6.5%）和强化降糖影响下的对于肾脏结局的影响。中位生存期 5 年后，对照组患者发生 ERSD 的风险降低了 65%，患者的微量尿蛋白降低了 9%，患者的大量尿蛋白降低了 30%。这些结果均显示，对于 2 型糖尿病患者，改善血糖将对预防肾脏疾病产生较大的影响。

　　另外，存在糖尿病肾病的患者会增加低血糖的风险。低血糖可以导致严重的后果，包括冠状动脉缺血、心律失常和猝死等[58]。糖尿病肾病患者发生低血糖是有很多因素的，包括药物清除率降低、胰岛素半衰期延长和肾脏的糖异生受损。新型降糖药物，如二肽基肽酶-4（DPP-4）抑制剂，由于会有累积中毒和低血糖的风险，在糖尿病肾病的患者中需要减少剂量，而利格列汀是通过肝脏排泄的，不需要调整剂量。因此，在这样的患者中，需要监测血糖水平和慎重选择降糖药物[59]。

表 3.3　血糖控制对于糖尿病肾病影响的临床试验

名称	缩写	结论
1 型糖尿病		
血糖控制和并发症实验	DCCT[53]	强化糖尿病治疗可以显著降低糖尿病患者发生微量尿蛋白和肾病的风险
斯德哥尔摩糖尿病干预研究	SDIS[54]	与常规治疗相比，加强常规治疗可以显著降低HbAIc、ICT 组视网膜病变和微量尿蛋白进展，但是严重低血糖的发生率却增加了
2 型糖尿病		
英国前瞻性糖尿病研究	UKPDS[51]	强化血糖控制可以显著降低糖尿病患者发生微量尿蛋白和肾病的风险
Kumatomo 研究	Ohkubo[55]	在日本的 2 型糖尿病患者中发现，多次注射胰岛素可以强化血糖控制，延缓糖尿病并发症进展，包括视网膜病变、肾病和神经病变
糖尿病和血管疾病的影响：Preterax 和 Diamicron	ADVANCE[14]	强化对照 (粒化血红蛋白 HbA1c 指标≤6.5) 与常规对照 (局部指南定义的 HbA1c 指标) 相比，在降低微血管预后和终末期肾病方面具有较好的临床益处，在心血管疾病和死亡率方面无进展
改变-减重控制评估	VADT[56]	在高强度手臂实验中，心血管疾病的发生率明显降低。亚组分析表明，在随机分组患者表明，糖尿病的持续时间很重要。例如，糖尿病持续时间 <12 年的患者表现出强化血糖控制对心血管疾病的益处，而那些在进入研究前疾病持续时间较长的参与者，他们的强化血糖控制对于心血管疾病的风险是中性的，甚至不利的
退伍军人事务部糖尿病试验	ACCORD[57]	由于非致死性心肌梗死的减少，强化血糖控制组的主要转归降低 (心肌梗死、脑卒中或心血管死亡)，尽管这一发现没有统计学意义。然而，由于严重低血糖导致强化组死亡率增加，该研究提前终止

糖尿病肾病患者降糖药物的选择

广泛使用的降糖药物,包括二甲双胍(增加乳酸酸中毒的风险)和磺酰脲类药物,不适用于中至重度慢性肾病的患者。根据 eGFR[60]的水平来使用二甲双胍,当 eGFR 为 45~60mL/(min·1.73m²), 应当密切监测肾功能 (每 3~6 个月 1 次)。当 eGFR 为 30~45mL/(min·1.73m²),二甲双胍需要减量,也应该密切监测肾功能(每 3 个月 1 次)。当 eGFR 为 30mL/(min·1.73m²)以下时,需要停用二甲双胍。

考虑到肾功能损害的程度应该进行剂量的调整,并采取个体化的治疗方法[61-63]。胰岛素是针对 2 型糖尿病合并晚期慢性肾脏疾病的主要治疗手段,而格列苯脲则是可以用于轻至中度的慢性肾病。在用于中至重度慢性肾脏疾病时,米格列醇不需要调整剂量[64]。比较新型的药物,如二肽基肽酶-4 抑制剂,最明显的是利格列汀,可在 2 型糖尿病肾病患者的治疗中发挥作用(表 3.4)。最近的一项随机临床试验显示,利格列汀对 2 型糖尿病伴有尿蛋白的患者具有抗尿蛋白的作用[65],其可以显著降低经过校正的 UACR 值的 33%,但是,在短期内,利格列汀对肾功能和血压没有明显的影响。关于糖尿病血糖管理的建议会在第 7 章中介绍。

糖尿病肾病患者的血压控制[71,72]

对糖尿病和慢性肾病的患者控制血压可以降低肾功能进行性丧失、心血管疾病和糖尿病视网膜病变进展的风险。在 UKPDS 研究中[51]中,与低强度的控制血压相比,高强度的控制血压可以使死亡率降低 32%,主要是心血管事件的死亡率降低,也可以是微量尿蛋白的死亡率降低。在前期的研究中,研究了降低血压对延迟肾衰竭进展的影响[73],与安慰剂组相比,培哚普利联合吲达帕胺降压可以使 2 型糖尿病患者发生肾病事件的风险降低 21%,这主要归因于微量和大量尿蛋白的风险的降低。

最近的研究显示[71],强化控制血压水平可以使尿蛋白进展的风险降低 10%,肾衰竭的风险降低 27%,并且对视网膜病变有益(图 3.7)。因此,全球肾脏疾病改善协会建议,如果糖尿病肾病患者的血压>140/90mmHg,并且存在尿蛋白<30mg/24h,血压控制的目标应该是收缩压<140mmHg,舒张压<90mmHg(1B)[27]。微量或大量尿蛋白的患者应该加强血压控制(>30mg/24h),当血压>130/80mmHg 时,开始降压治疗。血压的目标收缩压<130mmHg,目标舒张压<80mmHg(2D)。糖尿病患者的血压应该至少监测 6 个月,如果出现微量或者大量尿蛋白,应该更频繁地进行随访[74]。

糖尿病患者的血压控制通常需要多种药物联合降压。KDIGO 指南推荐 ARB 或者 ACEI

表 3.4　2 型糖尿病肾病患者的非胰岛素降糖药物治疗建议[66-70]

分类	药物	2 型糖尿病肾病中的推荐剂量	并发症
第二代磺酰脲类药物	格列吡嗪 格列齐特	GFR<30mL/min 时,禁用	低血糖
双胍类药物	二甲双胍	GFR<30mL/min 时,禁用	乳酸酸中毒
α-葡萄糖苷酶抑制剂	阿卡波糖	当血清肌酐>2mg/dL 时,不推荐使用	肝脏毒性
噻唑烷二酮类	罗格列酮 吡格列酮	无须调整剂量	保留容积、充血性 心力衰竭
	格列奈类	无须调整剂量	低血糖
肠促胰岛素分泌剂 (GLP-1 受体激 动剂)	艾塞那肽	GFR<30mL/min 时,禁用	胃肠道不适
DPP-4 抑制剂	西格列汀	当 GFR<50mL/min 时,减量 50%;当 GFR< 30mL/min 时,减量 75%(25mg/d)	低血糖

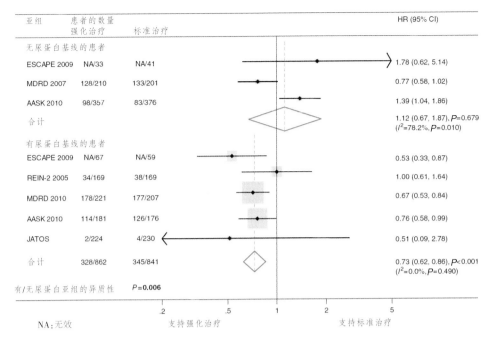

图 3.7　强化降压对有无尿蛋白患者的肾衰竭的影响。(Source: Lv et al. 2012[71].)

作为糖尿病肾病合并高血压成人患者的一线治疗药物[27]。RAAS 阻滞剂具有肾脏保护作用，并且对糖尿病合并微量、大量尿蛋白的患者具有益处[75]，对于 1 型糖尿病伴有微量尿蛋白的患者，使用卡托普利可以延缓慢性肾脏疾病的进展。在存在明显肾病的患者中，特别是肌酐水平>132μmol/L 时，观察到具有更明显的益处。ACEI 类药物对于 2 型糖尿病患者的研究较少，最近的一项研究表明，在尿蛋白正常的糖尿病患者中，ACEI 类药物可以预防新发的糖尿病肾病的发生和患者的死亡[72]。与安慰剂组相比，ACEI 降低了新发微量尿蛋白、大量尿蛋白和两者同时发病的风险。

糖尿病患者尿蛋白的控制

存在微量或者大量尿蛋白的糖尿病患者，肾衰竭和心血管事件的风险也会增加。KDIGO 指南推荐 ACEI 类药物和 ARB 类药物作为尿蛋白排泄为 30~300mg/24h 的糖尿病肾病患者的一线治疗药物。一项系统综述[76]评估了 ACEI 和 ARB 对糖尿病肾病患者死亡及预后的影响，结果显示，ACEI 类药物对糖尿病肾病患者有好处，而 ARB 类药物则无此影响(图 3.8）。有证据表明，ACEI 和 ARB 可以防止微量尿蛋白进展为大量尿蛋白和肾衰竭（图 3.9）。此外，一项包括 85 项随机实验的系统综述[77]证实了 ACEI 和 ARB 均降低了微量尿蛋白向大量尿蛋白的进展，同时也降低了终末期肾病的发展，也降低了非致命性心血管事件的死亡率。然而，ACEI 与 ARB 联合使用或与肾素抑制剂合用的效果仍然不确定。现有的证据表明，联合使用的结果可能有损害肾脏的危险[78]。因此，推荐单独使用 RAAS 系统的阻滞剂。

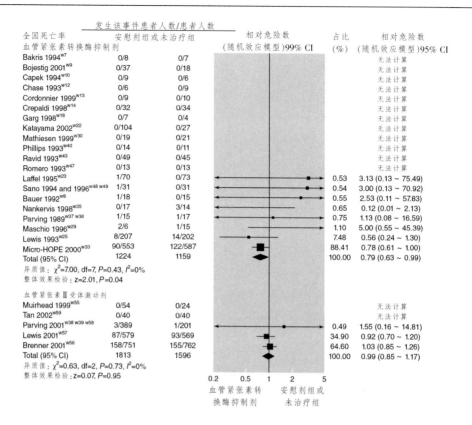

图 3.8 血管紧张素转换酶抑制剂或血管紧张素Ⅱ受体拮抗剂与安慰剂组或未治疗组比较对总死亡率的影响。（Source: Strippoli et al. 2004[76]. Reproduced with permission of BMJ Publishing Group Ltd.）

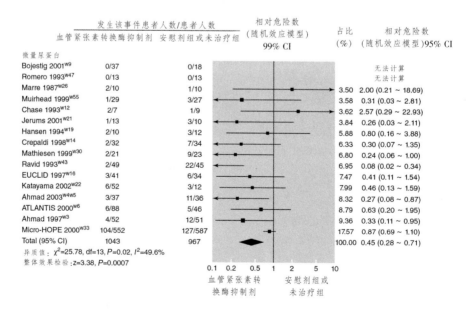

图 3.9 与安慰剂组或未治疗组相比，血管紧张素转换酶抑制剂对从微量尿蛋白进展为大量尿蛋白的风险。（Source: Strippoli et al. 2004 [76]. Reproduced with permission of BMJ Publishing Group Ltd.）

血脂异常

他汀类药物

他汀类药物和贝特类药物治疗均有潜在的肾脏保护作用(表 3.5)。一项系统评估表明,使用他汀类药物治疗可以显著降低慢性肾病患者的血脂浓度和改善心血管结局[79]。

分析表明,使用他汀类药物治疗对于糖尿病慢性肾病和糖尿病心血管病的患者的肾功能具有有益的影响[80,83]。在对于心脏保护的研究中,辛伐他汀可以改善 2 型糖尿病患者的肾功能[80]。然而,其机制尚不清楚[80]。

SHARP 试验[84]研究了在治疗慢性肾病患者的降脂效果中,将辛伐他汀联合依折麦布治疗与安慰剂组进行了对比。研究表明,两者联合治疗降低了平均 LDL 的胆固醇水平,而且没有其他的不良反应,却能使主要心血管事件的风险降低 17%。其在糖尿病和非糖尿病的患者中结果相似,但是对于肾功能没有影响。因此,通常建议肾病患者用其降低血脂水平。

贝特类药物

糖尿病动脉粥样硬化干预研究(DAIS)[82]了贝特类药物的作用。与安慰剂组相比,非诺贝特除了改善 2 型糖尿病患者的血脂以外,还显著减少了微量尿蛋白。非诺贝特减少微量尿蛋白主要归因于炎症抑制、系膜细胞中 1 型胶原质产生的减少,以及过氧化物酶体增殖物激活受体(PPAR)-α 活性的增加[85,86]。FIELD 研究[87]评估了非诺贝特对于心血管事件的长期影响。在 2 型糖尿病患者中,经过非诺贝特治疗可以减少总的心血管事件,减少尿蛋白的

表 3.5 降脂药物治疗糖尿病肾病的临床研究

名称	缩写	结论
心脏和肾脏的保护研究	SHARP	与安慰剂或单独辛伐他汀相比,在随访的第一年内,依折麦布联合辛伐他汀治疗与任何过度疾病、肝炎或胆道并发症无关;与安慰剂组相比,在联合治疗 1 年时,平均降低 LDL 胆固醇 43mg/dL(1.10mmol/L),在 2.5 年时,平均降低 LDL 胆固醇 33mg/dL(0.85mmol/L)
斯堪纳维亚的辛伐他汀生存研究	4S	糖尿病组和非糖尿病组的降脂效果相似,辛伐他汀改善糖尿病合并冠心病患者的预后
非诺贝特干预和糖尿病发病率的降低	FIELD	非诺贝特治疗可以减少心血管事件发生,减少尿蛋白的进展,减少需要激光治疗的视网膜病变的发生
心脏保护研究	HPS[80]	每日 40mg 的辛伐他汀可以使糖尿病患者血管事件发生率和 GFR 下降 25%,与基线胆固醇水平无关
阿托伐他汀糖尿病协作研究	CARDS[81]	他汀类降低了糖尿病患者的心血管死亡率,阿托伐他汀对于 eGFR 有益,特别是对有尿蛋白的患者
糖尿病患者的动脉粥样硬化干预研究	DAIS[82]	与安慰剂组相比,非诺贝特除了降低 2 型糖尿病患者的血脂水平外,还显著降低了微量尿蛋白水平

进展,减少需要激光治疗的糖尿病视网膜病变的发生。最近的一项系统研究评估了苯氧酸类对于肾脏疾病的影响[88]。总的来说,苯氧酸类药物降低了总胆固醇和甘油三酯水平,并在轻至中度肾脏疾病患者中增加了高密度脂蛋白的水平。另外,苯氧酸类药物也降低了主要心血管事件和心血管死亡的风险,但是不降低全因死亡率。亚组分析显示,在糖尿病患者中,在降低血清肌酐和减少 GFR 水平的情况下,苯氧酸类药物降低了尿蛋白进展的风险。然而,没有发现其对于终末期肾病风险的影响。

多因子方法

Steno 2 型研究表明,在 2 型糖尿病患者中,强化降压、降脂、控制血压的联合治疗,应该是糖尿病患者的最佳治疗方法。结果表明,患者的心血管事件明显减少,但是肾脏疾病的发生率没有减少(表 3.6)。

转诊肾科医生

糖尿病肾病的早期阶段可以由初级保健医生管理。然而, 当患者发生晚期慢性肾病(CKD)[eGFR< 30mL/(min·1.73m²)的 CKD 4 期和 5 期]和(或)出现持续大量尿蛋白时,需要转诊肾科专家。对于肾功能迅速恶化、血压控制困难、肾小球血尿的患者推荐使用肾输注[超过 6 个月,eGFR 下降超过<5mL/(min·1.73m²),至少 3 次单独的读数中得到证实]。

糖尿病肾病引起的 ESKD 的治疗选择

与其他继发的终末期肾病治疗策略一样,透析和肾移植都是治疗糖尿病引起的 ESKD 的治疗策略。USRDS 的数据显示,糖尿病肾病引起的 ESKD 患者的生存率较低,5 年生存率为30%,心血管疾病仍然是最常见的原因,约占 50%。

结论

糖尿病肾病是糖尿病常见的并发症,与心血管疾病的发生率和死亡率密切相关。早期发现,定期监测尿蛋白和肾小球滤过率,并及时干预延缓病情的发展,对于降低肾小球滤过

表 3.6　多方法治疗糖尿病肾病的临床试验

名称	结论
Steno 2 型[89,90]	强化治疗方案包括行为治疗(包括饮食、运动、戒烟)和药物干预(包括血管紧张素转化酶抑制剂和其他的药物达到积极的治疗目标)。强化治疗减少了微血管疾病和大血管病变。尿蛋白排泄量(−20mg/d 对+30mg/d)和进展为显性肾病显著改善
Manto A[91]	强化治疗方案包括行为治疗(包括饮食、运动方面的建议,治疗方案包括强化胰岛素治疗,将糖化血红蛋白值从 8.7%降到 6.5%),限制蛋白质饮食,使用 ACEI 进行降压治疗(血压降到 120/75mmHg)。3 年后,肾小球滤过率增加到 84mL/min,尿蛋白排泄下降到 92mg/d

率、减少肾脏和心血管并发症的风险至关重要。多因素的方法,包括改变生活方式、优化血糖水平、降低血压、血脂,可以降低心血管风险,减缓肾脏疾病的进展,并降低患者的死亡率。作用于肾素–血管紧张素–醛固酮系统的药物作为治疗糖尿病肾病的一线治疗药物,并且其可以对肾脏提供额外的保护作用。

案例研究 1

　　一例 70 岁的男性白种人患者被他的家庭医生要求做进一步的尿蛋白和肾损害检查。他的既往史包括 2 型糖尿病(10 年)、短暂性脑缺血发作、胃食管反流和膝关节骨关节炎。患者目前使用甘精胰岛素每天 10 单位,二甲双胍 500mg(每天 3 次)、阿司匹林 100mg/d,泮托拉唑 40mg/d,对乙酰氨基酚 1g/(每天 3 次)。其家族史:父亲患有 2 型糖尿病,是一名退休的商人,与妻子共同生活了 46 年,并在 65 岁时死于心脏病。他有吸烟史,并在 20 年前戒烟,每天喝 2 杯饮料。

　　在检查中发现,他比较警觉,有方向感,体型肥胖,BMI 为 31kg/m²。血压为 150/80mmHg,脉搏为 75 次/分。呼吸系统及心血管系统检查无明显异常。腹部柔软无压痛,周围未见水肿。神经学检查发现烧灼感觉丧失,检眼镜显示中度非增生性视网膜病变,符合糖尿病视网膜病变。

　　实验室参数显示电解质正常。尿素为 12mmol/L,血肌酐为 130mmol/L,对应的 eGFR 为 52mL/(min·1.73m²)。尿液分析显示蛋白质+++,并伴有非活性沉淀物。尿蛋白/肌酐比值(ACR)为 35mg/g,与微量尿蛋白表现一致。超声显示双侧肾脏大小为 11cm,无尿路梗阻。HbA1c 为 8.0%,空腹血糖(BSL)为 9.5mmol/L,餐后 2 小时血糖值为 14mmol/L。

案例研究 1 的多项选择题

1. 以下最可能诊断为肾脏疾病的患者是:

A.患者有高血压伴肾小球硬化。

B.患者已经确诊糖尿病肾病。

C.患有糖尿病肾脏疾病,并且很可能是由糖尿病肾病引起的。

D.有必要进行肾活检。

E.最可能的诊断是局灶性节段性肾小球肾炎。

2. 最合适的治疗方法是什么(可有多个选项)?

A.优化血糖控制。　　　　　　　B.优化血压控制。

C.糖皮质激素治疗。　　　　　　D.咨询血液学专家。

E.监测肾功能,如果出现肾功能下降,咨询肾脏科医生。

案例研究 2

一例 65 岁的女性患者,在家中昏迷不醒后被救护车送进医院。入院时,格拉斯哥昏迷评分(GCS)为 3 分,不发热,血压为 90/ 60mmHg,脉搏为 60 次/分。她看上去很憔悴。查体除右下肺叶有支气管呼吸音及噼啪声外,无明显异常。

她有 2 型糖尿病(15 年)和哮喘病史(20 年)。常规用药为格列齐特 120mg/d,二甲双胍 500mg,每天 3 次,丙酸氟替卡松/沙美特罗 250/25mg,每天 2 次,沙丁胺醇必要时服用。她是单身,独自居住,自己照顾日常起居生活。她不吸烟,但是在日常的社交场合会喝酒。她已经 5 年没有去看过全科医生了,最后一次血检和尿检是在 5 年前,未发现异常。

血气分析显示代谢性酸中毒。pH 值为 7.25,PaO_2 为 90mmHg,$PaCO_2$ 为 40mmHg。她的血清碳酸氢盐为 13mmol/L,超过−10mmol/L。乳酸为 5mmol/L。血生化指标:钠为 150mmol/L,钾为 6.5mmol/L。尿素为 34mmol/L,肌酐为 515mmol/L。血糖为 4.5mmol/L,肌酸激酶正常。她的血液学参数无明显异常,白细胞数增多,为 $18×10^9$/mL。胸部 X 线片显示右下肺叶实变。

她入院时插管,停用二甲双胍和培哚普利。患者静脉接受生理盐水进行补水治疗,并用头孢曲松和阿奇霉素治疗社区获得性肺炎。使用葡萄糖和胰岛素、葡糖酸钙进行补钾治疗。然而,患者无尿,在重症监护室进行连续的静脉血液透析(CVVHD)。患者临床状态良好,在入院第 3 天进行拔管。入院第 5 天成功脱离 CVVHD,之后开始小便。

案例研究 2 的多项选择题

1. 该患者最可能的肾脏疾病的诊断是:

A.二甲双胍肾毒性导致的肾损伤。

B.快速进行性肾小球肾炎(RPGN)。

C.继发于急性糖尿病肾病的慢性肾脏疾病。

D.脱水导致的急性肾损伤。

E.脓毒症导致的急性肾损伤。

2. 为了进一步诊断,下一步你该如何做(多项选择)?

A.血清和尿电泳。

B .24 小时的尿蛋白测定和尿蛋白/肌酐比值(ACR)。

C.骨髓活检。

D.肾功能迅速恶化的肾活检。

E.轻链分析。

答案在参考文献后。

指南和网站链接

http://www.kidney.org/professionals/kdoqi/guideline_diabetes

European guidelines for diabetes and chronic kidney disease.

Inzucchi SE, Bergenstal RM, Buse JB et al. Management of hyperglycemia in type 2 diabetes: A patient-centered approach: Position statement of the American Diabetes Association (ADA) and the European Association for the Study of Diabetes (EASD). *Diabetes Care* 2012; 35(6): 1364–79. Epub April 21.

Association (ADA) and the European Association for the Study of Diabetes (EASD). *Diabetes Care* 2012; 35(6): 1364–79. Epub Apri 21.

参考文献

1 Cameron AJ, Welborn TA, Zimmet PZ et al. Overweight and obesity in Australia: The 1999–2000 Australian Diabetes, Obesity and Lifestyle Study (AusDiab). *Med J Aust* 2003; 178(9): 427–32. Epub May 2.

2 Perkovic V, Heerspink HJL, Chalmers J et al. Intensive glucose control improves kidney outcomes: The impact of endpoint definition on the results of the ADVANCE trial. *Kidney Int* (in press). 2012.

3 Rossert J. Le patient diabetique: un insuffisant renal comme les autres? [The diabetic patient: Renal insufficiency like other kidney failures?]. *Nephrol Ther* 2006; 2(Suppl 3): S187–9. Epub March 21.

4 Held PJ, Port FK, Webb RL et al. The United States Renal Data System's 1991 annual data report: An introduction. *Am J Kidney Dis* 1991; 18(5 Suppl 2): 1–16. Epub November 1.

5 Nielsen S, Schmitz A, Rehling M, Mogensen CE. The clinical course of renal function in NIDDM patients with normo- and microalbuminuria. *J Intern Med* 1997; 241(2): 133–41. Epub February 1.

6 Mogensen CE, Christensen CK. Predicting diabetic nephropathy in insulin-dependent patients. *New Eng J Med* 1984; 311(2): 89–93. Epub July 12.

7 Parving HH, Oxenboll B, Svendsen PA, Christiansen JS, Andersen AR. Early detection of patients at risk of developing diabetic nephropathy: A longitudinal study of urinary albumin excretion. *Acta Endocrinol (Copenh)* 1982; 100(4): 550–55. Epub August 1.

8 Koro CE, Lee BH, Bowlin SJ. Antidiabetic medication use and prevalence of chronic kidney disease among patients with type 2 diabetes mellitus in the United States. *Clin Ther* 2009; 31(11): 2608–17. Epub January 30.

9 Groop PH, Thomas MC, Moran JL et al. The presence and severity of chronic kidney disease predicts all-cause mortality in type 1 diabetes. *Diabetes* 2009; 58(7): 1651–8. Epub April 30.

10 Turgut F, Bolton WK. Potential new therapeutic agents for diabetic kidney disease. *Am J Kidney Dis* 2010; 55(5): 928–40. Epub February 9.

11 Marshall SM, Collins A, Gregory W et al. Predictors of the development of microalbuminuria in patients with type 1 diabetes mellitus: A seven-year prospective study. The Microalbuminuria Collaborative Study Group. *Diabetic Med*1999; 16: 918–25.

12 Gall MA, Hougaard P, Borch-Johnsen K, Parving HH. Risk factors for development of incipient and overt diabetic nephropathy in patients with non-insulin dependent diabetes mellitus: Prospective, observational study. *Brit Med J* 1997; 314(7083): 783–8. Epub March 15.

13 Stratton IM, Adler AI, Neil HA et al. Association of glycaemia with macrovascular and microvascular complications of type 2 diabetes (UKPDS 35): Prospective observational study. *Brit Med J* 2000; 321(7258): 405–12. Epub August 11.

14 Patel A, MacMahon S, Chalmers J et al. Intensive blood glucose control and vascular outcomes in patients with type 2 diabetes. *New Eng J Med* 2008; 358(24): 2560–72. Epub June 10.

15 Perkovic V, Heerspink HL, Chalmers J et al. Intensive glucose control improves kidney outcomes in patients with type 2 diabetes. *Kidney Int*. 2013; 83(3): 517–23. Epub November 1.

16 Ravid M, Brosh D, Ravid-Safran D, Levy Z, Rachmani R. Main risk factors for nephropathy in type 2 diabetes mellitus are plasma cholesterol levels, mean blood pressure, and hyperglycemia. *Arch Intern Med* 1998; 158(9): 998–1004. Epub May 20.

17 Park JY, Kim HK, Chung YE, Kim SW, Hong SK, Lee KU. Incidence and determinants of microalbuminuria in Koreans with type 2 diabetes. *Diabetes Care* 1998; 21(4): 530–34. Epub May 8.

18 Adler AI, Stratton IM, Neil HA et al. Association of systolic blood pressure with macrovascular and microvascular complications of type 2 diabetes (UKPDS

36): Prospective observational study. *Brit Med J* 2000; 321(7258): 412–19. Epub August 11.

19 Sawicki PT, Didjurgeit U, Muhlhauser I, Bender R, Heinemann L, Berger M. Smoking is associated with progression of diabetic nephropathy. *Diabetes Care* 1994; 17(2): 126–31. Epub February 1.

20 Saydah SH, Fradkin J, Cowie CC. Poor control of risk factors for vascular disease among adults with previously diagnosed diabetes. *JAMA* 2004; 291(3): 335–42. Epub January 22.

21 Chaturvedi N, Fuller JH, Taskinen MR. Differing associations of lipid and lipoprotein disturbances with the macrovascular and microvascular complications of type 1 diabetes. *Diabetes Care* 2001; 24(12): 2071–7. Epub November 28.

22 Jenkins AJ, Lyons TJ, Zheng D et al. Lipoproteins in the DCCT/EDIC cohort: Associations with diabetic nephropathy. *Kidney Int* 2003; 64(3): 817–28. Epub August 13.

23 Mulec H, Johnsen SA, Wiklund O, Bjorck S. Cholesterol: A renal risk factor in diabetic nephropathy? *Am J Kidney Dis* 1993; 22(1): 196–201. Epub July 1.

24 Adiels M, Olofsson SO, Taskinen MR, Boren J. Diabetic dyslipidaemia. *Curr Opin Lipidol* 2006; 17(3): 238–46. Epub May 9.

25 Adler AI, Stevens RJ, Manley SE, Bilous RW, Cull CA, Holman RR. Development and progression of nephropathy in type 2 diabetes: The United Kingdom Prospective Diabetes Study (UKPDS 64). *Kidney Int* 2003; 63(1): 225–32. Epub December 11, 2002.

26 Ritz E, Zeng XX, Rychlik I. Clinical manifestation and natural history of diabetic nephropathy. *Contrib Nephrol* 2011; 170: 19–27. Epub June 11.

27 KDIGO Clinical Practice Guideline for the Management of Blood Pressure in Chronic Kidney Disease. *Kidney Int Supp.* 2012; 2(5): 337–414.

28 Ninomiya T, Perkovic V, de Galan BE et al. Albuminuria and kidney function independently predict cardiovascular and renal outcomes in diabetes. *J Am Soc Nephrol* 2009; 20(8): 1813–21. Epub May 16.

29 Heerspink HJ, Holtkamp FA, de Zeeuw D, Ravid M. Monitoring kidney function and albuminuria in patients with diabetes. *Diabetes Care* 2011; 34(Suppl 2): S325–9. Epub May 6.

30 Go AS, Chertow GM, Fan D, McCulloch CE, Hsu CY. Chronic kidney disease and the risks of death, cardiovascular events, and hospitalization. *New Eng J Med* 2004; 351(13): 1296–305. Epub September 24.

31 de Jong PE, Curhan GC. Screening, monitoring, and treatment of albuminuria: Public health perspectives. *J Am Soc Nephrol* 2006; 17(8): 2120–26. Epub July 11.

32 Weir MR. Microalbuminuria and cardiovascular disease. *Clin J Am Soc Nephrol* 2007; 2(3): 581–90. Epub August 19.

33 Perkovic V, Verdon C, Ninomiya T et al. The relationship between proteinuria and coronary risk: A systematic review and meta-analysis. *PLoS Med* 2008; 5(10): e207. Epub October 24.

34 Levey AS, Cattran D, Friedman A. Proteinuria as a surrogate outcome in CKD: Report of a scientific workshop sponsored by the National Kidney Foundation and the US Food and Drug Administration. *Am J Kidney Dis* 2009; 54(2): 205–26.

35 Khwaja A, Throssell D. A critique of the UK NICE guidance for the detection and management of individuals with chronic kidney disease. *Nephron Clin Pract* 2009; 113(3): c207–13. Epub August 20.

36 Incerti J, Zelmanovitz T, Camargo JL, Gross JL, de Azevedo MJ. Evaluation of tests for microalbuminuria screening in patients with diabetes. *Nephrol Dial Transplant.* 2005; 20(11): 2402–7. Epub August 18.

37 Orchard TJ, Dorman JS, Maser RE et al. Prevalence of complications in IDDM by sex and duration. Pittsburgh Epidemiology of Diabetes Complications Study II. *Diabetes* 1990; 39(9): 1116–24. Epub September 1.

38 Newman DJ, Mattock MB, Dawnay AB et al. Systematic review on urine albumin testing for early detection of diabetic complications. *Health Technol Assess* 2005; 9(30): iii–vi, xiii–163. Epub August 13.

39 Mogensen CE, Vestbo E, Poulsen PL et al. Microalbuminuria and potential confounders: A review and some observations on variability of urinary albumin excre-

tion. *Diabetes Care* 1995; 18(4): 572–81. Epub April 1.

40 Gross JL, de Azevedo MJ, Silveiro SP, Canani LH, Caramori ML, Zelmanovitz T. Diabetic nephropathy: Diagnosis, prevention, and treatment. *Diabetes Care* 2005; 28(1): 164–76. Epub December 24, 2004.

41 Chadban S, Howell M, Twigg S et al. The CARI guidelines: Assessment of kidney function in type 2 diabetes. *Nephrology (Carlton)* 2010; 15 Suppl 1: S146–61. Epub April 1.

42 Levey AS, de Jong PE, Coresh J et al. The definition, classification, and prognosis of chronic kidney disease: A KDIGO Controversies Conference report. *Kidney Int* 2011; 80(1): 17–28. Epub December 15.

43 Granerus G, Aurell M. Reference values for 51Cr-EDTA clearance as a measure of glomerular filtration rate. *Scand J Clin Lab Invest* 1981; 41(6): 611–16. Epub October 1.

44 Friedman R, Gross JL. Evolution of glomerular filtration rate in proteinuric NIDDM patients. *Diabetes Care* 1991; 14(5): 355–9. Epub May 1.

45 Nosadini R, Velussi M, Brocco E et al. Course of renal function in type 2 diabetic patients with abnormalities of albumin excretion rate. *Diabetes* 2000; 49(3): 476–84. Epub June 27.

46 Christensen PK, Larsen S, Horn T, Olsen S, Parving HH. Renal function and structure in albuminuric type 2 diabetic patients without retinopathy. *Nephrol Dial Transplant* 2001; 16(12): 2337–47. Epub December 6.

47 Huang F, Yang Q, Chen L, Tang S, Liu W, Yu X. Renal pathological change in patients with type 2 diabetes is not always diabetic nephropathy: A report of 52 cases. *Clinical Nephrol* 2007; 67(5): 293–7. Epub June 5.

48 Craddick SR, Elmer PJ, Obarzanek E, Vollmer WM, Svetkey LP, Swain MC. The DASH diet and blood pressure. *Curr Atheroscler Rep* 2003; 5(6): 484–91. Epub October 4.

49 Morales E, Valero MA, Leon M, Hernandez E, Praga M. Beneficial effects of weight loss in overweight patients with chronic proteinuric nephropathies. *Am J Kidney Dis* 2003; 41(2): 319–27. Epub Jan 29.

50 Reichard P, Pihl M, Rosenqvist U, Sule J. Complications in IDDM are caused by elevated blood glucose level: The Stockholm Diabetes Intervention Study (SDIS) at 10-year follow up. *Diabetologia* 1996; 39(12): 1483–8. Epub December 1.

51 Intensive blood-glucose control with sulphonylureas or insulin compared with conventional treatment and risk of complications in patients with type 2 diabetes (UKPDS 33). UK Prospective Diabetes Study (UKPDS) Group. *Lancet* 1998; 352(9131): 837–53. Epub September 22.

52 Diabetes Control and Complications Trial Research Group. The effect of intensive treatment of diabetes on the development and progression of long-term complications in insulin-dependent diabetes mellitus. *N Eng J Med* 1993; 329: 977–86.

53 The effect of intensive treatment of diabetes on the development and progression of long-term complications in insulin-dependent diabetes mellitus. The Diabetes Control and Complications Trial Research Group. *New Eng J Med* 1993; 329(14): 977–86. Epub September 30.

54 Reichard P, Britz A, Cars I, Nilsson BY, Sobocinsky-Olsson B, Rosenqvist U. The Stockholm Diabetes Intervention Study (SDIS): 18 months' results. *Acta Med Scand* 1988; 224(2): 115–22. Epub January 1.

55 Ohkubo Y, Kishikawa H, Araki E et al. Intensive insulin therapy prevents the progression of diabetic microvascular complications in Japanese patients with non-insulin-dependent diabetes mellitus: A randomized prospective 6-year study. *Diabetes Res Clin Pract* 1995; 28(2): 103–17. Epub May 1.

56 Duckworth W, Abraira C, Moritz T et al. Glucose control and vascular complications in veterans with type 2 diabetes. *New Eng J Med* 2009; 360(2): 129–39. Epub December 19, 2008.

57 Gerstein HC, Miller ME, Byington RP et al. Effects of intensive glucose lowering in type 2 diabetes. *New Eng J Med* 2008; 358(24): 2545–59. Epub June 10.

58 Foley RN, Murray AM, Li S et al. Chronic kidney disease and the risk for cardiovascular disease, renal replacement, and death in the United States Medicare population, 1998 to 1999. *J Am Soc Nephrol* 2005; 16(2): 489–95. Epub December 14, 2004.

59 Abaterusso C, Lupo A, Ortalda V et al. Treating elderly people with diabetes and

stages 3 and 4 chronic kidney disease. *Clin J Am Soc Nephrol* 2008; 3(4): 1185–94. Epub April 18.

60　Kemfang Ngowa JD, Yomi J, Kasia JM, Mawamba Y, Ekortarh AC, Vlastos G. Breast cancer profile in a group of patients followed up at the Radiation Therapy Unit of the Yaounde General Hospital, Cameroon. *Obstet Gynecol Int* 2011; 2011: 143506. Epub July 26.

61　Inzucchi SE, Bergenstal RM, Buse JB, Diamant M, Ferrannini E, Nauck M, et al. Management of hyperglycemia in type 2 diabetes: a patient-centered approach: position statement of the American Diabetes Association (ADA) and the European Association for the Study of Diabetes (EASD). *Diabetes care.* 2012;35(6):1364-79. Epub 2012/04/21.

62　Fonseca VA. Incretin-based therapies in complex patients: Practical implications and opportunities for maximizing clinical outcomes: A discussion with Dr. Vivian A. Fonseca. *Am J Med* 2011; 124(1 Suppl): S54–61. Epub January 14.

63　Sharif A. Current and emerging antiglycaemic pharmacological therapies: The renal perspective. *Nephrology (Carlton)* 2011; 16(5): 468–75. Epub April 5.

64　Abe M, Okada K, Soma M. Antidiabetic agents in patients with chronic kidney disease and end-stage renal disease on dialysis: Metabolism and clinical practice. Curr Drug Metab 2011; 12(1): 57–69. Epub February 10.

65　Groop PH, Cooper M, Perkovic, V et al. Linagliptin lowers albuminuria on top of recommended standard treatment in patients with type 2 diabetes and renal dysfunction. *Diabetes Care* (In press). 2012.

66　KDOQI Clinical Practice Guidelines and Clinical Practice Recommendations for Diabetes and Chronic Kidney Disease. *Am J Kidney Dis* 2007; 49(2 Suppl 2): S12–154. Epub February 6.

67　Yu L, Lu S, Lin Y, Zeng S. Carboxyl-glucuronidation of mitiglinide by human UDP-glucuronosyltransferases. *Biochem Pharmacol* 2007; 73(11): 1842–51. Epub March 16.

68　Abe M, Kikuchi F, Kaizu K, Matsumoto K. Combination therapy of pioglitazone with voglibose improves glycemic control safely and rapidly in Japanese type 2-diabetic patients on hemodialysis. *Clin Nephrol* 2007; 68(5): 287–94. Epub November 30.

69　Scheen AJ. Pharmacokinetics of dipeptidylpeptidase-4 inhibitors. *Diabetes Obes Metab* 2010; 12(8): 648–58. Epub July 2.

70　Jacobsen LV, Hindsberger C, Robson R, Zdravkovic M. Effect of renal impairment on the pharmacokinetics of the GLP-1 analogue liraglutide. *Brit J Clin Pharmacol* 2009; 68(6): 898–905. Epub December 17.

71　Lv J, Neal B, Ehteshami P et al. Effects of intensive blood pressure lowering on cardiovascular and renal outcomes: A systematic review and meta-analysis. *PLoS Med* 2012; 9(8): e1001293. Epub August 29.

72　Lv J, Perkovic V, Foote CV, Craig ME, Craig JC, Strippoli GF. Antihypertensive agents for preventing diabetic kidney disease. *Cochrane Database Syst Rev* 2012; 12: CD004136. Epub December 14.

73　de Galan BE, Perkovic V, Ninomiya T et al. Lowering blood pressure reduces renal events in type 2 diabetes. *J Am Soc Nephrol* 2009; 20(4): 883–92. Epub February 20.

74　Joint British recommendations on prevention of coronary heart disease in clinical practice: Summary. British Cardiac Society, British Hyperlipidaemia Association, British Hypertension Society, British Diabetic Association. *Brit Med J* 2000; 320: 705–8.

75　Lewis EJ, Hunsicker LG, Bain RP, Rohde RD. The effect of angiotensin-converting-enzyme inhibition on diabetic nephropathy. The Collaborative Study Group. *New Eng J Med* 1993; 329(20): 1456–62. Epub November 11.

76　Strippoli GF, Craig M, Deeks JJ, Schena FP, Craig JC. Effects of angiotensin converting enzyme inhibitors and angiotensin II receptor antagonists on mortality and renal outcomes in diabetic nephropathy: Systematic review. *Brit Med J* 2004; 329(7470): 828. Epub October 2.

77　Maione A, Navaneethan SD, Graziano G et al. Angiotensin-converting enzyme inhibitors, angiotensin receptor blockers and combined therapy in patients with micro- and macroalbuminuria and other cardiovascular risk factors: A systematic review of randomized controlled trials. *Nephrol Dial Transplant* 2011; 26(9): 2827–47. Epub March 5.

78 Harel Z, Gilbert C, Wald R et al. The effect of combination treatment with aliskiren and blockers of the renin-angiotensin system on hyperkalaemia and acute kidney injury: Systematic review and meta-analysis. *Brit Med J* 2012; 344: e42. Epub January 11.

79 Strippoli GF, Navaneethan SD, Johnson DW et al. Effects of statins in patients with chronic kidney disease: Meta-analysis and meta-regression of randomised controlled trials. *Brit Med J* 2008; 336(7645): 645–51. Epub February 27.

80 Collins R, Armitage J, Parish S, Sleigh P, Peto R. MRC/BHF Heart Protection Study of cholesterol-lowering with simvastatin in 5963 people with diabetes: A randomised placebo-controlled trial. *Lancet* 2003; 361(9374): 2005–16. Epub June 20.

81 Colhoun HM, Betteridge DJ, Durrington PN et al. Effects of atorvastatin on kidney outcomes and cardiovascular disease in patients with diabetes: An analysis from the Collaborative Atorvastatin Diabetes Study (CARDS). *Am J Kidney Dis* 2009; 54(5): 810–19. Epub June 23.

82 Ansquer JC, Foucher C, Rattier S, Taskinen MR, Steiner G. Fenofibrate reduces progression to microalbuminuria over 3 years in a placebo-controlled study in type 2 diabetes: Results from the Diabetes Atherosclerosis Intervention Study (DAIS). *Am J Kidney Dis* 2005; 45(3): 485–93. Epub March 9.

83 Tonelli M, Moye L, Sacks FM, Cole T, Curhan GC. Effect of pravastatin on loss of renal function in people with moderate chronic renal insufficiency and cardiovascular disease. *J Am Soc Nephrol* 2003; 14(6): 1605–13. Epub May 23.

84 Baigent C, Landray MJ, Reith C et al. The effects of lowering LDL cholesterol with simvastatin plus ezetimibe in patients with chronic kidney disease (Study of Heart and Renal Protection): A randomised placebo-controlled trial. *Lancet* 2011; 377(9784): 2181–92. Epub June 15.

85 Park CW, Zhang Y, Zhang X et al. PPARalpha agonist fenofibrate improves diabetic nephropathy in db/db mice. *Kidney Int* 2006; 69(9): 1511–17. Epub May 5

86 Okopien B, Krysiak R, Herman ZS. Effects of short-term fenofibrate treatment on circulating markers of inflammation and hemostasis in patients with impaired glucose tolerance. *J Clin Endocrinol Metab* 2006; 91(5): 1770–8. Epub February 24.

87 Keech A, Simes RJ, Barter P et al. Effects of long-term fenofibrate therapy on cardiovascular events in 9795 people with type 2 diabetes mellitus (the FIELD study): Randomised controlled trial. *Lancet* 2005; 366(9500): 1849–61. Epub November 29.

88 Jun M, Zhu B, Tonelli M et al. Effects of fibrates in kidney disease: A systematic review and meta-analysis. *J Am Coll Cardiol* 2012; 60(20): 2061–71. Epub October 23.

89 Gaede P, Vedel P, Parving HH, Pedersen O. Intensified multifactorial intervention in patients with type 2 diabetes mellitus and microalbuminuria: The Steno type 2 randomised study. *Lancet* 1999; 353(9153): 617–22. Epub February 25.

90 Gaede P, Vedel P, Larsen N, Jensen GV, Parving HH, Pedersen O. Multifactorial intervention and cardiovascular disease in patients with type 2 diabetes. *New Engl J Med* 2003; 348(5): 383–93. Epub January 31.

91 Manto A, Cotroneo P, Marra G et al. Effect of intensive treatment on diabetic nephropathy in patients with type I diabetes. *Kidney Int* 1995; 47(1): 231–5. Epub January 1.

案例研究 1 的多项选择题的答案

1. C

糖尿病肾病起病通常比较隐匿,临床早期无症状。在排除其他慢性肾脏疾病的原因后,通常是在糖尿病患者存在微量或大量尿蛋白和肾功能下降的情况下进行诊断。虽然诊断需要明确的肾活检,但是具有这种典型临床症状的患者在临床中并不常见。

2. A,B,E

治疗需要多学科进行。优化血糖、控制血压、改变生活方式是治疗的关键。针对肾素-血管紧张素-醛固酮系统的肾脏保护药物,血管紧张素转换酶抑制剂(ACEI)和血管紧张素受体拮抗剂(ARB)是临床治疗的一线药物。

案例研究 2 的多项选择题的答案

1. C

这例女性患者在长期患有 2 型糖尿病的情况下出现了肾衰竭,可能是急性或慢性肾衰竭,并因社区获得性肺炎而情况加重,在肾损害的情况下,发生了继发性的二甲双胍乳酸酸中毒。

2. B,D

糖尿病肾病增加了罹患急性和慢性肾衰竭的风险,需要进行肾脏的替代治疗(RRT)。糖尿病患者应该定期进行监测,以便早期诊断糖尿病肾病。糖尿病和肾功能下降的患者需要慎用二甲双胍。

患者的尿 ACR 数值为 12mg/g,24 小时尿蛋白排泄为 1g/d,尿沉渣不活跃。肾脏疾病的其他继发原因,包括血管炎、肝炎和血液学疾病的血检为阴性,肾活检显示为肾小球基底膜增厚,肾小球硬化。

患者被诊断为糖尿病肾病,并开始接受胰岛素治疗。开始使用培哚普利,进行肾科随访。

第 4 章

血管成像

Kiyoko Uno[1], Jordan Andrews[2], Stephen J. Nicholls[2]
[1]*Cleveland Clinic, Cleveland, OH, USA*
[2]*South Australian Health & Medical Research Institute, Adelaide, SA, Australia*

关键点

- 动脉壁成像可以可视化显示动脉粥样硬化疾病血管的全部负荷。
- 影像学检查显示糖尿病患者的疾病负荷和病情的恶化程度。
- 糖尿病患者血管壁的代偿性改建受损。
- 靶向代谢危险因素对疾病进展具有有利影响。
- 影像学对糖尿病患者临床评估的影响尚待确定。

简介

　　血管成像表征动脉壁内动脉粥样硬化疾病的能力,使人们对动脉粥样硬化疾病的过程及其受临床和药理学因素的影响有了更深入的了解。糖尿病患者,与先前有心肌梗死病史的非糖尿病患者,表现出相同的心血管疾病死亡风险[1]。病理研究表明,糖尿病患者中存在的弥漫性动脉粥样硬化性疾病,与非糖尿病患者中常出现的局部受累形成对比[2]。在糖尿病患者中,心肌缺血的症状通常不存在或不典型,并且在晚期阶段经常检测到 CVD,其特征是广泛的动脉粥样硬化阻塞性疾病[3,4]。考虑到这些发现,血管成像在糖尿病患者中对风险分层、早期发现和当前严重性评估的作用,在临床实践中可能具有潜在的重要意义。

　　无创成像技术可用作具有动脉粥样硬化危险因素的个体(包括无症状糖尿病患者)的动脉粥样硬化标志物[5]。这些成像技术最有可能对动脉粥样硬化疾病的早期发现和风险的分层有用[6,7]。同时,有创成像技术的广泛临床使用,包括冠状动脉造影,可以建立血运重建策略[8]。在临床试验中,使用它相对容易,这也为图像获取和分析提供了一种标准化方法。然而,有创手术的要求将其使用局限于临床适应证需要心脏导管术的患者。有创技术通常在对晚期 CVD 有强烈临床怀疑的个体中使用是合理的。此外,目前关于炎症和免疫反应可能有助于斑块破裂发展的观点引起了人们对成像易损斑块的兴趣。在无创和有创两种情况下，新颖的成像技术都显示了视觉上表征斑块成分的可能性。根据患者的临床阶段和要求，临床医生需要选择适当的成像方式。

在减少心血管疾病风险的新治疗策略的开发中还利用了血管成像[9]。考虑到背景疗法将包括一定数量的既定的药物治疗(他汀类药物、阿司匹林和降压药)，临床试验中的安慰剂事件发生率可能会继续下降。因此，未来的临床试验可能需要更多的患者，而且相关的随访时间会更长，以证明疗效。为了在临床试验中评估药物治疗的功效，人们越来越有兴趣使用替代标志物进行临床活动。这些替代标志物将通过实验疗法进行修饰，并反映导致临床事件的病理路径的各个阶段。因此，血管成像已被越来越多地用于风险评估和新型抗动脉粥样硬化疗法的评估。

本章总结了当前可用的成像方式、与糖尿病有关的发现和它们在临床中的潜在作用。表 4.1 中对此有相关总结。

与糖尿病有关的血管成像方式和发现

无创成像技术

颈动脉超声

测量颈动脉内膜中层厚度(CIMT)和使用 B 型超声识别颈动脉斑块是一种无创的、敏感和可重复的技术，可用于鉴定和定量亚临床血管疾病和评估心血管风险(图 4.1)。使用这种方法，可以确定 CIMT 的增加与心血管危险因素的患病率增加和各种血管区域内存在动脉粥样硬化斑块有关。对大量人群的研究表明，CIMT 的增加为常规危险因素提供了更多的预后信息。减缓 CIMT 进展的疗法还可以预防心血管事件的发生，并且支持在评估抗动脉粥样硬化疗法中使用颈动脉超声成像[10]。

同时，认识到 CIMT 不是疾病过程中的动脉粥样硬化前期也很重要。没有证据表明，在检测到 CIMT 增加的区域出现斑块。相反，它似乎是整个动脉树中动脉粥样硬化存在的系统晴雨表。颈总动脉内侧肥大或内膜增厚的主要预测因素是年龄和高血压，但是它们不一定反映动脉粥样硬化过程。相反，颈动脉斑块被定义为存在局灶性壁增厚，与动脉粥样硬化的发展有关[11]。颈动脉斑块主要发生在非层状湍流部位，如在颈动脉分叉处，但很少出现在颈总动脉中，除非是晚期动脉粥样硬化疾病。

对于患者的年龄、性别、种族或颈动脉斑块而言，CIMT≥75%表示存在 CVD 风险，并且可能表明需要采取更积极的干预措施降低风险。

糖尿病患者的颈动脉超声检查

许多横断面研究不断报道，与没有糖尿病的患者相比，糖尿病患者甚至糖尿病前期患者的 CIMT 升高[12,13]。在社区动脉粥样硬化风险(ARIC)队列的一份报告中，与没有糖尿病的患者相比，糖尿病患者的 CIMT 比前者厚 0.07mm。据报道，在糖尿病患者中，中年人的平均CIMT 范围为 0.71~0.98mm，而在非糖尿病患者群中则为 0.66~0.85mm。在无心肌梗死病史

表 4.1　主要动脉壁成像方式

形式	图像	有创	辐射性	优点	缺点
颈动脉 IMT	• 早期动脉壁增厚 • 斑块形成	否	否	• 可应用于临床实践和试验 • 联系斑块形成和预后	• 依赖运管腔 • IMT 不是斑块
CT 冠状血管造影术	• 冠状动脉钙化 • 斑块负荷 • 管腔狭窄 • 斑块成分	否	是	• 对中危患者有较高的阴性预测价值 • 在胸痛急性评估中有潜在作用	• 解决方案 • 需要对比 • 需要降低心率 • 图像质量易受支 • 没有证据表明临床使用有益
磁共振	• 斑块负荷 • 斑块成分	否	否	• 描述斑块的负荷、组成和功能活性	• 冠状动脉分辨率差 • 局限于大动脉 • 使用扫描仪
冠状动脉造影	• 管腔狭窄 • 钙	是	是	• 广泛使用和标准化	• 有创
血管内超声	• 斑块负荷 • 斑块成分射频分析 • 内腔尺寸 • 血栓	是	否	• 血管壁全层高分辨率成像 • 测量斑块负荷	• 不会形成斑块 • 有创
光学断层扫描	• 内腔大小和完整性 • 纤维帽厚度 • 脂质和巨噬细胞库 • 胆固醇结晶 • 血栓	是	否	• 高分辨率成像 • 测量纤维帽厚度 • 检测动脉壁剥离 • 评估支架的贴合和支架内再狭窄	• 次优组合的评估 • 有创 • 管壁穿透有限
近红外光谱	• 化学成分	是	否	• 提供斑块化学成分	• 有创 • 需要进行验证 • 临床应用仍有待验证

CT, 计算机断层扫描; IMT, 内膜中层厚度。

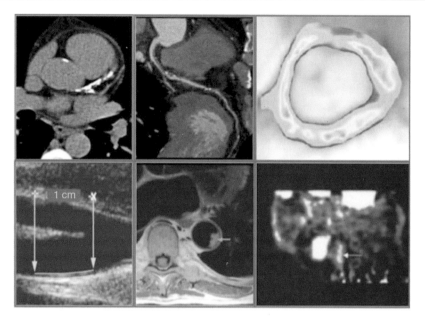

图 4.1   无创动脉壁成像方式。从左上方顺时针方向:计算机断层扫描钙评分,计算机断层扫描冠状动脉造影,斑块中血管细胞黏附分子 1(VCAM-1)的分子成像,斑块炎症的氟脱氧葡萄糖(FDG)正电子发射断层成像(PET)成像,磁共振成像,以及对 B 型超声的颈动脉内膜中层厚度进行评估。

的糖尿病患者中,CIMT 与有心肌梗死病史的非糖尿病患者相似[14]。在 1995—2004 年的 21 项临床研究的 Meta 分析中,包括 4019 例糖尿病患者和 1110 例糖耐量受损患者,与对照组相比,2 型糖尿病(T2DM)和 IGT 的 CIMT 均较对照组高,为 0.13mm(95% CI 0.12~0.14)和 0.04mm(95% CI 0.01~0.07)。据报道,包括年龄、性别、肥胖、高血压、低密度胆固醇升高和高密度胆固醇降低在内的其他危险因素也加速了 CIMT 的升高。糖尿病持续时间增加和尿蛋白排泄增加,也被认为是 CIMT 增加的决定因素[15]。

糖尿病前期状态并非一直与 CIMT 升高相关。在糖尿病前期人群中,与空腹血糖和 HbA1c 水平相比,餐后血糖水平与 CIMT 的相关性更强[16]。餐后血糖升高可能与标准危险因素的聚集有关。因此,尽管空腹甘油三酯水平正常,但餐后高血糖可能引起的餐后高甘油三酯血症与 CIMT 升高密切相关[17]。

在糖尿病患者中,也有 CIMT 加速进展的报道。在 ARIC 的研究中,与没有糖尿病的患者相比,糖尿病患者的平均 CIMT 年增长为 3~10μm/y [18]。胰岛素抵抗动脉粥样硬化研究(IRAS)显示,通过 5 年间隔的葡萄糖耐量比较了 CCA 和 ICA 中的 CIMT,在正常的葡萄糖耐量组中,CCA 的 CIMT 进展率为 3.8μm/y,ICA 的 CIMT 进展为 17.7μm/y,这两种进展率均约为糖尿病患者的两倍。此外,在入组时,被诊断为糖尿病的患者与已知的糖尿病患者相比,ICA 的 CIMT 进展更大(33.9μm/y 对 26.6μm/y)[19]。这强调了早期识别糖尿病和控制危险因素以减少动脉粥样硬化改变的重要性。

据报道,在糖尿病患者中,CIMT 是心血管事件的独立预测因子[20]。在一项对 229 例 T2DM 患者的前瞻性研究中,其中没有任何心血管并发症,但是至少存在一种额外的心血管危险因素的患者被发现 CIMT 预测值升高,比中位数厚 0.835mm,与 5 年随访后的 Framingham

评分相似。在 Framingham 评分上增加了 CIMT,则显示出其风险预测地位的进一步提高。在 ARIC 队列中,包括 1500 例糖尿病患者在内,发现 CIMT 与其他一些新的危险因素相结合,对未来的冠心病具有预测价值[21]。

许多小型研究报道了医学干预措施对糖尿病 CIMT 的影响,尤其是过氧化物酶体增殖激活受体激动剂的影响。在这些研究中,最大的一项是使用吡格列酮治疗动脉粥样硬化的颈动脉内膜中层厚度试验,其直接比较了两种降糖策略(PPAR-γ 激动剂吡格列酮和磺酰脲类格列本脲)的影响。除改善血糖外,升高 HDL-C 并降低甘油三酯和 CRP 均与吡格列酮阻止 CIMT 进展相关[22]。随后的分析显示,升高 HDL-C 是吡格列酮减慢 CIMT 进展能力的最强独立预测因子。5 项随机对照试验的 Meta 分析,包括 4 项日本的研究和 1 项德国的研究,提出了 α-葡萄糖苷酶抑制剂对 CIMT 进展产生了有益的影响。在用 α-葡萄糖苷酶治疗的患者中观察到了 HDL-C 显著增加[23]。

与糖尿病患者的标准治疗方法相比,在一些糖尿病患者中停止动脉粥样硬化的研究(SANDS)中,强化了血脂和血压调节对 CIMT 进展的影响。LDL-C 的目标水平低于 70mg/dL,收缩压低于 115mmHg。经过 3 年的随访,与标准治疗组的进展相比,强化治疗组的 CIMT 呈下降趋势(-0.012mm 对 0.038mm;$P<0.001$)。在强化治疗组中观察到与血压药物相关的不良事件更多,但两组之间的临床事件发生率没有显著差异[24]。随后,又有报道了 SANDS 数据的一些子分析[25]。在治疗组中评估依折麦布对他汀类药物的其他作用时,他汀类药物联合依折麦布组和他汀单用组在 CIMT 进展方面没有观察到差异。以颈总动脉横截面积计算的动脉质量显著增加[26],并且与 LDL-C 和收缩压相关。在最近的一项分析中,HbA1c 水平与目标水平的实现呈负相关,但未观察到 HbA1c 与 CIMT 的治疗相关变化之间的关系[27]。

无创 CIMT 测量是一种成熟的技术,可用于早期发现的无症状 1 型糖尿病(T1DM)年轻患者的动脉粥样硬化或风险管理[28]。同时,与肥胖、血脂异常和高血压等其他常规危险因素相比,T1DM 患者的 CIMT 增加证据似乎较弱[28]。一项日本的研究表明,在 10~19 岁的 T1DM 患者中,相关的 CIMT 显著增加,而在 4~9 岁的年轻一代中,CIMT 与 T1DM 相关的增加却不显著。在最近对儿童和青少年患者的 CIMT 测量进行的系统评估中,与对照组相比,在 14 项研究 CIMT 与 T1DM 相关的研究中,有 6 项没有显示 CIMT 显著增加[29]。

同样,在一项更大的研究中,T1DM 患者的糖尿病干预和并发症流行病学研究(EDIC)中,除了男性的 ICA 之外,CIMT 在 T1DM 中没有显示年龄和性别匹配的非糖尿病患者之间的差异[30,31]。EDIC 研究进一步扩展了其观察范围,并在入组后 1 年、6 年和 12 年时结合 CIDT 和 DCCT 的长期随访研究对 CIMT 进行了测量,该研究比较了强化血糖控制 6 年,CIMT 进展的结果[32]。最初的研究对象是 1983—1989 年,出生年龄为 13~39 岁的患者,他们患有 T1DM 的时间为 1~15 年,基线时总体健康状况良好。入组结束后 1 年,匹配的 T1DM 与非糖尿病患者群的 CIMT 没有差异,但 6 年后的 CIMT 更高。在 DCCT 研究期间,以 HbA1c 为靶标的强化血糖对照组的 CIMT 进展比以 HbA1c 为靶标的标准血糖对照组的 99.0% 少 0.019mm。在 DCCT 研究结束 6 年后,强化血糖控制的这种有益效果仍然很明显,但在 6~12 年间对 CIMT 进展没有影响[32]。这一发现支持 T1DM 的早期和持续强化血糖控制,以延缓亚临床动脉粥样硬化的改变。

研究还显示,与没有糖尿病的患者相比,糖尿病患者的颈动脉斑块存在更多[33]。在 738

例空腹血糖正常且糖耐量正常的日本受试者中，以 HOMA-IR 计算的较高的胰岛素抵抗与颈动脉斑块的存在呈正相关，比值为 1.19(95% CI 1.00~1.41)。颈动脉斑块可预测心血管事件，尤其是脑卒中，这有助于识别颈动脉斑块以进行对危险分层[34]。同时，对中老年人的颈动脉斑块的评估通常是横断面的。为了检测早期的动脉粥样硬化改变并评估疾病进展，建议与 CIMT 联合使用。

已经提出斑块回声评估在评估斑块易损性方面是有用的。糖尿病患者中发现的回声斑块易破裂[35]。一个日本小组建议，通过使用综合背向散射(IBS)治疗急性冠脉综合征的患者，颈动脉斑块的回声增强[36]。但是，这些研究仅在相对少数患者中进行。因此，用颈动脉超声对斑块表征进行标准化测量，仍需要进一步研究。

CT 检查

多项人群研究报道表明，即使在控制危险因素之后，以计算机断层扫描测量的冠状动脉钙(CAC)分数的计算也是心血管事件的独立预测因子。无须进行对比剂管理，冠状动脉的 CT 成像可以检测钙化，钙化定义为具有至少 130 个 Hounsfield 单位(HU)阈值且区域至少有 3 个相邻像素的高衰减性病变[37]。Agatston 等根据钙化体积和密度，开发了一种 CAC 评分算法，该算法现已在临床实践中广泛使用[38]。CAC 评分高于 400 分的患者使用他汀类药物治疗可减少冠状动脉事件。

近年来，多层计算机断层扫描(MSCT)技术在无创冠状动脉造影中的应用发展迅速。与血管内超声(IVUS)相比，使用多于 16 行的系统已显示出 88%~95% 的敏感性和 90%~96% 的特异性[39]。由于 CT 血管造影术的平均阴性预测值高达 99%，因此该技术目前最适合排除冠状动脉疾病。斑块可分为未钙化、混合或钙化，与 IVUS 相比，钙化斑块在冠状动脉斑块诊断中的敏感性和特异性分别为 93%(84%~97%) 和 98%(96%~99%)。对于非钙化斑块，分别为 88%(81%~93%) 和 92%(89%~95%)。初步比较表明，钙化可能代表动脉粥样硬化的持续时间，而在急性冠脉综合征患者中更经常观察到非钙化和混合性病变。同时，MSCT 受到许多限制，包括暴露于目前处于 9~12mSv 范围内的相对较高剂量的辐射下，存在严重钙化的情况下准确性较低和运动伪影，并且在心律不规则的情况下应用可能性有限。考虑到放射线照射和 MSCT 血管造影的高阴性预测值，建议将该技术用于排除中危患者的 CVD。

糖尿病计算机断层摄影

CT 的研究显示，与非糖尿病患者相比，糖尿病性冠状动脉中存在广泛的钙化。此外，尤其是在糖尿病患者中，已观察到 CAC 与未来心血管事件之间的关联[40]。Raggi 等对 10 377 例患者(903 例糖尿病)，进行了持续 5 年的随访。即使在校正其他危险因素后，CAC 评分与糖尿病之间也存在显著的相互作用。糖尿病和非糖尿病患者的死亡率均随基线 CAC 分数的增加而增加，并且随着糖尿病患者的 CAC 分数升高，死亡率均高于非糖尿病患者。但是，该研究只检查了 269 例糖尿病患者的 CAC 评分，并且在 6 年的随访期间未发现 CAC 评分与冠状动脉事件之间的关系[41]。同时，最近的一篇《糖尿病心脏研究》(DHS)表示，1051 例糖尿病患者的死亡率随着 CAC 水平的升高而增加。总体而言，较高的 CAC 评分可能会增加糖尿病患者群发生 CVD 的风险[42]。

对 T2DM 进行的连续观察(无先前的冠心病)显示,经过 2.5 年的随访,在 30% 的受试者中,CAC 的进展与更高的基线 CAC 评分和欠佳的血糖控制有关。在针对 T1DM 患者群的 EDIC/DCCT 研究中显示,在没有视网膜病变或微量尿蛋白的患者中,先前的强化血糖控制与较低的 CAC 评分相关,能使 HbA1c 水平降低。这些研究表明,加强血糖控制对 CAC 进展具有有益的影响。但是,尚不知道 CAC 患病率的降低是否可以转化为冠状动脉疾病发病率的降低。除了对血糖控制的作用外,他汀类药物对 CAC 进展的影响也已有报道。但是,它们的结果不一致。每个队列中糖尿病和动脉粥样硬化的严重程度不同可能会导致这种不一致。

在评估 CT 血管造影的诊断准确性时,与冠状动脉血管造影相比,糖尿病个体和非糖尿病个体之间没有观察到具有 85% 敏感性和 98% 特异性的统计学显著差异。目前正在出现 CT 血管造影对糖尿病患者群预后有价值的证据。一项对 49 例糖尿病患者和 49 例匹配的非糖尿病患者进行队列研究的小型研究表明,如在 CT 上发现有冠状动脉疾病相关,那么糖尿病患者的无事件生存期则较低。

在因反复发作的胸痛而接受 CT 血管造影术的患者中,与非糖尿病患者相比,糖尿病患者显示出更多的冠状动脉节段病变,而且斑块更无阻塞。此外,糖尿病患者的未钙化斑块和钙化斑块(49% 对 43%)相对较多(28% 对 19%),混合斑块较少(23% 对 38%)。除 CT 血管造影外,使用虚拟组织学血管内超声(VH-IVUS)进行有创评估的较小人群研究也证实了这些观察结果。此外,Scholte 等证实,在无症状糖尿病患者中,冠状动脉疾病的患病率很高。在 70 例患者中,有 54% 患有非阻塞性和 26% 阻塞性(至少一种严重 ≥ 50% 的狭窄)冠状动脉疾病,并且 55% 的患者钙分数 > 10 分。这些研究表明,无创 CT 血管造影可有效筛查糖尿病患者的冠状动脉疾病。

磁共振成像

动脉壁磁共振成像(MRI)技术与其在表征心脏结构和功能方面的潜力平行发展[43]。在动物模型和人类受试者中进行的早期验证研究表明,MRI 不仅具有量化疾病范围的能力,而且还可以表征其各个组成部分。这些发现,除了具有以无创方式评估斑块内病理路径的潜力外,还表明 MRI 作为评估新型抗动脉粥样硬化药物的工具具有巨大的潜力。MRI 颈动脉内斑块的组成与脑血管事件的可能性相关的观察也证实了这一点[44]。许多报道表明,他汀类药物对颈动脉和主动脉内的疾病进展具有有益的影响。重要的是,在每项研究中都选择了疾病相对较大的病灶进行评估,这可能将这些研究的结果局限于这些病灶。成像分辨率目前将这种技术限制在较大的动脉。

糖尿病的 MRI

一项针对颈动脉的 MRI 斑块成像研究表明,糖尿病患者的高危病变过度表达,其特征是脂质或坏死核被纤维组织包围,可能有钙化(IV~V 型)或具有可能存在表面缺陷的复杂斑块。出血或血栓(VI 型)与没有糖尿病的患者相比[45],可表明糖尿病患者颈动脉斑块破裂的风险更高。

在 Kwong 等的一项研究中,MRI 显示 28% 的不明原因的 DM 患者存在心肌瘢痕和延迟增强心肌梗死病史。在这项研究中,钆的延迟增强是未来主要不良心血管事件和死亡的有力独立预测因子[46]。

氟脱氧葡萄糖 PET/CT

FDG PET 是一种分子成像技术,对使用葡萄糖作为原料的代谢活跃过程(如肿瘤和发炎的病变)高度敏感。FDG 的摄取增加被认为是巨噬细胞积累的继发因素。巨噬细胞依赖于外部葡萄糖进行代谢,因为它们不能储存糖原,具有比背景组织高 5~20 倍的糖酵解活性,并且在被激活时可以进一步增加 50 倍。研究表明,在动物模型和人的动脉粥样硬化动脉中,球囊损伤动脉中的 FDG 摄取增加。在 PET/CT 系统的组合上,成像可通过解剖学信息将 F-FDG 摄取定位到血管树上。临床研究表明 FDG-PET/CT 评估冠状动脉 FDG 摄取的可行性。使用获得的用于肿瘤分期的图像进行的回顾性研究显示,左主冠状动脉的非钙化斑块吸收了 FDG。一项针对近期患有急性冠脉综合征患者的最新研究报道,与稳定型心绞痛患者相比,冠状动脉病变、升主动脉和左主冠状动脉中 FDG 摄取增加。

尽管人们认为 FDG 的摄取可能反映了斑块巨噬细胞的炎症激活,但产生与斑块相关的 FDG 信号的机制尚不清楚。Folco 最近在动脉粥样硬化条件下使用细胞进行研究表明了有趣的结果,在这项研究中,当暴露于促炎性细胞因子时,平滑肌细胞而非巨噬细胞增加了葡萄糖摄取。相比之下,巨噬细胞或泡沫细胞暴露于低氧状态下,动脉粥样硬化的丰富促炎性细胞因子,则大大提高其对葡萄糖的吸收率[47]。这些发现表明,动脉粥样硬化病变中的 FDG 摄取信号可能反映了斑块内缺氧而不是炎症负荷。这是一个重要的问题,其对使用 FDG 信号监测干预措施的临床试验状况的解释提出了警告。

糖尿病的 FDG-PET/CT

已有几项关于与糖尿病相关的 FDG 摄取的研究,其中糖尿病患者的 FDG 摄取高于无糖尿病的患者[48]。Bucerius 等的最新研究,测量已知或怀疑患有 CVD 的患者颈动脉中 FDG 的摄取,研究发现校正后的 FDG 摄取值与糖尿病存在显著的独立相关性,尽管未通过非葡萄糖校正值观察到这些关联[49]。葡萄糖校正 FDG 摄取在动脉粥样硬化动脉评估中的作用尚不十分清楚,是否校正空腹血糖取决于所考虑的组织中葡萄糖的利用率。糖酵解活性是异质的,并且葡萄糖的利用因组织而异。目前尚无关于巨噬细胞诱导的炎症中葡萄糖利用的体内数据,这需要进一步研究以更好地理解 FDG-PET 在评估动脉粥样硬化疾病中的用途。

此外,Bucerius 等的研究发现,与更高的体重指数和酒精摄入相关的 FDG 摄取增加[49]。在日本进行的一项小型研究比较了吡格列酮和格列苯脲对糖尿病或糖耐量受损的患者摄取 FDG 的影响,表明进行吡格列酮治疗的患者摄取 FDG 明显减少。同样令人感兴趣的是,它显示 FDG 摄取与 HDL 胆固醇水平呈反比关系[50]。

心肌灌注成像(MPI)

压力灌注成像可以检测出运动或药理性血管扩张(如腺苷、双嘧达莫和多巴酚丁胺)期间冠状动脉血流储备减少所导致的异构血流分布,还可以确定左心室的尺寸和射血分数。在对 79 项研究的汇总分析中,压力测试与核成像相结合的敏感性为 86%,特异性为 74%,可检测一般人群的阻塞性冠状动脉疾病(狭窄程度≥50%)。在药理学诱导应激时,敏感性和特异性分别为 89% 和 75%[51]。

糖尿病患者的 MPI

Kang 等的研究显示,在怀疑可疑冠状动脉疾病的糖尿病和非糖尿病患者中,MPI 的诊断准确性相当。≥50% 冠状动脉狭窄的平均敏感性和特异性分别为 86% 和 56%,≥70% 冠状动脉狭窄的平均敏感性和特异性分别为 90% 和 50%[52]。

对无症状糖尿病患者的研究表明,无症状缺血患者的发生率很高[53]。Rajagoplan 等在 1427 例无冠心病的无症状糖尿病患者中进行了压力 MPI 成像,其中 58% 的患者在任何水平上均表现出某些异常,而 18% 的患者被诊断为高风险。在高危患者组中,有 49% 接受了冠状动脉造影,其中 61% 患有了血管造影的冠状动脉疾病。此外,在该高危患者组中,观察到较高的年死亡率[54]。在最近的研究中,无症状糖尿病的缺血检测(DIAD)研究将 1123 例无症状糖尿病患者随机分配为用腺苷应激放射性核素 MPI 筛查或不筛查;接受筛查的患者中有 6% 表现出中等或较大的灌注缺陷(≥左心室的 5%),这与 4.8 年随访期间心脏事件发生率更高(危险比 6.3)明显相关[55]。糖尿病患者的微血管病变或内皮功能障碍可能会导致 MPI 和冠状动脉血管造影结果之间的差异。研究表明,无症状糖尿病患者的 MPI 异常结果有助于风险分层[56,57]。

基于导管的成像技术

冠状动脉造影

50 多年来,血管造影已成为临床检测和定量冠状动脉内阻塞性疾病的金标准(图 4.2)。因此,冠状动脉造影已成为临床实践中对患者进行分诊并采取一系列医疗和血管重建策略的必要工具。该时代的早期研究表明,通过血管造影术上的定量冠状动脉造影术(QCA)测量的冠状动脉疾病的程度和进展与临床结局相关。同时,血管造影是一种基于管腔的方法,可生成包含对比剂的动脉管腔的二维轮廓,狭窄程度是相对于被判定为"正常"的参考节段定义的。尽管血管壁上有相当大的动脉粥样硬化,但观察到的动脉壁改变其大小和形状(称为重

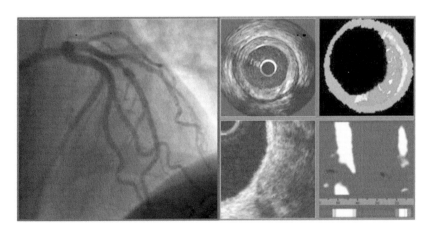

图 4.2　动态动脉壁成像方式。从左到右顺时针:冠状动脉造影、血管内超声、超声射频斑块成分分析、近红外光谱和光学相干断层扫描。

塑)以响应斑块的堆积可能会在血管造影上引起"正常"或"最小病变"的外观。另外,很可能在这种定量技术中管理的糖尿病心血管并发症中包含大量疾病,所以根本不会是"正常"的。

糖尿病血管造影

许多小型研究比较了糖尿病患者和相匹配的非糖尿病患者的血管造影,确定冠状动脉疾病的结果是有争议的[58]。尽管早期研究并未发现 T2DM 与疾病严重程度相似的非糖尿病患者在血管造影结果上有任何差异[59],但大多数其他研究表明,在 1 型和 2 型糖尿病患者中都表现出更广泛的冠状动脉疾病。左主动脉和多支血管疾病在糖尿病患者中可能更常见。最近一项比较非糖尿病患者胰岛素抵抗血管造影疾病严重程度的研究表明,胰岛素抵抗的严重程度与更严重、更广泛、更远端类型的冠状动脉疾病相关[60]。

很少有研究采用定量冠状动脉造影的连续评估来评估糖尿病患者的治疗方法。在糖尿病动脉粥样硬化干预研究中观察到了最令人信服的受益证据。在这项研究中,血糖控制相对良好的受试者(平均糖化血红蛋白为 7.5%)都患有轻度血脂异常和至少一个可见的冠状动脉病变,而非诺贝特在研究中则减慢了管腔狭窄的进展[61]。结合罗格列酮治疗检查了用 QCA 定量的支架内再狭窄与罗格列酮治疗有关。一项早期的小型研究显示,用噻唑烷二酮(TZD)类药物之一罗格列酮治疗的患者支架内再狭窄明显减少[62]。

当前,血管造影术更可能用于评估血运重建效果。West 等在血管造影中通过简单测量管腔直径预测是否有再狭窄(随访时的直径狭窄≥50%)。与非糖尿病患者相比,糖尿病患者支架置入术后,再狭窄的发生率更高(分别为 31% 和 21%)。较小的管腔直径和较大的血管支架长度被揭示为该糖尿病队列中再狭窄的预兆[63]。糖尿病和药物洗脱支架研究(DiabeDES)是一项丹麦多中心随机试验,比较了西罗莫司洗脱细胞支架(SES)和紫杉醇洗脱支架(PES)的血管造影支架内腔损失。与 PES 治疗组相比,SES 治疗组减少了主要终点,即支架和参考节段中最小管腔直径的血管造影术中支架内腔损失[64]。在 DiabeDES Ⅲ 研究中,在 10 个月的随访中,与使用佐他莫司洗脱的 Endeavor 支架相比,SES 的血管造影术中支架内腔损失减少,并且支架中的最小内腔直径更大[65]。

血管内超声

超声技术的进步已允许在冠状动脉内的导管尖端放置高频(20~45MHz)换能器。IVUS 的应用可对冠状动脉血管内的整个动脉壁厚度进行高分辨率成像。尽管 IVUS 已用于斑块进展和回归分析,但重要的是,要认识到 IVUS 是检测与阳性重塑相关的易损斑块的有用技术。然而,冠状动脉壁内的常规超声成像提供了对斑块组成的次优评估。关于斑块形态血管重塑的研究表明,炎症和内侧变薄是扩张重塑的主要决定因素,这支持了扩张重塑与易损斑块之间的联系。对他汀类药物进行的动物治疗系列评估显示了纤维膜增厚与缩窄性负重塑之间存在相关性,这表明缩窄性负重塑可能表明动脉壁根据斑块体积消退而稳定,并通过抗动脉粥样硬化治疗而稳定斑块。用他汀类药物进行的 IVUS 系列研究表明,通过使用重塑指数可收缩性重建动脉壁。生成的灰度图像可以将斑块成分进行非常广泛的分类,如回声型、回声致密型和钙化型。

IVUS 能够连续成像动脉壁内的动脉粥样硬化负荷能力,从而评估抗动脉粥样硬化治疗对冠状动脉粥样硬化自然病程的影响。随后,连续的 IVUS 测量已被广泛用于检查抗动脉粥样硬化治疗对冠状动脉粥样硬化进展速度的影响,并有助于建立当前的抗动脉粥样硬化治疗策略。最近对 6 项 IVUS 临床试验的汇总分析表明,冠状动脉粥样硬化的负荷,其进展与不良心血管事件之间存在直接关系。这支持在 IVUS 评估新型抗动脉粥样硬化疗法中使用动脉粥样硬化进展/回归分析的重要性。

此外,IVUS 也是冠状动脉血运重建的重要工具。通常在动脉粥样硬化病变部位观察到血管重塑,与血管造影术中测得的直径相比,动脉粥样硬化病变部位的参考直径更大。丹麦的研究小组比较了 IVUS 指导和常规血运重建策略之间的手术费用和主要不良心脏事件的累积费用。在他们的研究中,IVUS 指导的小组在 2.5 年的随访期间临床结果的持续改善,重复血运重建率、住院率和累积费用均较低。

糖尿病的 IVUS

IVUS 已揭示糖尿病患者的动脉粥样硬化斑块的自然病史(图 4.3)。IVUS 的一些早期研究表明,糖尿病的特征是弥漫性动脉粥样硬化,并倾向于在较小的血管中累及远端。另一项

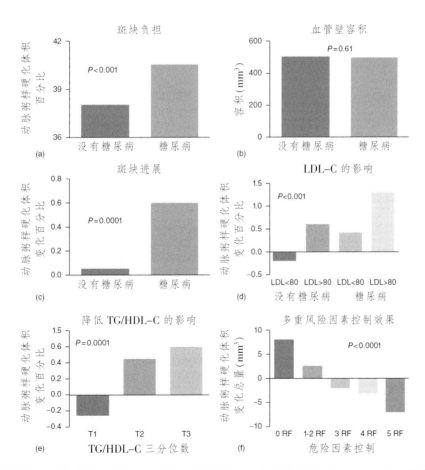

图 4.3　糖尿病患者斑块负荷、动脉壁重塑和疾病进展的特征。糖尿病患者的更广泛斑块(a),但相似的血管体积提示动脉壁重构受损(b)和斑块进展更大(c)。观察到随着斑块降低,疾病进展减慢低密度脂蛋白胆固醇[LDL-C(d)]、甘油三酯/高密度脂蛋白胆固醇比[TG/HDL-C(e)]和多种代谢危险因素(f)的变化。

关于血管重建术后再狭窄的早期研究表明,与非糖尿病患者相比,糖尿病患者支架内病变和非支架内病变都会增加内膜增生引起的再狭窄风险[66]。随后,对 5 项 IVUS 系列研究的汇总分析显示,与非糖尿病患者相比,糖尿病患者的动脉粥样硬化更广泛,而且代偿性重塑不足。在接受胰岛素治疗的患者中,观察到代偿性重塑不充分,虽然血管体积无差异,但显示管腔体积较小。尽管使用了抗动脉粥样硬化疗法,但在该糖尿病队列中观察到了冠状动脉斑块体积的迅速增加。在另一项针对 45 例糖尿病患者的研究中发现,较高的糖化血红蛋白、胰岛素需求量、高血压、多血管疾病和既往的血运重建史与较小的血管相关。

尽管大量降低 LDL-C 可以减慢疾病的进展,但糖尿病患者的斑块负荷仍然继续增加,这表明需要采取其他治疗策略来阻止疾病的进展。吡格列酮对血管内超声冠状动脉梗阻消退的作用前瞻性评估(PERISCOPE)的研究,包括比较吡格列酮与格列苯脲对冠状动脉粥样硬化进展的作用。在使用格列苯脲治疗的患者中,观察到明显的疾病进展,而在使用吡格列酮治疗的患者中,却未发现斑块负荷增加。这一发现表明,改变甘油三酯和高密度脂蛋白胆固醇的比率预示了吡格列酮在减缓血脂异常,其能促进糖尿病患者心血管风险方面的益处。在随机血糖正常、空腹血糖受损的糖尿病患者群中,Berry 等发现血糖控制与冠状动脉粥样硬化的严重程度和进展之间存在关联[67]。对参与 IVUS 系列研究的糖尿病患者的进一步分析表明,更好地控制越来越多的危险因素(包括导致动脉粥样硬化性血脂、血压、血糖控制和炎症)相关疾病的进程度大大减慢。这突出了影响糖尿病患者心血管风险的多因素性质。

在有心血管病史的糖尿病患者中,据罗格列酮预防进展性动脉粥样硬化的进展评估报道(APPROACH),与格列吡嗪相比,罗格列酮并未显著降低动脉粥样硬化百分比进展的主要终点,但显著降低了标准化总动脉粥样硬化体积的次要终点[68]。

IVUS 研究还证明了糖尿病冠状动脉的血运重建策略。尽管糖尿病患者在使用球囊支架或裸露金属支架(BMS)进行冠状动脉介入治疗后比未接受糖尿病的患者表现出较差的预后,但药物洗脱支架(DES)的血运重建策略在减少糖尿病患者和非糖尿病患者支架内再狭窄方面开始显示出相似的益处。在一项评估 PES 支架对支架内新生内膜形成影响的 IVUS 研究中,与非糖尿病患者相比,接受 BMS 治疗的糖尿病患者的内膜增生量更大。经 PES 治疗的患者的内膜增生量与非糖尿病患者相似[69]。IVUS 对糖尿病患者冠状动脉支架植入后斑块脱落的另一项 IVUS 观察结果是,与 BMS 治疗相比,DES 治疗的病变斑块脱落后的管腔体积仍然很高。这些发现支持在糖尿病性冠状动脉疾病中使用 DES 的益处。在 130 例糖尿病患者中,DiabeDES 研究比较了冠状动脉支架置入术与 SES 和 PES 后的新生内膜增生。经过 8 个月的随访,与 PES 治疗的冠状动脉相比,SES 可以明显减少新生内膜增生,包括更少的支架边缘受累[70]。与 PES 治疗的冠状动脉相比,DiabeDES 研究的亚分析显示,SES 支架周围斑块体积的增加较少,而外部弹性膜体积的扩展较少。

一项多中心随机试验使用血管造影和 IVUS 评估吡格列酮对 BMS 支架切除后支架内新生内膜增生的影响。尽管在 6 个月的随访期间两组风险因素的改变相似,包括血糖控制,但吡格列酮组的支架内新生内膜指数(新生内膜体积、支架体积)明显低于对照组。在 IVUS 中,吡格列酮组的血管造影管腔直径较小,而直径趋势则比对照组大($P=0.08$)。吡格列酮组的二次再狭窄率为 17%,对照组为 35%($P=0.06$)。这表明吡格列酮治疗对支架内新生内膜增生产生有益的影响。同时，在比较罗格列酮和格列吡嗪对支架内再狭窄的影响的研究中，在血管造影和 IVUS 测量中均未观察到显著差异。

超声射频评估

从组织返回传感器的超声反向散射信号的分析进展使我们有机会生成光谱射频的组织图。考虑到斑块的不同成分发射不同的放射频率，这种方法已在离体研究中证明与动脉壁的组织学发现呈正相关。使用虚拟组织学 (VH)-IVUS 可获取心电图门控数据的电子导管。VH-IVUS 将使用自回归模型从射频数据中获得的光谱输入各分类树，其报道了每个斑块的诊断准确性超过 90%，与组织学相比，可识别出 4 种基本的斑块成分：纤维、纤维脂肪、致密钙和坏死部分。

几项 VH-IVUS 系列临床试验证明，根据抗动脉粥样硬化治疗方法，斑块成分有所变化。他汀类药物治疗显示钙和纤维体积增加，坏死核心减少。同时，最近的一份评估猪冠状动脉坏死核心大小的报道显示，组织学与 VH-IVUS 之间无相关性。一项多中心试验显示，不同欧洲 IVUS 中心之间 VH-IVUS 的评估存在差异。最近通过 VH-IVUS 对斑块分类的准确性进行了研究，结果表明，在不同中心进行的边界校正中存在很小但很明显的差异。VH-IVUS 斑块分类取决于横截面积而不是体积组成分析，与单个框架的横截面积相比，这导致了斑块体积分量中整个患病斑块段的多中心体积分析的差异更大。这些因素减少了使用 VH-IVUS 斑块分类来指导实时临床环境中的干预，并且还影响了研究之间诊断准确性和斑块自然史的比较。其对在不同研究中的结果提出了谨慎的态度。

糖尿病中的 VH-IVUS

Hong 等在急性冠脉综合征患者的高危病灶中进行了灰度 IVUS 和 VH-IVUS 检查时发现，多发性疾病、更高的斑块负荷、更多的斑块破裂和血栓在敏感的糖尿病患者中更常见。在 VH-IVUS 中，在糖尿病性冠状动脉中观察到大量的坏死部分和多个 TCFA[71]。Ogita 等在稳定型心绞痛的非高危病灶中进行了 VH-IVUS。与非糖尿病患者相比，除了糖尿病患者中的致密钙百分比外，其余斑块组成没有显著差异。在糖尿病和肾功能较低的患者中观察到较高的坏死部分百分比[72]。Lindsey 等在接受诊断性冠状动脉造影的患者中，在单个冠状动脉病灶最严重的 10mm 段中进行了 IVUS 和 VH-IVUS。糖尿病病程较长和斑块负荷与 TCFA 升高有关[73]。Zheng 等对三支血管介入前队列的 VH-IVUS 特征进行了研究，发现糖尿病与更大的斑块负荷、更高的坏死部分比率和更频繁的 VH-TCFA 相关[74]。在前瞻性多国研究中发现，在单个冠状动脉病变最严重的 10mm 段中显示出 IVUS 和 VH-IVUS，而糖尿病患者也显示出更大的 TCFA 比例。

最近，有报道对糖尿病患者进行了系列综合背向散射(IB)-IVUS 评估。用 IB-IVUS 检查了 42 例糖尿病患者和 48 例接受经皮冠状动脉介入治疗的非糖尿病患者的轻至中度狭窄的非病灶 20mm 冠状动脉节段，在糖尿病患者中观察到总斑块体积和总脂质体积有更大的进展。在 HbA1c 水平低于 6.5% 的糖尿病患者中，总脂质量的增加受到抑制。Ogasawara 等报道，吡格列酮治疗 6 个月后，VH-IVUS 的坏死部分与对照组相比显著减少，血糖、高敏感性的 CRP 和脂联素的水平有所改善[75]。

光学相干断层扫描

光学相干断层扫描(OCT)涉及将光与超声的声波形成对比,从而对组织进行成像。基于导管的 OCT 应用程序可对冠状动脉壁进行高分辨率成像。与超声不同,光可以穿透钙化斑块。冠状动脉 OCT 在钙的体积定量方面具有独特的能力,并且可以在管腔表面水平,甚至可以在纤维帽水平以下产生高质量的成像。另一方面,成像分辨率的提高却伴随着较差的组织穿透性。低穿透深度是 OCT 的局限性,这阻碍了对大血管的研究或重塑。因此,人们对 OCT 发展的主要兴趣在于评估支架的位置和内皮过度生长的潜力[76]。这种方法也将能够高精度地检测支架区域内的早期内膜增生。

OCT 能够以高分辨率对动脉粥样硬化斑块的表面进行成像,从而提供了评估薄囊性纤维动脉瘤(TCFA)、脂质蓄积、巨噬细胞和内皮表面以下出血的机会。在 200 多例猝死病例中,约 60% 的急性血栓是由 TCFA 破裂引起的。OCT 在评估血管内膜中也具有潜在作用。血管内膜的增生被认为与斑块内出血和炎症有关,并提示动脉粥样硬化斑块的发展和不稳定[77]。血管内膜的系列评估可提供有关通过抗动脉粥样硬化治疗稳定斑块的信息。同时,这些特征的诊断是基于主观评估的,定量方法仍有待建立。

糖尿病中的 OCT

一些研究报道了与糖尿病有关的 OCT 影像学发现。一项检查不稳定型心绞痛患者的研究表明,与非糖尿病患者相比,糖尿病患者的 OCT 评估的钙化和剥离存在更高的可能性[78]。同时,一项小型研究比较了 19 例糖尿病患者和 63 例非糖尿病患者的 OCT 特征,发现冠状动脉斑块的频率和富含脂质的斑块、TCFA 的频率以及最小的纤维帽厚度在病灶中没有任何差异[79]。OCT 已成为血管重建中支架评估的强大工具。评估 SES 植入 9 个月后非再狭窄病变中血管反应的研究显示,与非糖尿病患者相比,糖尿病患者的新生内膜覆盖范围和厚度更大。

血管成像在临床环境中的作用

在所有糖尿病患者中,都需要对心血管危险因素进行年度评估[80-82]。这些危险因素包括血脂异常、高血压、吸烟、早发冠心病的阳性家族史和存在微量或大量尿蛋白。尽管血管成像研究显示,无症状糖尿病患者的心血管疾病患病率较高,但常规使用血管成像的益处(除危险分层外)仍存在争议。在糖尿病患者中,考虑到心肌缺血的症状通常不存在或不典型,使用无创成像技术进行筛查以确定是否进行进一步评估变得很重要[3]。

测量 CIMT 和识别颈动脉斑块被认为有助于改善中度 CVD 风险患者的 CVD 风险评估。也就是说,没有建立 CVD 的 Framingham 风险评分为 6%~20%。具有以下临床表现的患者也应考虑进行此筛查测试:①早发 CVD 的家族史;②年龄<60 岁,具有单一危险因素的严重异常,否则将不适合进行药物治疗;③60 岁以下的女性至少有两个 CVD 危险因素。如果无法确定所需的积极治疗水平,并且需要有关亚临床动脉粥样硬化疾病负荷或将来的 CVD 风险的其他信息,则考虑颈动脉超声检查。颈动脉超声可以对处于中等风险的患者进行重

新分类,可以区分有和没有普遍 CVD 的患者,并预测主要的不良 CVD 事件。

　　包括 CAC 评分、CT 血管造影和压力 MPI 测试在内的无创冠状动脉成像技术可以用作冠状动脉造影的预检查。通过这些测试,临床医生可以评估需要进行进一步有创检查的必要性。根据指南,无症状、中危或低危、有早发冠状动脉家族史的患者可采用 CT 评估 CAC。CAC 评分被认为不适用于无症状低风险个体,不确定是否合适高风险个体。同时,无论严重程度如何,CAC 的存在均不被视为冠状动脉造影的适应证。据报道,CT 血管造影术对于低风险或中度风险的无症状个体和高风险者的适宜性不确定。尽管没有适当的 CT 血管造影适应证,但有症状的可疑阻塞性疾病(≥50% 狭窄)、有症状和无症状患者可疑左主干病变是冠状动脉造影的适应证。压力 MPI 被认为适用于高风险或同等症状的无症状患者,这些患者具有特定的并发症,如 LV 功能障碍或室性心动过速,而不适用于低或中度风险的患者。因此,处于中等风险的无症状患者将接受 CT 的 CAC 评估,而那些处于高风险的患者将接受应激 MPI 检查以筛查冠状动脉疾病。在有症状的患者中,将考虑进行 CT 血管造影或压力 MPI 检查,但初级干预病例除外。

　　在这些预检查中发现冠状动脉疾病处于中危或高危,且有症状的患者被认为适合进行冠状动脉造影。在患有明确或疑似冠心病的患者中进行有创成像方式,这些有创成像技术中的图像,尤其是与血运重建相关的信息,可为临床决策提供有价值的信息。此外,新的成像技术已经证明了斑块特征与更大的 CVD 事件相关的可能性。这支持在这些影像学方式的指导下建立更有效的治疗策略。

结论

　　在病理发现之后, 血管成像连续提供有关与糖尿病相关的动脉粥样硬化疾病过程的信息。颈动脉超声检查表明,在糖尿病的早期阶段就存在亚临床动脉粥样硬化的改变,这被认为是将来发生心血管事件的风险。包括 CT、MPI 和 FDG-PET/CT 在内的无创冠状动脉成像研究表明,无症状糖尿病患者冠状动脉疾病的患病率正在升高。有创成像技术为血管重建提供了解剖学精确的图像。此外,有关医学干预对动脉粥样硬化疾病进展影响的发现有助于疾病管理策略的建立。世界范围内糖尿病患病率上升,相关疾病的发病率也随之上升,面对心血管风险需要将糖尿病进行全面的疾病管理。同时,也需要更好地了解每种成像技术的特征和更有效地使用它们。

案例研究 1

　　一例 61 岁男性患者,过去 8 年中 2 型糖尿病控制不佳,进行了冠状动脉造影,以检查缺血性胸痛。他的血管造影显示三支冠状动脉疾病,伴有轻度左心室收缩功能障碍。他的血压为 135/80mmHg,低密度脂蛋白胆固醇为 2.4mmol/L。他目前每天接受 20mg 阿托伐他汀的治疗。

案例研究 1 的多项选择题

1. 最合适的管理类型是：

A.医疗管理。　　　　　　　　B.冠状动脉旁路移植术。

C.经皮冠状动脉介入治疗。

2. 处理他的低密度脂蛋白胆固醇最合适的选择是：

A.添加纤维酸衍生物。　　　　B.添加依折麦布。

C.管理无变化,他已达标。

D.增加针对低密度脂蛋白胆固醇低于 1.8mmol/L 的他汀类药物剂量

3. 已被证明对动脉粥样硬化进展具有有益影响的糖尿病药物是：

A.胰岛素。　　　　　　　　　B.二甲双胍。

C.吡格列酮。　　　　　　　　D.西格列汀。

E.格列本脲。

案例研究 2

一例 55 岁的女性患者,已有 6 年的 2 型糖尿病病史,尚无已知的临床动脉粥样硬化性疾病,每年都要进行体检。

案例研究 2 的多项选择题

1. 无创评估动脉粥样硬化负荷的最佳选择是：

A.冠状动脉造影。　　　　　　B.近红外光谱。

C.磁共振成像。　　　　　　　D.颈动脉超声。

E.光学相干断层扫描

2. 在最佳降低 LDL 胆固醇的情况下,与疾病进展最密切相关的因素是：

A.高敏 C 反应蛋白。　　　　　B.甘油三酯、HDL 胆固醇比。

C.血压。　　　　　　　　　　D.血糖控制。

E.吸烟。

答案在参考文献后。

指南和网站链接

http://www.escardio.org/guidelines-surveys/esc-guidelines/GuidelinesDocuments/
guidelines-dyslipidemias-addenda.pdf
Guidelines for the management of dyslipidemia.

参考文献

1 Chen K, Lindsey JB, Khera A et al. Independent associations between metabolic syndrome, diabetes mellitus and atherosclerosis: Observations from the dallas heart study. *Diabetes Vasc Dis Res* 2008; 5: 96–101.

2 Shaw JA, White AJ, Reddy R et al. Evaluation of differences in coronary plaque mechanical behavior in individuals with and without type 2 diabetes mellitus. *Arterioscler Thromb Vasc Biol* 2006; 26: 2826–7.

3 Bax JJ, Young LH, Frye RL, Bonow RO, Steinberg HO, Barrett EJ. Screening for coronary artery disease in patients with diabetes. *Diabetes Care* 2007; 30: 2729–36.

4 Raggi P, Bellasi A, Ratti C. Ischemia imaging and plaque imaging in diabetes: Complementary tools to improve cardiovascular risk management. *Diabetes Care* 2005; 28: 2787–94.

5 Van de Veire NR, Djaberi R, Schuijf JD, Bax JJ. Non-invasive imaging: Non-invasive assessment of coronary artery disease in diabetes. *Heart* 2010; 96: 560–72.

6 Berry C, Tardif JC, Bourassa MG. Coronary heart disease in patients with diabetes: Part I: Recent advances in prevention and noninvasive management. *J Am Coll Cardiol* 2007; 49: 631–42.

7 Berry C, Tardif JC, Bourassa MG. Coronary heart disease in patients with diabetes: Part II: Recent advances in coronary revascularization. *J Am Coll Cardiol* 2007; 49: 643–56.

8 Fallow GD, Singh J. The prevalence, type and severity of cardiovascular disease in diabetic and non-diabetic patients: A matched-paired retrospective analysis using coronary angiography as the diagnostic tool. *Mol Cell Biochem* 2004; 261: 263–9.

9 Owen AR, Roditi GH. Peripheral arterial disease: The evolving role of non-invasive imaging. *Postgrad Med J* 2011; 87: 189–98.

10 Taylor AJ, Villines TC, Stanek EJ et al.Extended-release niacin or ezetimibe and carotid intima-media thickness. *New Eng J Med* 2009; 361: 2113–22.

11 Inaba Y, Chen JA, Bergmann SR. Carotid plaque, compared with carotid intima-media thickness, more accurately predicts coronary artery disease events: A meta-analysis. *Atherosclerosis* 2012; 220: 128–33.

12 Lamotte C, Iliescu C, Libersa C, Gottrand F. Increased intima-media thickness of the carotid artery in childhood: A systematic review of observational studies. *Eur J Pediatr* 2011; 170: 719–29.

13 Bonora E, Tessari R, Micciolo R et al.Intimal-medial thickness of the carotid artery in nondiabetic and niddm patients: Relationship with insulin resistance. *Diabetes Care* 1997; 20: 627–31.

14 Chambless LE, Folsom AR, Davis V et al. Risk factors for progression of common carotid atherosclerosis: The atherosclerosis risk in communities study, 1987–1998. *Am J Epidemiol* 2002; 155: 38–47.

15 Distiller LA, Joffe BI, Melville V, Welman T, Distiller GB. Carotid artery intima-media complex thickening in patients with relatively long-surviving type 1 diabetes mellitus. *J Diabetes Complications* 2006; 20: 280–84.

16 Hanefeld M, Koehler C, Schaper F, Fuecker K, Henkel E, Temelkova-Kurktschiev T. Postprandial plasma glucose is an independent risk factor for increased carotid intima-media thickness in non-diabetic individuals. *Atherosclerosis* 1999; 144: 229–35.

17 Hanefeld M, Koehler C, Henkel E, Fuecker K, Schaper F, Temelkova-Kurktschiev T. Post-challenge hyperglycaemia relates more strongly than fasting hyperglycaemia with carotid intima-media thickness: The RIAD study. Risk factors in impaired glucose tolerance for atherosclerosis and diabetes. *Diabet Med* 2000; 17: 835–40.

18 Folsom AR, Eckfeldt JH, Weitzman S et al. Relation of carotid artery wall thickness to diabetes mellitus, fasting glucose and insulin, body size, and physical activity. Atherosclerosis Risk in Communities (ARIC) study investigators. *Stroke* 1994; 25: 66–73.

19 Wagenknecht LE, D'Agostino R, Jr., Savage PJ, O'Leary DH, Saad MF, Haffner SM. Duration of diabetes and carotid wall thickness. The Insulin Resistance Atherosclero-

sis Study (IRAS). *Stroke* 1997; 28: 999–1005.

20 Lee EJ, Kim HJ, Bae JM et al. Relevance of common carotid intima-media thickness and carotid plaque as risk factors for ischemic stroke in patients with type 2 diabetes mellitus. *Am J Neuroradiol* 2007; 28: 916–19.

21 Folsom AR, Chambless LE, Duncan BB, Gilbert AC, Pankow JS. Prediction of coronary heart disease in middle-aged adults with diabetes. *Diabetes Care* 2003; 26: 2777–84.

22 Mazzone T, Meyer PM, Feinstein SB et al. Effect of pioglitazone compared with glimepiride on carotid intima-media thickness in type 2 diabetes: A randomized trial. *JAMA* 2006; 296: 2572–81.

23 Geng DF, Jin DM, Wu W, Fang C, Wang JF. Effect of alpha-glucosidase inhibitors on the progression of carotid intima-media thickness: A meta-analysis of randomized controlled trials. *Atherosclerosis* 2011; 218: 214–19.

24 Fleg JL, Mete M, Howard BV et al. Effect of statins alone versus statins plus ezetimibe on carotid atherosclerosis in type 2 diabetes: The SANDS (Stop Atherosclerosis in Native Diabetics study) trial. *J Am Coll Cardiol* 2008; 52: 2198–2205.

25 Howard BV, Roman MJ, Devereux RB et al. Effect of lower targets for blood pressure and LDL cholesterol on atherosclerosis in diabetes: The SANDS randomized trial. *JAMA* 2008; 299: 1678–89.

26 Russell M, Fleg JL, Galloway WJ et al. Examination of lower targets for low-density lipoprotein cholesterol and blood pressure in diabetes: The Stop Atherosclerosis in Native Diabetics study (SANDS). *Am Heart J* 2006; 152: 867–75.

27 Mete M, Wilson C, Lee ET et al. Relationship of glycemia control to lipid and blood pressure lowering and atherosclerosis: The SANDS experience. *J Diabetes Complications* 2011; 25: 362–7.

28 Schwab KO, Doerfer J, Krebs A et al. Early atherosclerosis in childhood type 1 diabetes: Role of raised systolic blood pressure in the absence of dyslipidaemia. *Eur J Pediatr* 2007; 166: 541–8.

29 Jarvisalo MJ, Putto-Laurila A, Jartti L et al. Carotid artery intima-media thickness in children with type 1 diabetes. *Diabetes* 2002; 51: 493–8.

30 Effect of intensive diabetes treatment on carotid artery wall thickness in the epidemiology of diabetes interventions and complications. Epidemiology of Diabetes Interventions and Complications (EDIC) research group. *Diabetes* 1999; 48: 383–90.

31 Nathan DM, Lachin J, Cleary P et al. Intensive diabetes therapy and carotid intima-media thickness in type 1 diabetes mellitus. *New Eng J Med* 2003; 348: 2294–303.

32 Polak JF, Backlund JY, Cleary PA et al. Progression of carotid artery intima-media thickness during 12 years in the diabetes control and complications trial/epidemiology of diabetes interventions and complications (dcct/edic) study. *Diabetes* 2011; 60: 607–13.

33 Pollex RL, Spence JD, House AA et al. A comparison of ultrasound measurements to assess carotid atherosclerosis development in subjects with and without type 2 diabetes. *Cardiovasc Ultrasound* 2005; 3: 15.

34 Ishizaka N, Ishizaka Y, Takahashi E et al. Association between insulin resistance and carotid arteriosclerosis in subjects with normal fasting glucose and normal glucose tolerance. *Arterioscler Thromb Vasc Biol* 2003; 23: 295–301.

35 Ostling G, Hedblad B, Berglund G, Goncalves I. Increased echolucency of carotid plaques in patients with type 2 diabetes. *Stroke* 2007; 38: 2074–8.

36 Hirano M, Nakamura T, Kitta Y et al. Rapid improvement of carotid plaque echogenicity within 1 month of pioglitazone treatment in patients with acute coronary syndrome. *Atherosclerosis* 2009; 203: 483–8.

37 Achenbach S, Raggi P. Imaging of coronary atherosclerosis by computed tomography. *Eur Heart J* 2010; 31: 1442–8.

38 Agatston AS, Janowitz WR, Hildner FJ, Zusmer NR, Viamonte M, Jr., Detrano R. Quantification of coronary artery calcium using ultrafast computed tomography. *J Am Coll Cardiol* 1990; 15: 827–32.

39 Gao D, Ning N, Guo Y, Ning W, Niu X, Yang J. Computed tomography for detecting

coronary artery plaques: A meta-analysis. *Atherosclerosis* 2011; 219: 603–9.

40　Perrone-Filardi P, Achenbach S, Mohlenkamp S et al. Cardiac computed tomography and myocardial perfusion scintigraphy for risk stratification in asymptomatic individuals without known cardiovascular disease: A position statement of the Working Group on Nuclear Cardiology and Cardiac CT of the European Society of Cardiology. *Eur Heart J* 2011; 32: 1986–93.

41　Raggi P, Shaw LJ, Berman DS, Callister TQ. Prognostic value of coronary artery calcium screening in subjects with and without diabetes. *J Am Coll Cardiol* 2004; 43: 1663–9.

42　Agarwal S, Morgan T, Herrington DM et al. Coronary calcium score and prediction of all-cause mortality in diabetes: The diabetes heart study. *Diabetes Care* 2011; 34: 1219–24.

43　Beaussier H, Naggara O, Calvet D et al. Mechanical and structural characteristics of carotid plaques by combined analysis with echotracking system and MR imaging. *JACC Cardiovasc Imaging* 2011; 4: 468–77.

44　Wasserman BA, Sharrett AR, Lai S et al. Risk factor associations with the presence of a lipid core in carotid plaque of asymptomatic individuals using high-resolution MRI: The Multi-Ethnic Study of Atherosclerosis (MESA). *Stroke* 2008; 39: 329–35.

45　Esposito L, Saam T, Heider P et al. MRI plaque imaging reveals high-risk carotid plaques especially in diabetic patients irrespective of the degree of stenosis. *BMC Med Imaging* 2010; 10: 27.

46　Kwong RY, Sattar H, Wu H et al. Incidence and prognostic implication of unrecognized myocardial scar characterized by cardiac magnetic resonance in diabetic patients without clinical evidence of myocardial infarction. *Circulation* 2008; 118: 1011–20.

47　Folco EJ, Sheikine Y, Rocha VZ et al. Hypoxia but not inflammation augments glucose uptake in human macrophages: Implications for imaging atherosclerosis with 18fluorine-labeled 2-deoxy-d-glucose positron emission tomography. *J Am Coll Cardiol* 2011; 58: 603–14.

48　Prior JO. Diabetes and vascular (18)f-fluorodeoxyglucose positron emission tomography uptake: Another step toward understanding inflammation in atherosclerosis. *J Am Coll Cardiol* 2012; 59: 2089–90.

49　Bucerius J, Mani V, Moncrieff C et al. Impact of noninsulin-dependent type 2 diabetes on carotid wall 18f-fluorodeoxyglucose positron emission tomography uptake. *J Am Coll Cardiol* 2012; 59: 2080–88.

50　Mizoguchi M, Tahara N, Tahara A et al. Pioglitazone attenuates atherosclerotic plaque inflammation in patients with impaired glucose tolerance or diabetes: A prospective, randomized, comparator-controlled study using serial FDG PET/CT imaging study of carotid artery and ascending aorta. *JACC Cardiovasc Imaging* 2011; 4: 1110–18.

51　Miyamoto MI, Vernotico SL, Majmundar H, Thomas GS. Pharmacologic stress myocardial perfusion imaging: A practical approach. *J Nucl Cardiol* 2007; 14: 250–55.

52　Kang X, Berman DS, Lewin H et al. Comparative ability of myocardial perfusion single-photon emission computed tomography to detect coronary artery disease in patients with and without diabetes mellitus. *Am Heart J* 1999; 137: 949–57.

53　Moralidis E, Didangelos T, Arsos G, Athyros V, Mikhailidis DP. Myocardial perfusion scintigraphy in asymptomatic diabetic patients: A critical review. *Diabetes Metab Res Rev* 2010; 26: 336–47.

54　Rajagopalan N, Miller TD, Hodge DO, Frye RL, Gibbons RJ. Identifying high-risk asymptomatic diabetic patients who are candidates for screening stress single-photon emission computed tomography imaging. *J Am Coll Cardiol* 2005; 45: 43–9.

55　Young LH, Wackers FJ, Chyun DA et al. Cardiac outcomes after screening for asymptomatic coronary artery disease in patients with type 2 diabetes: The DIAD study: A randomized controlled trial. *JAMA* 2009; 301: 1547–55.

56　Prior JO, Monbaron D, Koehli M, Calcagni ML, Ruiz J, Bischof Delaloye A. Prevalence of symptomatic and silent stress-induced perfusion defects in diabetic patients with suspected coronary artery disease referred for myocardial perfusion scintigraphy. *Eur J Nucl Med Mol Imaging* 2005; 32: 60–69.

57　Giri S, Shaw LJ, Murthy DR et al. Impact of diabetes on the risk stratification using stress single-photon emission computed tomography myocardial perfusion imaging in patients with symptoms suggestive of coronary artery disease. *Circulation* 2002; 105: 32–40.

58 Gui MH, Qin GY, Ning G et al. The comparison of coronary angiographic profiles between diabetic and nondiabetic patients with coronary artery disease in a Chinese population. *Diabetes Res Clin Pract* 2009; 85: 213–19.

59 Pajunen P, Nieminen MS, Taskinen MR, Syvanne M. Quantitative comparison of angiographic characteristics of coronary artery disease in patients with noninsulin-dependent diabetes mellitus compared with matched nondiabetic control subjects. *Am J Cardiol* 1997; 80: 550–56.

60 Graner M, Syvanne M, Kahri J, Nieminen MS, Taskinen MR. Insulin resistance as predictor of the angiographic severity and extent of coronary artery disease. *Ann Med* 2007; 39: 137–44.

61 Effect of fenofibrate on progression of coronary-artery disease in type 2 diabetes: The Diabetes Atherosclerosis Intervention study, a randomised study. *Lancet* 2001; 357: 905–10.

62 Choi D, Kim SK, Choi SH et al. Preventative effects of rosiglitazone on restenosis after coronary stent implantation in patients with type 2 diabetes. *Diabetes Care* 2004; 27: 2654–60.

63 West NE, Ruygrok PN, Disco CM et al. Clinical and angiographic predictors of restenosis after stent deployment in diabetic patients. *Circulation* 2004; 109: 867–73.

64 Maeng M, Jensen LO, Galloe AM et al. Comparison of the sirolimus-eluting versus paclitaxel-eluting coronary stent in patients with diabetes mellitus: The Diabetes and Drug-Eluting Stent (DIABEDES) randomized angiography trial. *Am J Cardiol* 2009; 103: 345–9.

65 Jensen LO, Maeng M, Thayssen P et al. Late lumen loss and intima hyperplasia after sirolimus-eluting and zotarolimus-eluting stent implantation in diabetic patients: The Diabetes and Drug-Eluting Stent (DIABEDES III) angiography and intravascular ultrasound trial. *EuroIntervention* 2011; 7: 323–31.

66 Kornowski R, Mintz GS, Abizaid A, Leon MB. Intravascular ultrasound observations of atherosclerotic lesion formation and restenosis in patients with diabetes mellitus. *Int J Cardiovasc Intervent* 1999; 2: 13–20.

67 Berry C, Noble S, Gregoire JC et al. Glycaemic status influences the nature and severity of coronary artery disease. *Diabetologia* 2010; 53: 652–8.

68 Gerstein HC, Ratner RE, Cannon CP et al. Effect of rosiglitazone on progression of coronary atherosclerosis in patients with type 2 diabetes mellitus and coronary artery disease: The assessment on the prevention of progression by rosiglitazone on atherosclerosis in diabetes patients with cardiovascular history trial. *Circulation* 2010; 121: 1176–87.

69 Jensen LO, Maeng M, Mintz GS et al. Intravascular ultrasound assessment of expansion of the sirolimus-eluting (cypher select) and paclitaxel-eluting (taxus express-2) stent in patients with diabetes mellitus. *Am J Cardiol* 2008; 102: 19–26.

70 Jensen LO, Maeng M, Thayssen P et al. Neointimal hyperplasia after sirolimus-eluting and paclitaxel-eluting stent implantation in diabetic patients: The randomized Diabetes and Drug-Eluting Stent (DIABEDES) intravascular ultrasound trial. *Eur Heart J* 2008; 29: 2733–41.

71 Hong YJ, Jeong MH, Choi YH et al. Plaque characteristics in culprit lesions and inflammatory status in diabetic acute coronary syndrome patients. *JACC Cardiovasc Imaging* 2009; 2: 339–49.

72 Ogita M, Funayama H, Nakamura T et al. Plaque characterization of non-culprit lesions by virtual histology intravascular ultrasound in diabetic patients: Impact of renal function. *J Cardiol* 2009; 54: 59–65.

73 Lindsey JB, House JA, Kennedy KF, Marso SP. Diabetes duration is associated with increased thin-cap fibroatheroma detected by intravascular ultrasound with virtual histology. *Circ Cardiovasc Interv* 2009; 2: 543–8.

74 Zheng M, Choi SY, Tahk SJ et al. The relationship between volumetric plaque components and classical cardiovascular risk factors and the metabolic syndrome: A 3-vessel

coronary artery virtual histology-intravascular ultrasound analysis. *JACC Cardiovasc Interv* 2011; 4: 503–10.

75 Ogasawara D, Shite J, Shinke T et al. Pioglitazone reduces the necrotic-core component in coronary plaque in association with enhanced plasma adiponectin in patients with type 2 diabetes mellitus. *Circulation* 2009; 73: 343–51.

76 Mehanna EA, Attizzani GF, Kyono H, Hake M, Bezerra HG. Assessment of coronary stent by optical coherence tomography, methodology and definitions. *Int J Cardiovasc Imaging* 2011; 27: 259–69.

77 Cheng KH, Sun C, Vuong B et al. Endovascular optical coherence tomography intensity kurtosis: Visualization of vasa vasorum in porcine carotid artery. *Biomed Opt Express* 2012; 3: 388–99.

78 Feng T, Yundai C, Lian C et al. Assessment of coronary plaque characteristics by optical coherence tomography in patients with diabetes mellitus complicated with unstable angina pectoris. *Atherosclerosis* 2010; 213: 482–5.

79 Chia S, Raffel OC, Takano M, Tearney GJ, Bouma BE, Jang IK. Comparison of coronary plaque characteristics between diabetic and non-diabetic subjects: An in vivo optical coherence tomography study. *Diabetes Res Clin Pract* 2008; 81: 155–60.

80 Standards of medical care in diabetes – 2011. *Diabetes Care* 2011; 34(Suppl 1): S11–S61.

81 Executive summary: Standards of medical care in diabetes – 2011. *Diabetes Care*. 2011; 34(Suppl 1): S4–S10.

82 Webster MW. Clinical practice and implications of recent diabetes trials. *Current Opin Cardiol* 2011; 26: 288–93.

案例研究 1 的多项选择题的答案

1. B
2. D
3. C

案例研究 2 的多项选择题的答案

1. D
2. B

第 **5** 章

糖尿病和心血管疾病及其治疗

Jeffrey W. Stephens[1], Akhila Mallipedhi[2], Stephen C. Bain[1]

[1]*Swansea University College of Medicine, Swansea, UK*

[2]*Morriston Hospital, Swansea, UK*

关键点

- 高血糖(空腹、餐后血糖和 HBA1c 升高)与心血管风险增加相关,与其他风险因素无关。

- 空腹血糖和糖耐量损伤与 CVD 风险增加相关。

- 高血糖通过氧化和炎症机制增加了 CVD 的风险。

- 血糖的积极治疗和血糖过低与 CVD 风险增加有关。

- 所有靶向葡萄糖控制的新型治疗剂均需接受临床试验,以检查心血管的安全性。

- HBA1c 的目标范围应根据患者发生低血糖的风险来调整。

- 当前的治疗方案,包括使用新型疗法(GLP-1 类似物和 DPP-IV 抑制剂),这些疗法可降低低血糖相关并发症的风险。

糖尿病、血糖和心血管疾病

心血管疾病是糖尿病患者死亡的主要原因,其中包括冠心病(CHD)[1-3]。目前已对非糖尿病但患有心血管疾病患者的几种环境和生理因素进行了充分研究,包括高胆固醇血症、高血压、年龄、吸烟和肥胖等因素。与没有糖尿病的患者相比,糖尿病患者患有心血管疾病的风险要高得多[4],并且存在其他风险因素的累加效应[5]。令人感兴趣的是,已建立的危险因素仅能解释不超过 25% 的糖尿病冠心病患者的风险[6]。这说明 CVD 具有复杂性,特别是在糖尿病等高危状态下,并且解释了为何 Framingham 方程和 PROCAM 计算等方法无法预测糖尿病中冠心病的风险[7]。直到现在,血糖水平的波动和变化对 CVD 风险的影响仍被忽略。许多 CVD 风险预测工具并未考虑血糖控制或血糖波动。在过去的 10 年中,我们对于血糖对血管功能障碍的直接和间接作用的了解不断增加。基础科学、流行病学和临床研究现已证明血糖与 CVD 风险之间存在关联，如血糖介导的氧化应激是内皮功能障碍的重要原因[7]。最近的流行病学数据已证实，血糖与 CVD 风险之间存在关联[3]。

近年来，有证据表明，高血糖不仅会增加 CVD 的风险，还会导致低血糖。因此，与血糖控制的治疗目标有关的指南已被修订。一些口服降糖疗法与 CVD 的增加相关，其也受到了严格的审查。并且，所有新疗法也都经过了严格的 CVD 评价，以确保 CVD 安全。针对低血糖风险的新疗法也已出现。

本章将探讨血糖在糖尿病 CVD 的病因和病理生理中的作用。探讨与血糖和 CVD 风险有关的一些争议，并讲述当前降糖疗法作用及其对 CVD 风险影响有关的指导原则和证据。

高血糖在心血管疾病中起因的流行病学证据

很多年前已经证明高血糖是 CVD 的危险因素。在 2 型糖尿病患者中，60% 以上的患者因 CVD 而死亡，这说明 CVD 是糖尿病的最终并发症[3,8]。不同程度的高血糖与 CVD 风险之间的关系一直是大家争论的焦点。UKPDS 组织研究表明，HBA1c 每升高 1%，心肌梗死的发生率上升 14%[9]。所有研究均表明，高血糖是患有 1 型和 2 型糖尿病患者的持续危险因素。

在血糖异常的受试者中，也观察到其存在 CVD 风险。Bedford[10] 和 Whitehall 研究[11-13] 及其他研究者的研究[14,15] 表明，在 2 型糖尿病变得明显之前，随着血糖分布增多，死亡率明显增加。此外，空腹血糖受损（IFG）和糖耐量异常的程度不同，与 CVD 风险相关的观察结果也存在一定的差异。在日本 Funagata 糖尿病研究中[16] 的生存分析得出，IGT 与 CVD 相关，而 IFG 与 CVD 无相关性。在约 2500 例受试者的样本中，相对于血糖正常的受试者，IGT 与 CVD 事件加倍相关。《糖尿病流行病学：欧洲诊断标准的协作分析》（DECODE）研究共同分析了来自 10 多个前瞻性欧洲队列研究的数据，其中包括 22 000 多例受试者的样本数据[17]。通过餐后两小时血糖值诊断出的糖尿病患者中，因诸如心血管疾病和冠心病等引起的死亡率均高于不符合这些标准的患者。在 IGT 患者中也观察到死亡率明显增加，而 IFG 患者和正常空腹血糖患者的死亡率并无差异。在最近发表的《新兴危险因素协作研究》中表明，空腹血糖高于 5.6mmol/L（100mg/dL）的患者死亡率会增加[3]。

其他证据也表明，高血糖作为 CVD 的病因，强化治疗可改变 CVD 风险。例如，先前在 2 型糖尿病的 UKPDS[18] 中表明，在高血糖控制组中 CVD（合并致命或非致命性心肌梗死或猝死）降低了 16%（$P=0.052$）。在糖尿病控制和并发症试验（DCCT）中有一种趋势，即加强控制可降低 CVD 风险（降低风险 41%），但事件数量很少[19]。在一项为期 9 年的后 DCCT 研究中，与标准组相比，先前被随机分入强化组队列的参与者的随访结果显示，其 CVD 风险降低了 42%（$P=0.02$），非致命性心肌梗死、脑卒中或 CVD 死亡的风险降低了 57%（$P=0.02$）[1]。

尽管以上讨论证明了高血糖与 CVD 风险之间存在因果关系，但关于餐后高血糖与空腹高血糖对 CVD 风险的作用仍存在争议。在西方国家中，花费较少时间的禁食者，在餐后花费的时间则要多。因此，与空腹血糖浓度相比，餐后血糖对血糖控制的贡献更大[20]。餐后血糖控制的重要性也从以下观察中变得显而易见：用于靶向餐后血糖的疗法在降低 HBA1c

方面比在降低空腹血糖方面更有效[21]。几项研究提供了有力的证据支持这一研究,即餐后血糖水平比 HBA1c 或空腹血糖与 CVD 风险更紧密相关[22]。Bonora 等在上述[23]的 DECODE 研究中已经发现了这一点[24]。在 DECODE 研究中,1121 例患者为研究对象,平均随访 52 个月,早餐或午餐后两小时测量血糖。研究发现,即使调整了其他危险因素,餐后血糖水平也能够预测 CVD 的发作。其他的 Hoorn 研究[25]、Honolulu 心脏研究[26]和 Chicago 心脏研究[27]也表明餐后两小时的血糖是 CVD 风险的有力预测指标。

总之,有足够的证据证明高血糖与 CVD 风险相关。在本章,我们将探讨血糖变化和波动对 CVD 风险的影响,以及引起这些变化的潜在病理生理机制。

血糖波动与心血管风险

有大量证据表明,餐后高血糖与心血管风险之间存在联系[25,27-29]。此外,餐后两小时血糖比 HBA1c 更能预测糖尿病的死亡率[22,25]。在本章中我们将讨论与高血糖相关的氧化应激在糖尿病心血管风险中的作用。也有证据表明,葡萄糖的波动(最高和最低)与氧化应激增加有关[30,31]。另有研究表明,用促胰岛素分泌剂(瑞格列奈、格列本脲)进行餐后血糖控制可导致颈动脉内膜-中膜厚度降低[32]。同样,餐前用短效胰岛素类似物(如门冬胰岛素),餐后血糖偏移的减少与血浆氧化应激指标的降低有关[33]。这也为急性糖尿病提供了直接证据。餐后血糖升高通常是血糖变化的主要因素,但是,向下的波动也很重要,如尿液中的氧化应激指标与血糖波动的平均幅度相关[31]。此外,在一项研究中,在连续进行血糖监测和动态心电图监测的情况下记录了症状性心绞痛发作,血糖水平的突然变化与心绞痛发作有关[34]。

血糖介导的心血管风险的重要生理机制

下面,我们将讨论血糖介导的 CVD 风险的机制,重点是氧化应激、自主神经功能障碍和低血糖等 3 个方面。

氧化应激、高级糖基化终产物和内皮功能障碍

自由基介导的损伤在许多慢性疾病中的作用已引起广泛关注,尤其是 CVD、糖尿病和癌症[30,35]。自由基是原子结构中具有一个或多个不成对电子的原子或分子,其具有很高的反应性。氧气是所有生物学上重要的化学物种中最普遍的一种,并且是活性氧的主要来源。氧化应激的增加是由于氧化剂产生与抗氧化剂防御之间的不平衡所致[36]。糖尿病、肥胖症、微血管和大血管并发症均与氧化应激增加有关[37-39]。一些研究表明,高血糖本身与氧化应激增加有关[39,40]。此外,氧化应激生物标志物的增加与 CVD 风险相关[41]。图 5.1 显示了高血糖诱导 ROS 形成的机制[36,42]。如图 5.1 所示,高血糖可导致血糖介导的蛋白质非酶糖基化(Maillard 反应)。其结果是形成高级糖基化终产物(AGE)。这不仅增加 ROS 的产生,还可能引发一系列事件,这些事件对血管系统具有有害影响,并且在与糖尿病有关的微血管和大血管并发症的病因学中也很重要。血糖经自氧化形成高反应性的烯二醇基团。这可以催化

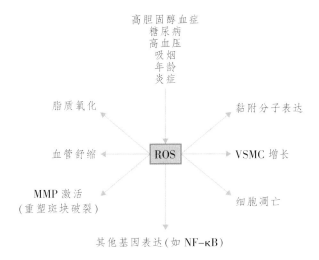

图 5.1　氧化应激的原因和结果。ROS,活性氧;MMP,基质金属蛋白酶;VSMC,血管平滑肌细胞。(Source: Stephens et al. 2009[30]. Reproduced with permission of Elsevier.)

氧分子向 O_2 的转化(从而增加 ROS)。

　　还有一个重要的线粒体机制,过量的能量底物(通常为葡萄糖和游离脂肪酸)进入柠檬酸循环而增加了 ROS[42]。血管内皮细胞的线粒体可能会受到"过量喂养"的影响,因为这些细胞不依赖胰岛素吸收血糖,因此在高血糖情况下可以自由摄取血糖。如图 5.2 所示,OS 升高与动脉粥样硬化的病理生理学牵涉的许多危险因素有关[43]。所有分子都是 ROS 的潜在靶点(蛋白质、脂质和 DNA),但是由于它们在细胞膜中普遍分布,并且包含双键,因此不饱和脂质经常成为目标[42]。氧化应激的增加与细胞黏附分子表达的增加有关[44],这在动脉粥样硬化中很关键[45]。除了上述与氧化应激增加相关的整体效应外,还会发生更具体的效应。低密

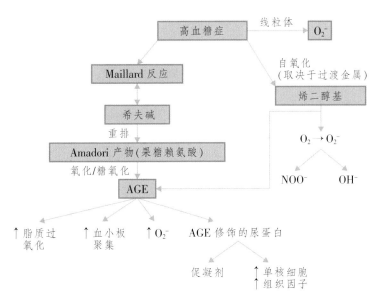

图 5.2　高血糖引起的氧化应激。AGE,高级糖基化终产物;O_2,超氧化物自由基;NOO,过氧亚硝酸根。(Source: Stephens et al. 2009[30]. Reproduced with permission of Elsevier.)

度脂蛋白是氧化的重要目标,LDL 的氧化修饰是动脉粥样硬化发病机制中的关键步骤[46]。氧化低密度脂蛋白(Ox-LDL)升高的水平与动脉粥样硬化的负荷增加和冠心病风险增加有关[47-49]。Ox-LDL 及其许多氧化修饰的脂质和降解产物有助于动脉粥样硬化的发生和发展的病理生理研究。

自主神经功能障碍

　　心脏和非心脏自主神经病变都是糖尿病患者 CVD 的危险因素[50]。这与血糖控制不佳和糖尿病持续时间相关[51,52]。有趣的是,多动性交感神经系统和功能减退性副交感神经系统也与糖尿病患者的 CVD 相关[53]。此外,体外研究表明,高血糖症对神经节后交感神经元也有影响,去甲肾上腺素释放的改变将导致血管周交感神经的功能改变[54]。这种影响可能部分与氧化应激相关。然而,高血糖也对 ATP 敏感的钾通道具有直接的抑制作用[55],使神经元组织去极化并改变去甲肾上腺素的释放[56]。与自主神经功能紊乱、糖尿病和 CVD 风险相关的潜在机制尚不确定。最近的研究表明,脂肪因子,如瘦素和肿瘤坏死因子-α 影响自主神经功能[57]。心脏自主神经病变与多种危险因素有关,包括糖尿病持续时间,高血糖严重程度和冠状动脉疾病的存在,但是很难确定哪个是引起 CVD 风险的主要原因。尽管如此,最近的 ACCORD 研究分析表明,心脏自主神经病可以预测全因死亡率和 CVD 死亡率,而与基线 CVD、糖尿病病程和其他多个重要的 CVD 危险因素无关[42]。

低血糖

　　低血糖也与心血管疾病死亡率增加相关[58,59],但其机制尚不明确。低血糖期间心肌血流储备的减少是一种潜在的机制[60]。另外,体内研究表明,急性低血糖症与有效血管收缩药内皮素-1 的浓度增加相关[61]。低血糖症不仅与氧化应激的增加相关[62],还对血管系统具有促炎作用。这包括中性粒细胞数量增加和中性粒细胞弹性蛋白酶升高[63]。这些变化导致血小板凝集增加和血浆凝血因子浓度增加,进而形成高凝状态[29,64]。急性低血糖也与长期 QT 综合征相关,这与心源性猝死的风险增加有关[65],这也可能与儿茶酚胺水平的突然变化有关。长时间的低血糖状态也对心脏功能产生直接的不利影响,这是由于心肌糖原储备耗尽后,心脏无法利用血糖。血糖是急性心肌缺血期间首选的底物[66]。

强化血糖控制和心血管风险的争议

控制糖尿病患者心血管风险性措施中的强化血糖和心血管死亡率

　　之前的几项研究[67,68]清楚地表明,HBA1c 与 CVD 风险之间存在直接关系。但是,血糖控制在减少 CVD 事件中的作用尚未得到充分证明。在糖尿病控制和并发症试验中,通过强化控制(降低风险 41%),CVD 风险有降低的趋势,但事件数量很少[19]。在一项为期 9 年的后 DCCT 研究中,随机分入强化组的队列研究参与者的随访结果显示,与标准组相比,随机分组接受强化治疗的队列参与者的心血管疾病预后降低了 42%(P=0.02),非致命性心肌梗死、脑卒中或 CVD 死亡的风险降低了 57%(P=0.02)[1]。在 UKPDS 研究中[18],强化血糖控制组的 CVD(合并致命或非致命 MI 和突然死亡)降低了 16%(P=0.052)。但是,进一步的分析表明,这种联系是连续的。因此,对于研究中位数较低的 HBA1c,每降低一个百分点,CVD 事件的发生率就降低 18%,同样没有血糖阈值。

2008 年,两项(表 5.1)发表在《糖尿病和血管疾病行动研究》[69]和《退伍军人糖尿病试验(VADT)[70]》上的研究结果表明:加强血糖控制不会使 CVD 结果显著降低。另一项试验,控制糖尿病患者心血管风险的措施[71]提前终止,原因是发现随机接受强化血糖控制且目标HBA1c<6%的受试者的死亡率增加。ACCORD 试验旨在验证以下假设:将具有 CVD 事件高风险的 2 型糖尿病成年人的血糖浓度降低至接近正常水平将导致非致命性和致命性 CVD 降低。参与者被随机分配接受强化血糖控制治疗(HBA1c <6.0%)或标准血糖控制治疗(HBA1c 7.0%~7.9%)。如前所述,ACCORD 强化血糖控制干预措施在 3.5 年后就被提前终止,因为该研究组的死亡率较高[每年 1.42% 的患者死亡,而标准治疗组则为每年 1.14%;危险比为 1.22(1.01~1.46);P=0.04][71]。最初认为,死亡率的增加与强化治疗相关的低血糖有关。但是,随后对 ACCORD 数据的分析表明,情况并非如此[72]。后来的研究表明,两组之间的症状性低血糖没有差异,也没有解释两个研究组之间死亡率的差异。

另一项研究检查了 ACCORD 数据,以研究接受治疗的受试者 HBA1c 本身与死亡率是否有独立的关系[73]。这项研究没有证据表明,较低的平均 HBA1c 与较高的死亡率有关。有趣的是,在 HBA1c 和 HBA1c 平均值较高的人群中,强化治疗组和标准治疗组均能观察到较高的死亡率。该结果仅在强化治疗组中具有统计学意义,HBA1c 值介于 6.0% 和 9.0% 之间时,HBA1c 与死亡率存在线性关系。

对于 1 型糖尿病患者,血糖控制对心血管有益的证据仍然最强。在最近的研究中,Skyler 等[74]提出 ACCORD、ADVANCE 和 VADT 的子集分析来支持假设,2 型糖尿病病程较短且没有确定的动脉粥样硬化的患者能从强化的血糖控制中 CVD 获益。相反,在一些患者中,加强血糖控制的潜在风险可能会超过其获益,如糖尿病持续时间长、已知的严重低血糖

表 5.1 ACCORD、ADVANCE 和 VADT 的比较

	ACCORD	ADVANCE	VADT
受试人数	10 251	11 140	1791
HBA1c 中位数(%)	8.1	7.2	9.4
HBA1c 目标值(%)	<6.0 对 7.0~7.9	≤6.5 对当地准则	<6.0(如果> 6.5,则采取措施)对比计划值相差 1.5
中位数随访(年)	3.5(已终止)	5	5.6
HBA1c 中位数(%)	6.4 比 7.5	6.3 对 7.0	6.9 对 8.5
强化组对标准组主要结局	非致命性心肌梗死、非致命性脑卒中,CVD 死亡	微血管、大血管(非致命性心肌梗死、非致命性脑卒中和 CVD 死亡)	非致命性心肌梗死,非致命性脑卒中、CVD 死亡、住院心脏衰竭和血运再生
主要结果的危险比	0.90(0.78~1.04)	0.90(0.82~0.98)大血管 0.94(0.84~1.06)	0.88(0.74~1.05)
危险比(死亡率的参考)	1.22(1.01~1.46)[71]	0.93(0.83~1.06)[69]	1.07(0.81~1.42)[70]

病史、晚期动脉粥样硬化和高龄患者。因此,提出了这样的建议,护理人员应保持警惕,以防止疾病晚期患者出现严重低血糖症。在不能合理轻松、安全地实现该目标的患者中,请勿尝试将其 HBA1c 值达到接近正常的 HBA1c 水平。

HBA1c:U 型曲线和心血管结果

先前的研究中,用 U 形曲线展示血清胆固醇[75]和血压[76]与死亡率的关系。Currie 等的最新研究表明,2 型糖尿病患者的 HBA1c 与全因死亡率和 CVD 事件之间也存在 U 形曲线[77]。这项研究与其他研究相矛盾[78]。但是,Currie 等在英国全科医学研究数据库中回顾性研究了 27 000 例患者。与危险最低的 HBA1c 十分位数(中位数 7.5%,IQR 7.5~7.6)相比,最低 HBA1c 十分位数(6.4%,6.1~6.6)的全因死亡率调整后的危险比为 1.52(95% CI 1.32~1.76),且在最高 HBA1c 中位数(中位数 10.5%,IQR 10.1~11.2)为 1.79(95% CI 为 1.56~2.06),并存在 U 形关联。在 HBA1c 为 7.5% 时,风险最低。与给予口服联合用药的患者(2035 例死亡)相比,接受胰岛素治疗的患者(2834 例死亡)的全因死亡率[1.49(95% CI 1.39~1.59)]也有所增加。这与上述 ACCORD 研究的结果一致。此外,Johnstone 等的一项回顾性研究还报道了 860 845 例患者血糖过低也与急性 CVD 事件有关[79]。在这项研究中,有低血糖事件的患者发生事件的风险要比没有低血糖的患者高 79%,而且不受年龄的影响。

降糖药物及其对心血管疾病的风险

糖尿病患者的 CVD 风险管理需要采取多因素方法,并且需要解决所有 CVD 危险因素。对每个 CVD 危险因素(如 HBA1c、胆固醇和收缩压)的强化管理均可降低 CVD 危险[5]。UKPDS 队列的后续实验进行了以下研究[80,81],在同一组中,HBA1c 的差异在第一年之后就消失了,但经过 10 年的随访,在最初的强化治疗血糖范围内并发症的发生率较低。其中包括与糖尿病相关的终点降低 21%(P=0.01)、心肌梗死降低 33%(P=0.005)和其他原因导致的死亡降低 27%(P=0.002)。因此,强化早期血糖控制具有“遗留”效应,与后期获益相关。下面,我们将简要说明不同的降糖疗法与 CVD 结果之间的关联。

二甲双胍

当仅靠改变生活方式不能达到治疗效果时,二甲双胍是治疗 2 型糖尿病的一线药物。二甲双胍对 CVD 危险因素无不利影响,不仅低血糖风险低而且能减轻患者体重[82]。在 UKPDS 内,超重的 2 型糖尿病患者早期用二甲双胍改善血糖控制以降低 CVD 事件的发生风险[18]。二甲双胍的使用可使心肌梗死减少 39%(P=0.01)。确诊为 CVD 的患者可能还存在肾脏[肌酐>150μmol/L(1.97mg/dL)或 eGFR<30]、肝功能和心脏功能不全,在这种情况下,应遵循使用二甲双胍的相关指南。

磺酰脲类和胰岛素

在 UKPDS 中,磺酰脲类或胰岛素控制血糖可显著降低 2 型糖尿病患者发生微血管并发症的风险,但不会降低发生大血管疾病的风险[83]。磺酰脲类药物和胰岛素治疗还与体重增加和低血糖风险增加有关。磺酰脲类药物通过与特定的磺酰脲–ATP 敏感的 K^+ 通道/受体结合而起作用。这些药物可降低血糖风险,从而降低血糖介导的氧化应激和内皮功能障碍,并且还可降低 CVD 风险。在 UKPDS 试验的 10 年中,使用磺酰脲类药物或胰岛素进行治疗的患者还出现心肌梗死风险降低和全因死亡率下降[80,83]。

另外,做了以下研究:与长效磺酰脲类药物(如格列本脲)相比,短效餐后血糖调节剂(如瑞格列奈)在 CVD 风险方面是否具有不同的益处。这样做的理由是,餐后调节剂通常随餐一起使用,并起到减少餐后血糖波动的作用。但这也可能影响餐后氧化应激的变化,这与 CVD 风险有关。Mazella 等的研究中表明,在仅接受饮食治疗且血糖控制不良的 16 例 2 型糖尿病患者的一小部分样本中证实,瑞格列奈与 2 小时血浆葡萄糖水平、总抗氧化剂状态和肱动脉反应性的血浆标志物显著降低有关,而用格列本脲治疗时未观察到此现象[84]。Tankova 等先前的研究也观察到了餐后血浆总抗氧化剂状态的类似降低[85],但 Tankova 等并未证实这一点[86]。

噻唑烷二酮类

近年来,噻唑烷二酮类在 CVD 方面出现了一些不良反应。其与心力衰竭的风险增加相关,并且关于这些药物对急性冠状动脉事件的作用存在争议。先前的研究表明,罗格列酮与支架再狭窄率的降低[87]和心血管危险因素的改善[88-90]有关。然而,在一项对平均年龄为 57 岁的 2 型糖尿病患者的 42 项研究的 Meta 分析表明,罗格列酮的使用与心肌梗死和 CVD 死亡的风险增加有关[91]。这项研究有一定的争议和局限性,但其进行了一系列研究来探讨这种关联,并最终根据 FDA 和 MHRA 的建议将罗格列酮从常规使用中删除。但在随后的研究中[92],未观察到 CVD 风险的增加。在大血管事件研究中进行的前瞻性吡格列酮临床试验(PROACTIVE)也验证了与吡格列酮相关的 CVD 事件的风险。这表明吡格列酮降低了具有大血管事件风险的 2 型糖尿病患者的全因死亡率、非致死性心肌梗死和脑卒中风险[93]。尽管吡格列酮可以继续使用,但仍要谨慎用药,尤其是在有急性冠脉综合征和心力衰竭病史的患者中使用。

DPP-4 抑制剂和 GLP-1 类似物

DPP-4 抑制剂是用于 2 型糖尿病的相对较新的治疗方法。这些药物的低血糖风险发生率低,而且不会引起体重增加。迄今为止,DPP-4 抑制剂的短期和横断面研究均未显示其与 CVD 风险有关。最近的一项 Meta 分析显示[94],53 项试验分别招募了 20 312 例和 13 569 例患者加入 DPP-4 组和对照组,重大 CV 事件显著降低[OR 0.689(0.528~0.899),P=0.006]。如表 5.2 所示,目前关于 CVD 结果正在进行研究,这些研究将阐明这些药物长期的心血管安全性。

对于 GLP-1 类似物,长期安全性评估正在进行中。评估心血管结局(LEADER)的研究和艾塞那肽减少心血管事件(EXSCEL)的研究也在进行中。目前,尚无心血管有害的报道,临床前数据和危险标志物表明,其具有潜在的益处[95]。艾塞那肽[96,97]和利拉鲁肽[98,99]均与收缩压和舒张压的降低相关,但与体重减轻和脂质参数的改善无关。动物研究还表明,艾塞那肽可改善缺血再灌注损伤的恢复,并改善扩张型心肌病的存活率。目前,尚未完成任何 GLP-1 受体激动剂的长期心血管预后研究。在 ACCORD 试验中,对艾塞那肽暴露进行事后分析,结

表 5.2 对利格列汀、西格列汀、沙格列汀和阿格列汀进行的长期心血管预后研究

研究	CAROLINA	TECOS	SAVOR-TIMI53	EXAMINE
DPP-4 抑制剂	利格列汀	西格列汀	沙格列汀	阿格列汀
对照组	SU(活性)	安慰剂	安慰剂	安慰剂
患者数量	6000 例	14 000 例	16 500 例	5400 例
实验时间	2010 年 10 月	2008 年 11 月	2010 年 5 月	2009 年 9 月
预期的糖尿病阶段	早期	中期	中期	全部,但仅限于 CV 事件

果显示,心血管事件和发病率相对降低[71]。另一项 Meta 分析[100]12 个随机试验的数据表明, 与艾塞那肽相关的心血管事件有所减少。

与心血管疾病有关的血糖管理现行实践指南

正如本章所强调:糖尿病是 CVD 的危险因素,HBA1c 升高与 CVD 事件之间存在线性关联。因此,先前有关血糖控制的指南主张在患有血管疾病的患者中积极降低 HBA1c 水平(如美国国家临床卓越研究所的《NICE2002 2 型糖尿病管理指南》)。但是,ADVANCE[69]、VADT[70] 和 ACCORD[71]试验表明,加强血糖控制可预防 2 型糖尿病心血管并发症的证据不充分,特别是 ACCORD 试验中强化血糖控制组与 CVD 风险升高有关。这些随机对照试验和常规收集的数据集[77]中的数据对以后的研究影响深远。首先,不再以对 2 型糖尿病患者 HBA1c 指标的持续降低为治疗目标,因此,找到一个指导方针来倡导 HBA1c 低于 6.5%(ACCORD 的目标是<6.0%)很不容易。其次,在英国已经放宽了 HBA1c 目标,初级保健普通医疗服务(GMS)目标从<7.0%上升到<7.5%。2009 年发布的英国 NICE 2 型糖尿病患者血糖管理指南表明,当患者开具两种以上降糖药时,HBA1c 的目标应低于 7.5%。

然而,所有指南中,关于使用特定的降糖疗法依据心血管疾病的结局选择药物方面缺乏共识。但是,所有指导原则一致表明,二甲双胍是不受饮食和生活方式控制的 2 型糖尿病患者的一线治疗药物。正如之前的研究表明,二甲双胍是唯一一种具有心血管死亡率益处的降糖药[18]。然而,最近的一项 Meta 分析指出,这是唯一显示出这种影响的研究[101]。在同一项研究中,研究表明,二甲双胍与磺酰脲类同时使用时,患者的心血管风险增加。

关于服用二甲双胍后的用药选择,很多指南的建议差异很大。在英国,NICE 指南主张使用磺酰脲类(在某些治疗组中有吡格列酮或 DPP-4 的选择)。此后,开始使用三联口服治疗方案和胰岛素或 GLP-1 类似物。但是, 目前英国正在推行的国家卫生服务质量监督计划(QIPP)议程(质量、创新、生产力和预防措施)强烈推荐依次使用二甲双胍和磺酰脲类药物,然后再使用中效胰岛素的治疗方法。然而,体重增加和血糖过低(及其对心血管风险的潜在影响)及磺酰脲类或胰岛素引起的任何具体心血管安全问题均未得到充分解决。

在对 2 型糖尿病的治疗,有关的 ADA 和 EASD 的最新联合立场声明中,提倡一种"以患者为中心的方法"[102]。共识性文件表明,二甲双胍单药治疗失败后的二线治疗可以是 5 种组合中的任何一种,包括 GLP-1 类似物和胰岛素。然后,将可用于此类用途的所有药物的三联疗法组合形成三线选择。尽管大家公认,新型的降糖药具有降低心血管疾病风险的潜力,

但这对是否推荐该类药物几乎没有影响。同样,PROACTIVE 研究显示吡格列酮可减少心血管事件,但其也被忽略了[93]。

心血管疾病风险会影响糖尿病疗法发展的一个领域是,获得新药使用许可所需的安全性数据数量不断增加。罗格列酮在投放市场 10 年后,于 2010 年在欧洲撤出市场,引起争议的问题是,它是否会增加 2 型糖尿病患者的心肌梗死风险[91]。这是一个有争议的话题,但改变了美国食品药品管理局(FDA)和欧洲药品管理局(EMA)评估新降糖药的方式。FDA 在 2008 年发布了行业指南,指出:"为了确立一种新药治疗 2 型糖尿病的安全性,申办者应证明该治疗不会导致心血管风险的增加。" 实现这一目标的方法是将所研究药物引起心血管事件的发生率与对照组发生相同类型事件的发生率进行比较,在相对较小的人群中进行的短期研究不可避免(因此,心血管事件的发生率非常低)。如果此类分析不能在 95% 置信区间的上限<1.8,则将延迟公布所研究药物,然后进行随机对照试验(通常为安慰剂对照)以证明其安全性。如果上市前的数据显示 95% 置信区间的界线为 1.3~1.8,则通常需要在上市后进行心血管试验,并再次进行安慰剂对照试验。

案例研究 1

一例 48 岁患有 20 年 2 型糖尿病的男性患者参加了年度糖尿病检查。他 6 个月前患了急性心肌梗死,减肥失败,自述每周走路 3 次,每次 30 分钟。他目前的疗法包括 1g 二甲双胍(每天 2 次),75mg 阿司匹林(每天 1 次)、40mg 辛伐他汀(每天 1 次)、10mg 雷米普利(每天 2 次)和 50mg 阿替洛尔(每天 1 次)。BMI 为 37kg/m², HBA1c 为 8.0%,肌酐为 120μmol/L,eGFR 为 60mL/(min·1.73m²),ACR 为 10mg/g,总胆固醇为 3.2mmol/L(123.4mg/dL),血压为 110/70mmHg。

案例研究 1 的多项选择题

1. 以下哪种治疗策略是控制这位患者血糖的最好选择:

A.不变。

B.除了目前的药物治疗外,加基础胰岛素治疗。

C.加一个 GLP-1 类似物。

D.加罗格列酮。

E.加磺酰脲类药物(如格列本脲或格列齐特)。

2. 在随后的咨询中,他的妻子也去了诊所。她身体健康,并告知已被诊断出血糖耐量降低。她问自己患有缺血性心脏病的风险是否更高。最佳答案是:

A.与没有糖尿病的人相比,她没有更高的风险。

B.她与糖尿病患者有相同的风险。

C.她的患病风险处于糖尿病患者和非糖尿病患者之间。

D.与空腹血糖受损的患者相比,她的心血管风险更高。

E.她的患病风险处于糖尿病患者和非糖尿病患者之间,但是需要更多的信息准确评估她的风险。

案例研究 2

一例 73 岁女性患者,患有不稳定型心绞痛,意外摔倒后近期前臂骨折,其自测血糖值变化很大,范围为 2.7~16.6mmol/L(48.6~298.8mg/dL)。有几次她的丈夫在晚上醒来,发现她处于激动状态,毛细血管血糖值低。她的饮食习惯不规律,经常不进餐。她目前使用的药物包括 10mg 格列本脲(每天 1 次)、1g 二甲双胍(每天 2 次)、10mg 雷米普利(每天 1 次)、75mg 阿司匹林(每天 1 次)和 5mg 的氨氯地平(每天 1 次)。她有视网膜病史,双脚远端对称性感觉减退,偶尔头晕,她很少测量自己的血糖,也没接受胰岛素治疗。她的 HBA1c 为 10.0%(86mmol/mol),BP 为 160/100mmHg,肌酐为 185μmol/L(2.10mg/dL),eGFR 为 25mL/(min·1.73m²),ACR 为 10mg/g。

案例研究 2 的多项选择题

1. 下列哪些危险因素会在这种情况下导致该患者发生心血管事件(可以不止有一个选项)?

A.低血糖症。

B.周围神经和自主神经病变。

C.血糖值波动大。

D.高血压。

E.肾功能受损。

2. 她随后同意接受胰岛素治疗并记录自测的血糖毛细血管读数。她开始使用预混胰岛素,每日总剂量为 40 单位。她自测血糖值为 4.1~10.2mmol/L (73.8~183.6mg/dL)。她的 HBA1c 为 9.5%(80mmol/mol)。那么,目标 HBA1c 是多少?

A.6.0%(42mmol/mol)。

B.6.5%(48mmol/mol)。

C.7.0%(53mmol/mol)。

D.8.0%(64mmol/mol)。

E.9.0%(75mmol/mol)。

答案在参考文献后。

指南和网站链接

www.fda.gov/downloads/Drugs/GuidanceComplianceRegulatoryInformation/
guidance.nice.org.uk/cg87

www.fda.gov/downloads/Drugs/GuidanceComplianceRegulatoryInformation/
Guidances/ucm071627.pdf

Guidance for Industry. Diabetes Mellitus–Evaluating Cardiovascular Risk in New Antidi–abetic Therapies to Treat Type 2 Diabetes. U.S. Department of Health and Human Services. Food and Drug Administration. Center for Drug Evaluation and Research (CDER).

Type 2 diabetes: The management of type 2 diabetes. Issued May 2009, last modified March 2010. NICE clinical guideline 87.

参考文献

1 Nathan DM, Cleary PA, Backlund JY et al. Intensive diabetes treatment and cardio-vascular disease in patients with type 1 diabetes. *N Engl J Med* 2005; 353: 2643–53.

2 Amos AF, McCarty DJ, Zimmet P. The rising global burden of diabetes and its com-plications: Estimates and projections to the year 2010. *Diabet Med* 1997; 14(Suppl 5): S1–S85.

3 Seshasai SR, Kaptoge S, Thompson A et al. Diabetes mellitus, fasting glucose, and risk of cause-specific death. *N Engl J Med* 364: 829–41.

4 Haffner SM, Lehto S, Ronnemaa T, Pyorala K, Laakso M. Mortality from coronary heart disease in subjects with type 2 diabetes and in nondiabetic subjects with and without prior myocardial infarction. *N Engl J Med* 1998; 339: 229–34.

5 Gaede P, Vedel P, Larsen N, Jensen GV, Parving HH, Pedersen O. Multifactorial inter-vention and cardiovascular disease in patients with type 2 diabetes. *N Engl J Med* 2003; 348: 383–93.

6 Pyorala K, Laakso M, Uusitupa M. Diabetes and atherosclerosis: An epidemiologic view. *Diabetes Metab Rev* 1987; 3: 463–524.

7 Stephens JW, Ambler G, Vallance P, Betteridge DJ, Humphries SE, Hurel SJ. Car-diovascular risk and diabetes: Are the methods of risk prediction satisfactory? *Eur J Cardiovasc Prev Rehabil* 2004; 11: 521–8.

8 Duckworth W, Abraira C, Moritz T et al. Glucose control and vascular complications in veterans with type 2 diabetes. *N Engl J Med* 2009; 360: 129–39.

9 Stratton IM, Adler AI, Neil HA et al. Association of glycaemia with macrovascular and microvascular complications of type 2 diabetes (UKPDS 35): Prospective obser-vational study. *Brit Med J* 2000; 321: 405–12.

10 Keen H, Jarrett RJ, McCartney P. The ten-year follow-up of the Bedford survey (1962–1972): Glucose tolerance and diabetes. *Diabetologia* 1982; 22: 73–8.

11 Fuller JH, McCartney P, Jarrett RJ et al. Hyperglycaemia and coronary heart disease: The Whitehall study. *J Chronic Dis* 1979; 32: 721–8.

12 Fuller JH, Shipley MJ, Rose G, Jarrett RJ, Keen H. Coronary-heart-disease risk and impaired glucose tolerance: The Whitehall study. *Lancet* 1980; 1: 1373–6.

13 Fuller JH, Shipley MJ, Rose G, Jarrett RJ, Keen H. Mortality from coronary heart disease and stroke in relation to degree of glycaemia: The Whitehall study. *Br Med J (Clin Res Ed)* 1983; 287: 867–70.

14 Eschwege E, Richard JL, Thibult N et al. Coronary heart disease mortality in relation with diabetes, blood glucose and plasma insulin levels: The Paris Prospective Study, ten years later. *Horm Metab Res Suppl* 1985; 15: 41–6.

15 Kuusisto J, Mykkanen L, Pyorala K, Laakso M. NIDDM and its metabolic control predict coronary heart disease in elderly subjects. *Diabetes* 1994; 43: 960–67.

16 Tominaga M, Eguchi H, Manaka H, Igarashi K, Kato T, Sekikawa A. Impaired glucose tolerance is a risk factor for cardiovascular disease, but not impaired fasting glucose: The Funagata Diabetes Study. *Diabetes Care* 1999; 22: 920–24.

17 Glucose tolerance and mortality: Comparison of WHO and American Diabetes Asso-ciation diagnostic criteria. The DECODE study group. European Diabetes Epidemi-ology Group. Diabetes Epidemiology: Collaborative analysis of Diagnostic criteria in Europe. *Lancet* 1999; 354: 617–21.

18 Effect of intensive blood-glucose control with metformin on complications in over-weight patients with type 2 diabetes (UKPDS 34). UK Prospective Diabetes Study (UKPDS) Group. *Lancet* 1998; 352: 854–65.

19 The effect of intensive treatment of diabetes on the development and progression of long-term complications in insulin-dependent diabetes mellitus. The Diabetes Con-trol and Complications Trial Research Group. *N Engl J Med* 1993; 329: 977–86.

20 Avignon A, Radauceanu A, Monnier L. Nonfasting plasma glucose is a better marker of diabetic control than fasting plasma glucose in type 2 diabetes. *Diabetes Care* 1997; 20: 1822–6.

21　Bastyr EJ, III,, Stuart CA, Brodows RG et al. Therapy focused on lowering postprandial glucose, not fasting glucose, may be superior for lowering HBA1c. IOEZ Study Group. *Diabetes Care* 2000; 23: 1236–41.

22　Hanefeld M, Fischer S, Julius U et al. Risk factors for myocardial infarction and death in newly detected NIDDM: The Diabetes Intervention Study, 11-year follow-up. *Diabetologia* 1996; 39: 1577–83.

23　Glucose tolerance and cardiovascular mortality: Comparison of fasting and 2-hour diagnostic criteria. *Arch Intern Med* 2001; 161: 397–405.

24　Bonora E, Muggeo M. Postprandial blood glucose as a risk factor for cardiovascular disease in Type II diabetes: The epidemiological evidence. *Diabetologia* 2001; 44: 2107–14.

25　de Vegt F, Dekker JM, Ruhe HG et al. Hyperglycaemia is associated with all-cause and cardiovascular mortality in the Hoorn population: The Hoorn Study. *Diabetologia* 1999; 42: 926–31.

26　Donahue RP, Abbott RD, Reed DM, Yano K. Postchallenge glucose concentration and coronary heart disease in men of Japanese ancestry. Honolulu Heart Program. *Diabetes* 1987; 36: 689–92.

27　Lowe LP, Liu K, Greenland P, Metzger BE, Dyer AR, Stamler J. Diabetes, asymptomatic hyperglycemia, and 22-year mortality in black and white men. The Chicago Heart Association Detection Project in Industry Study. *Diabetes Care* 1997; 20: 163–9.

28　Qiao Q, Hu G, Tuomilehto J et al. Age- and sex-specific prevalence of diabetes and impaired glucose regulation in 11 Asian cohorts. *Diabetes Care* 2003; 26: 1770–80.

29　Trovati M, Anfossi G, Cavalot F et al. Studies on mechanisms involved in hypoglycemia-induced platelet activation. *Diabetes* 1986; 35: 818–25.

30　Stephens JW, Khanolkar MP, Bain SC. The biological relevance and measurement of plasma markers of oxidative stress in diabetes and cardiovascular disease. *Atherosclerosis* 2009; 202: 321–9.

31　Monnier L, Mas E, Ginet C et al. Activation of oxidative stress by acute glucose fluctuations compared with sustained chronic hyperglycemia in patients with type 2 diabetes. *JAMA* 2006; 295: 1681–7.

32　Ceriello A, Quagliaro L, Piconi L et al. Effect of postprandial hypertriglyceridemia and hyperglycemia on circulating adhesion molecules and oxidative stress generation and the possible role of simvastatin treatment. *Diabetes* 2004; 53: 701–10.

33　Ceriello A, Quagliaro L, Catone B et al. Role of hyperglycemia in nitrotyrosine postprandial generation. *Diabetes Care* 2002; 25: 1439–43.

34　Desouza C, Salazar H, Cheong B, Murgo J, Fonseca V. Association of hypoglycemia and cardiac ischemia: A study based on continuous monitoring. *Diabetes Care* 2003; 26: 1485–9.

35　Baynes JW. Role of oxidative stress in development of complications in diabetes. *Diabetes* 1991; 40: 405–12.

36　Maritim AC, Sanders RA, Watkins JB, III,. Diabetes, oxidative stress, and antioxidants: A review. *J Biochem Mol Toxicol* 2003; 17: 24–38.

37　Cai H, Harrison DG. Endothelial dysfunction in cardiovascular diseases: The role of oxidant stress. *Circ Res* 2000; 87: 840–44.

38　Brownlee M. Biochemistry and molecular cell biology of diabetic complications. *Nature* 2001; 414: 813–20.

39　Sampson MJ, Gopaul N, Davies IR, Hughes DA, Carrier MJ. Plasma F2 isoprostanes: Direct evidence of increased free radical damage during acute hyperglycemia in type 2 diabetes. *Diabetes Care* 2002; 25: 537–41.

40　Nourooz-Zadeh J, Tajaddini-Sarmadi J, McCarthy S, Betteridge DJ, Wolff SP. Elevated levels of authentic plasma hydroperoxides in NIDDM. *Diabetes* 1995; 44: 1054–8.

41　Stephens JW, Gable DR, Hurel SJ, Miller GJ, Cooper JA, Humphries SE. Increased plasma markers of oxidative stress are associated with coronary heart disease in males with diabetes mellitus and with 10-year risk in a prospective sample of males. *Clin Chem* 2006; 52(3): 446–52.

42　Pop-Busui R, Evans GW, Gerstein HC et al. Effects of cardiac autonomic dysfunction on mortality risk in the Action to Control Cardiovascular Risk in Diabetes (ACCORD) trial. *Diabetes Care* 33: 1578–84.

43 Harrison D, Griendling KK, Landmesser U, Hornig B, Drexler H. Role of oxidative stress in atherosclerosis. *Am J Cardiol* 2003; 91: 7A–11A.

44 Jang Y, Lincoff AM, Plow EF, Topol EJ. Cell adhesion molecules in coronary artery disease. *J Am Coll Cardiol* 1994; 24: 1591–601.

45 Ross R. The pathogenesis of atherosclerosis: A perspective for the 1990s. *Nature* 1993; 362: 801–9.

46 Witztum JL, Steinberg D. The oxidative modification hypothesis of atherosclerosis: Does it hold for humans? *Trends Cardiovasc Med* 2001; 11: 93–102.

47 Toshima S, Hasegawa A, Kurabayashi M et al. Circulating oxidized low density lipoprotein levels: A biochemical risk marker for coronary heart disease. *Arterioscler Thromb Vasc Biol* 2000; 20: 2243–7.

48 Ehara S, Ueda M, Naruko T et al. Elevated levels of oxidized low density lipoprotein show a positive relationship with the severity of acute coronary syndromes. *Circulation* 2001; 103: 1955–60.

49 Weinbrenner T, Cladellas M, Isabel Covas M et al. High oxidative stress in patients with stable coronary heart disease. *Atherosclerosis* 2003; 168: 99–106.

50 Vinik AI, Ziegler D. Diabetic cardiovascular autonomic neuropathy. *Circulation* 2007; 115: 387–97.

51 Toyry JP, Niskanen LK, Mantysaari MJ, Lansimies EA, Uusitupa MI. Occurrence, predictors, and clinical significance of autonomic neuropathy in NIDDM: Ten-year follow-up from the diagnosis. *Diabetes* 1996; 45: 308–15.

52 Laitinen T, Lindstrom J, Eriksson J et al. Cardiovascular autonomic dysfunction is associated with central obesity in persons with impaired glucose tolerance. *Diabet Med* 28: 699–704.

53 Gerritsen J, Dekker JM, TenVoorde BJ et al. Impaired autonomic function is associated with increased mortality, especially in subjects with diabetes, hypertension, or a history of cardiovascular disease: The Hoorn Study. *Diabetes Care* 2001; 24: 1793–8.

54 Damon DH. Vascular-dependent effects of elevated glucose on postganglionic sympathetic neurons. *Am J Physiol Heart Circ Physiol* 300: H1386–92.

55 Minami K, Miki T, Kadowaki T, Seino S. Roles of ATP-sensitive K+ channels as metabolic sensors: Studies of Kir6.x null mice. *Diabetes* 2004; 53 Suppl 3: S176–80.

56 Burgdorf C, Dendorfer A, Kurz T et al. Role of neuronal KATP channels and extraneuronal monoamine transporter on norepinephrine overflow in a model of myocardial low flow ischemia. *J Pharmacol Exp Ther* 2004; 309: 42–8.

57 Jung CH, Kim BY, Kim CH, Kang SK, Jung SH, Mok JO. Association of serum adipocytokine levels with cardiac autonomic neuropathy in type 2 diabetic patients. *Cardiovasc Diabetol* 11: 24.

58 Wei M, Gibbons LW, Mitchell TL, Kampert JB, Stern MP, Blair SN. Low fasting plasma glucose level as a predictor of cardiovascular disease and all-cause mortality. *Circulation* 2000; 101: 2047–52.

59 Kosiborod M, Inzucchi SE, Goyal A et al. Relationship between spontaneous and iatrogenic hypoglycemia and mortality in patients hospitalized with acute myocardial infarction. *JAMA* 2009; 301: 1556–64.

60 Rana O, Byrne CD, Kerr D et al. Acute hypoglycemia decreases myocardial blood flow reserve in patients with type 1 diabetes mellitus and in healthy humans. *Circulation* 124: 1548–56.

61 Yanagisawa M, Kurihara H, Kimura S et al. A novel potent vasoconstrictor peptide produced by vascular endothelial cells. *Nature* 1988; 332: 411–15.

62 Wang J, Alexanian A, Ying R et al. Acute exposure to low glucose rapidly induces endothelial dysfunction and mitochondrial oxidative stress: Role for AMP kinase. *Arterioscler Thromb Vasc Biol* 32: 712–20.

63 Collier A, Patrick AW, Hepburn DA et al. Leucocyte mobilization and release of neutrophil elastase following acute insulin-induced hypoglycaemia in normal humans. *Diabet Med* 1990; 7: 506–9.

64　Hilsted J, Madsbad S, Nielsen JD, Krarup T, Sestoft L, Gormsen J. Hypoglycemia and hemostatic parameters in juvenile-onset diabetes. *Diabetes Care* 1980; 3: 675–8.

65　Marques JL, George E, Peacey SR et al. Altered ventricular repolarization during hypoglycaemia in patients with diabetes. *Diabet Med* 1997; 14: 648–54.

66　Depre C, Vanoverschelde JL, Taegtmeyer H. Glucose for the heart. *Circulation* 1999; 99: 578–88.

67　Selvin E, Marinopoulos S, Berkenblit G et al. Meta-analysis: Glycosylated hemoglobin and cardiovascular disease in diabetes mellitus. *Ann Intern Med* 2004; 141: 421–31.

68　Stettler C, Allemann S, Juni P et al. Glycemic control and macrovascular disease in types 1 and 2 diabetes mellitus: Meta-analysis of randomized trials. *Am Heart J* 2006; 152: 27–38.

69　Patel A, MacMahon S, Chalmers J et al. Intensive blood glucose control and vascular outcomes in patients with type 2 diabetes. *N Engl J Med* 2008; 358: 2560–72.

70　Reaven PD, Moritz TE, Schwenke DC et al. Intensive glucose-lowering therapy reduces cardiovascular disease events in veterans affairs diabetes trial participants with lower calcified coronary atherosclerosis. *Diabetes* 2009; 58: 2642–8.

71　Gerstein HC, Miller ME, Byington RP et al. Effects of intensive glucose lowering in type 2 diabetes. *N Engl J Med* 2008; 358: 2545–59.

72　Bonds DE, Miller ME, Bergenstal RM et al. The association between symptomatic, severe hypoglycaemia and mortality in type 2 diabetes: Retrospective epidemiological analysis of the ACCORD study. *Brit Med J* 340: b4909.

73　Riddle MC, Ambrosius WT, Brillon DJ et al. Epidemiologic relationships between A1C and all-cause mortality during a median 3.4-year follow-up of glycemic treatment in the ACCORD trial. *Diabetes Care* 33: 983–90.

74　Skyler JS, Bergenstal R, Bonow RO et al. Intensive glycemic control and the prevention of cardiovascular events: Implications of the ACCORD, ADVANCE, and VA diabetes trials: A position statement of the American Diabetes Association and a scientific statement of the American College of Cardiology Foundation and the American Heart Association. *Diabetes Care* 2009; 32: 187–92.

75　Epstein FH. Relationship between low cholesterol and disease: Evidence from epidemiological studies and preventive trials. *Ann NY Acad Sci* 1995; 748: 482–90.

76　Samuelsson OG, Wilhelmsen LW, Pennert KM, Wedel H, Berglund GL. The J-shaped relationship between coronary heart disease and achieved blood pressure level in treated hypertension: Further analyses of 12 years of follow-up of treated hypertensives in the Primary Prevention Trial in Gothenburg, Sweden. *J Hypertens* 1990; 8: 547–55.

77　Currie CJ, Peters JR, Tynan A et al. Survival as a function of HbA(1c) in people with type 2 diabetes: A retrospective cohort study. *Lancet* 375: 481–9.

78　Eeg-Olofsson K, Cederholm J, Nilsson PM et al. New aspects of HBA1c as a risk factor for cardiovascular diseases in type 2 diabetes: An observational study from the Swedish National Diabetes Register (NDR). *J Intern Med* 268: 471–82.

79　Ma H, Hagen F, Stekel DJ et al. The fatal fungal outbreak on Vancouver Island is characterized by enhanced intracellular parasitism driven by mitochondrial regulation. *Proc Natl Acad Sci USA* 2009; 106: 12980–85.

80　Holman RR, Paul SK, Bethel MA, Matthews DR, Neil HA. 10-year follow-up of intensive glucose control in type 2 diabetes. *N Engl J Med* 2008; 359: 1577–89.

81　Holman RR, Paul SK, Bethel MA, Neil HA, Matthews DR. Long-term follow-up after tight control of blood pressure in type 2 diabetes. *N Engl J Med* 2008; 359: 1565–76.

82　UK prospective diabetes study 16. Overview of 6 years' therapy of type II diabetes: A progressive disease. UK Prospective Diabetes Study Group. *Diabetes* 1995; 44: 1249–58.

83　Intensive blood-glucose control with sulfonylureas or insulin compared with conventional treatment and risk of complications in patients with type 2 diabetes (UKPDS 33). UK Prospective Diabetes Study (UKPDS) Group. *Lancet* 1998; 352: 837–53.

84　Manzella D, Grella R, Abbatecola AM, Paolisso G. Repaglinide administration improves brachial reactivity in type 2 diabetic patients. *Diabetes Care* 2005; 28: 366–71.

85 Tankova T, Koev D, Dakovska L, Kirilov G. The effect of repaglinide on insulin secretion and oxidative stress in type 2 diabetic patients. *Diabetes Res Clin Pract* 2003; 59: 43–9.

86 Stephens JW, Bodvarsdottir TB, Wareham K et al. Effects of short-term therapy with glibenclamide and repaglinide on incretin hormones and oxidative damage associated with postprandial hyperglycaemia in people with type 2 diabetes mellitus. *Diabetes Res Clin Pract* 94: 199–206.

87 Choi D, Kim SK, Choi SH et al. Preventative effects of rosiglitazone on restenosis after coronary stent implantation in patients with type 2 diabetes. *Diabetes Care* 2004; 27: 2654–60.

88 St. John Sutton M, Rendell M, Dandona P et al. A comparison of the effects of rosiglitazone and glyburide on cardiovascular function and glycemic control in patients with type 2 diabetes. *Diabetes Care* 2002; 25: 2058–64.

89 Shargorodsky M, Wainstein J, Gavish D, Leibovitz E, Matas Z, Zimlichman R. Treatment with rosiglitazone reduces hyperinsulinemia and improves arterial elasticity in patients with type 2 diabetes mellitus. *Am J Hypertens* 2003; 16: 617–22.

90 Haffner SM, Greenberg AS, Weston WM, Chen H, Williams K, Freed MI. Effect of rosiglitazone treatment on nontraditional markers of cardiovascular disease in patients with type 2 diabetes mellitus. *Circulation* 2002; 106: 679–84.

91 Nissen SE, Wolski K. Effect of rosiglitazone on the risk of myocardial infarction and death from cardiovascular causes. *N Engl J Med* 2007; 356: 2457–71.

92 Home PD, Pocock SJ, Beck-Nielsen H et al. Rosiglitazone evaluated for cardiovascular outcomes: An interim analysis. *N Engl J Med* 2007; 357: 28–38.

93 Dormandy JA, Charbonnel B, Eckland DJ et al. Secondary prevention of macrovascular events in patients with type 2 diabetes in the PROactive Study (PROspective pioglitAzone Clinical Trial In macroVascular Events): A randomised controlled trial. *Lancet* 2005; 366: 1279–89.

94 Monami M, Dicembrini I, Martelli D, Mannucci E. Safety of dipeptidyl peptidase-4 inhibitors: A meta-analysis of randomized clinical trials. *Curr Med Res Opin* 2011; 27(Suppl 3): 57–64.

95 Aroda VR, Ratner R. The safety and tolerability of GLP-1 receptor agonists in the treatment of type 2 diabetes: A review. *Diabetes Metab Res Rev* 2011; 27: 528–42.

96 Drucker DJ, Buse JB, Taylor K et al. Exenatide once weekly versus twice daily for the treatment of type 2 diabetes: A randomised, open-label, non-inferiority study. *Lancet* 2008; 372: 1240–50.

97 Sonne DP, Engstrom T, Treiman M. Protective effects of GLP-1 analogues exendin-4 and GLP-1(9-36) amide against ischemia-reperfusion injury in rat heart. *Regul Pept* 2008; 146: 243–9.

98 Nauck M, Frid A, Hermansen K et al. Efficacy and safety comparison of liraglutide, glimepiride, and placebo, all in combination with metformin, in type 2 diabetes: The LEAD (liraglutide effect and action in diabetes)-2 study. *Diabetes Care* 2009; 32: 84–90.

99 Buse JB, Rosenstock J, Sesti G et al. Liraglutide once a day versus exenatide twice a day for type 2 diabetes: A 26-week randomised, parallel-group, multinational, open-label trial (LEAD-6). *Lancet* 2009; 374: 39–47.

100 Ratner R, Han J, Nicewarner D, Yushmanova I, Hoogwerf BJ, Shen L. Cardiovascular safety of exenatide BID: An integrated analysis from controlled clinical trials in participants with type 2 diabetes. *Cardiovasc Diabetol* 10: 22.

101 Boussageon R, Supper I, Bejan-Angoulvant T, et al. Reappraisal of metformin efficacy in the treatment of type 2 diabetes: A meta-analysis of randomised controlled trials. *PLoS Med* 9: e1001204.

102 Inzucchi SE, Bergenstal RM, Buse JB et al. Management of hyperglycemia in type 2 diabetes: A patient-centered approach: Position statement of the American Diabetes Association (ADA) and the European Association for the Study of Diabetes (EASD). *Diabetes Care* 35: 1364–79.

答案

这些病例的答案有一定的争议,目的是引起读者的讨论和思考。在本章的阅读过程中,答案中的基本原理讲述很明确(但可能仍需讨论)。

案例研究 1 的多项选择题的答案

1. C

这例患有 CVD 的年轻肥胖男性患者的血糖控制不佳,但血压和胆固醇水平令人满意。医生已经为他开具了多种药物用于心血管的继发性心血管疾病预防。罗格列酮已不再允许用于治疗 2 型糖尿病,并且不加任何药物也不可行。可以选择胰岛素或磺酰脲类药物疗法,但会增加体重和低血糖风险 (如本章所述)。使用 GLP-1 类似物可改善血糖控制和减轻体重。尽管从心血管的观点来看,这些药物是安全的,但目前对此尚无完整的长期研究。

2. E

她的患病风险处于糖尿病患者和非糖尿病之间,但是需要更多的信息准确评估她患病的风险。她还应测量胆固醇、血压等。在本章中也讨论了与空腹血糖受损、血糖耐量受损和糖尿病相关的心血管风险。

案例研究 2 的多项选择题的答案

1. A,B,C,D,E

这例具有 CVD 病史的女性患者,在血糖控制可变的情况下,具有许多心血管危险因素。低血糖、血糖水平波动、微血管并发症、周围神经和自主神经病变及慢性肾脏疾病,也会增加随后发生心血管事件的风险。

2. C

不同患者的 HBA1c 标准值各有不同。显然,其目的是控制血糖,确保不会引起低血糖相关的并发症。7%的 HBA1c 是一个合理的目标(美国糖尿病协会、欧洲专业糖尿病专家协会)。将 HBA1c 定位在此水平以下,可能会导致发病率和死亡率增加,因此,对于已经患有糖尿病和先前有心血管病史的并发症的中年患者,仍须谨慎。

第 6 章

高血压和心血管疾病的管理

José A.García-Donaire , Luis M.Ruilope
Hospital 12 de Octobre , Madrid , Spain

关键点

● 糖尿病全球范围内的流行正在增加心血管疾病的发病率和死亡率。

● 超过 75% 的糖尿病患者患有动脉高血压。

● 高血压糖尿病患者的最佳管理需要预防和回归,如果发展,将会导致心肾和脑血管损害。

● 在此基础上,来自随机对照试验的最新证据不断对这些人口的管理进行重新评估。

简介

　　世界卫生组织对全球糖尿病大流行提出了警告[1,2],不管在发达国家还是发展中国家,血糖异常与肥胖症直接相关的风险的人数正在增加[3-5],数以百万计的人没有意识到他们患有或可能患有 2 型糖尿病。处于糖尿病前期的人也应该警惕,这些人中超过 1/3 是 20 岁以上成年人,这种情况增加了包括微血管和大血管疾病(尤其是肾脏疾病)、视网膜病变、失明、截肢和心血管疾病等相当复杂的并发症的风险[6-10]。与没有糖尿病的患者相比,大多数患有 2 型糖尿病伴高血压的患者发生缺血性心肌病、肾衰竭、脑血管疾病和(或)外周血管疾病的可能性高 2~4 倍[11]。高血压可能会先发或继发 2 型糖尿病,糖尿病与高血压之间的病因还不是很清楚。遗传因素、胰岛素抵抗、炎症、肾素-血管紧张素-醛固酮系统(RAAS)、钠潴留和高血糖都与之相关[12-14]。激活 RAAS 系统和 IR 可能会触发活性氧的产生并增加氧化应激,这可能会导致内皮功能障碍和动脉粥样硬化[12]。在患有高血压的 2 型糖尿病患者中,大血管和微血管并发症更为常见,而 RAAS 可能是一种统一的机制。流行病学研究清楚地表明,血压(BP)、血糖和脂质水平与糖尿病并发症之间存在直接的关系[15-17]。最近的临床试验结果表明,将危险因素水平标准化的好处非常直观,但有时,这会令人不安,并使人质疑这种标准[18,19]。这篇综述聚焦于 2 型糖尿病和动脉高压患者,其与靶器官损害的关系及其管理等方面,它旨在提供对最新试验和指南的清晰解释,可帮助临床医生为个别患者设定 CV 危险因素的目标。

2 型糖尿病与高血压之间的相互作用

20 世纪的最后几年,一系列试验突出显示了 2 型糖尿病患者有效治疗高血压的重要性和潜在获益。已知降低高血压和 2 型糖尿病患者的血压可以降低 CV 事件的风险。重要的是,基线年龄、先前有 CVD 的患者所占的百分比,以及平均血压在各项研究中均存在很大的差异。基线特征的这一重要变化可以解释长期观察到的一些差异。此外,在此期间出现了一些降低血管疾病的新疗法,如阿司匹林、他汀类药物和 RAAS 抑制剂。这些治疗方法的进展,以及疾病的时间变化,如肥胖患病率的增加,对结局都有影响[20,21]。

包括高血压糖尿病在内的早期试验

UKPDS 最初被认为是一项基础试验,有几篇报道比较了严格控制血压对近期诊断为 2 型糖尿病患者大血管和微血管糖尿病并发症的影响[22]。总共 758 例患者被随机分为使用卡托普利(400 例)和阿替洛尔(358 例)治疗,一个强化控制组,血压目标<150/85mmHg,并在需要时加用其他药物。使用 β 受体阻滞剂和血管紧张素转化酶抑制剂以外的其他治疗方法,对另外 390 例患者进行了更强化的控制(目标<180/105mmHg)。经过 8.4 年的中位随访,在强化和非强化控制组中, 两组 BP 水平差异均小于其目标值, 即 144/82mmHg 和 154/87mmHg,但是,结果的差异令人震惊,在强化控制组中,死亡风险降低了 32%,脑卒中减少了 44%,所有微血管疾病减少了 34%,经过 6 年的随访,强化控制组中微量尿蛋白(尿蛋白≥50mg/L)的风险降低了 29%,表现出视网膜病变恶化的患者更少。这项研究清楚地表明,使用 ACEI 时,控制 BP 可以预防血管性糖尿病并发症,并且,作者得出的结论认为,在 2 型糖尿病的治疗中,应优先考虑 BP 的管理。有趣的是,强化控制组中有 29% 的患者需要 3 种或更多种降压治疗才能达到 BP 目标。在随后的分析显示,以卡托普利和阿替洛尔为基础的临床终点之间无显著性差异[23]。

UKPDS 之后不久,卡托普利预防项目(CAPPP)就来了,其中 10 985 例患者被随机分配接受 ACEI 卡托普利或利尿剂和 β 受体阻滞剂的常规治疗。在 6.1 年的随访期间,卡托普利和常规治疗在预防 CV 发病率和死亡率方面没有差异[24]。但是,在基线时,572 例糖尿病患者的相对较小的亚组中(占总患者样本的 4.9%),卡托普利组的心肌梗死、脑卒中和 CV 死亡的主要复合终点显著降低(相对危险度 0.59),总死亡率也大大降低(相对风险 0.54)。在本试验中,结果的差异不能用血压降低的差异来解释;如果有什么差异的话,糖尿病患者常规治疗的血压水平略低于卡托普利[25]。这些研究的共同点是清楚地证明了在糖尿病患者中通过抗高血压疗法 (如 ACEI) 可以在心血管疾病的发病率和死亡率方面带来非常可观的好处。但是,他们还提前指出了与不同类别的降压药及其组合,以及当有许多有效的治疗方法可供选择时临床试验设计的困难,而对许多患者而言,最佳的治疗方法将涉及两种或多种药物的组合。

2000 年 1 月,发表了颇具影响力的心脏结局预防评估(HOPE)研究[26]。共有 9297 例具有血管病或糖尿病病史并伴有其他 CV 危险因素的高危患者被随机分配接受 ACEI 雷米普利或安慰剂治疗约 4.5 年。除 RAAS 抑制剂外,除非根据患者的临床情况要求,否则不允许使用 CV 治疗的药物,雷米普利降低了主要预后的发生率——心肌梗死、脑卒中和 CV 的复合死亡降低了 22%,心血管死亡降低了 26%,全因死亡降低了 16%。一个重要的发现是,与安慰剂相比,雷米普利对 BP 的降低作用很小(约 3/2mmHg)。作者认为,这与观察到的不良反应相差无几。进一步的结果是,雷米普利组研究期间新发糖尿病的发生率显著降低,相对风险为 0.66。随后,在基线时,对 3577 例糖尿病患者进行了亚组分析[27]。雷米普利在该亚组中的 BP 降低幅度甚至更小(2.4/1.0mmHg),但风险降低幅度往往比整个研究人群略大,主要结果降低了 25%,CV 死亡降低了 37%,全因死亡人数减少了 24%。明显的肾病发生率也降低了 24%。对轻度肾功能不全患者的进一步分析[28]显示,此类患者的 CV 和全因死亡率显著增加,并且肾功能不全的患者使用雷米普利的相对风险降低幅度比没有此类疾病的患者(心血管疾病占 22%,全因死亡病例占 10%)更大(两者均为 41%)。

这项具有一定影响力的试验不久之后是 PROGRESS[29],该研究主要是脑卒中的二级预防研究,但对随后的试验设计(尤其是联合疗法)具有重要意义。有脑卒中或短暂性脑缺血发作史的患者(n=6,105)被随机分配接受培哚普利的积极治疗,加或不加利尿的吲达帕胺或安慰剂,平均随访时间为 3.9 年。总体而言,积极治疗可减少 28%脑卒中发生率,以及 26%重大血管事件发生率,高血压和非高血压患者的益处相似。大约 42%的患者接受单独的培哚普利治疗,58%的患者接受培哚普利加吲达帕胺联合治疗,单独使用培哚普利可使血压降低 5/3mmHg,联合使用可使血压降低 12/5mmHg。接受培哚普利加吲达帕胺联合治疗的患者效果显著,脑卒中风险降低 43%,主要血管事件降低 40%。基线时,对 761 例糖尿病患者的后续分析提示,与非糖尿病患者相比,糖尿病的治疗效果无显著提高,分别使脑卒中风险降低 38%和 28%[30],接受培哚普利加吲达帕胺治疗的糖尿病患者的脑卒中风险显著降低 46%。

强化与不强化 BP 目标

高血压最佳治疗(HOT)研究[31]和上述" UKPDS"[22]首先将患者随机分配成不强化和高强化 BP 目标。HOT 研究者随机将患者分为 3 个不同的舒张压目标人群(≤90mmHg,≤85mmHg,≤80mmHg),经过 4 年的随访,与≤90mmHg 组相比,在 HOT 糖尿病人群中(n=1501),≤80mmHg 目标组发生 CV 事件的风险降低了 51%, 与 CV 相关的死亡率降低了 70%。值得注意的是,被随机分配到≤80mmHg 目标组的患者,平均血压达到 144/81mmHg,而≤90mmHg 目标组的平均血压只达到 148/85mmHg。

在糖尿病试验中,适当的血压控制研究者(ABCD)[32]将患者随机分配为糖尿病组、高血压组[33](平均舒张压基线≥90mmHg)和血压正常组[34](平均舒张压基线血压 80~89mmHg),以达到高强化和不强化的舒张压 BP 目标, 参加 ABCD 试验的高血压患者被随机分配至舒张压目标为 75mmHg(强化控制组)和 80~89mmHg(非强化控制组),而血压正常的患者则被随机分成舒张压降低 10mmHg(强化控制组)和舒张压没有预期变化(非强化控制组)两组。5

年后,在高血压人群中,由于强化的血压控制,全因死亡的风险显著降低了49%,尽管这种风险是次要结果,在主要结果(24小时肌酐清除率的变化)中未观察到差异。在血压正常的人群中,脑卒中的相对风险显著降低了70%,尽管该风险也是次要结果。在随访的5年中仅发生了17次脑卒中。

ACCORD试验[35,36]的研究者将高血压和糖尿病患者(n=4733)随机分配到强化治疗组(收缩压<120mmHg)和标准治疗组(收缩压<140mmHg)中,对平均随访时间为4.7年的非致死性MI、非致死性脑卒中和死因的风险进行了评估。ACCORD是第一项大型随机试验,为评估糖尿病患者降低收缩压(<120mmHg)的效果提供了机会,随机分配到强化治疗组的患者的平均BP为119/64mmHg,而标准治疗组的患者的平均BP为134/71mmHg,图6.2描述了两组中需要达到BP控制的治疗需求。比较强化治疗组和标准治疗组时,非致死性心肌梗死或与心肌梗死相关的死亡风险没有显著差异,尽管总体脑卒中率非常低(强化治疗组和标准治疗组分别为0.32%和0.53%),但是显著降低了42%的总脑卒中风险和38%非致命性脑卒中的风险。在强化治疗组,包括低血压、心动过缓和心律失常等严重不良事件的发生率也显著增加,所有这些都与不良结局有关。ACCORD研究者得出的结论是,他们的研究结果没有提供证据表明强化BP控制会降低重大事件的综合发生率。

尽管在ACCORD中未观察到事件发生率显著降低可能令人惊讶,但重要的是,要注意到ACCORD患者的基线收缩压低于HOT[31]和UKPDS[22]的强化控制组。该因素表明,在HOT和UKPDS的强化控制组中观察到的益处可能是基于将收缩压从基线时的平均≥160mmHg降低到144mmHg,而在ACCORD中所观察到的益处更小,将收缩压从基线时的平均139mmHg降低至119mmHg。在这些试验研究的患者组中,ABCD[32]的血压正常组与ACCORD组最相似,其因素包括血压、年龄和基线时的CVD患者的百分比。在这两项研究中,在强化控制组中观察到了脑卒中风险的小幅降低,但有显著性差异。

试验的临床解释

厄贝沙坦为糖尿病肾病试验(IDNT)[37]提供了机会,以评估在糖尿病性高血压人群中控制BP效果的结果。患有肾病的患者已接受了3年的治疗,收缩压逐渐降低至120mmHg,预示着相关死亡率和充血性心力衰竭的降低,但MI并未降低。当根据达到的收缩压≤120mmHg(n=53)或收缩压>120mmHg(n=1537)对患者进行分组时,在收缩压≤120mmHg的一个小组中,全因死亡率和相关死亡率中的相对危险性显著增加,这表明舒张压<85mmHg与全因死亡率、MI风险显著增加和脑卒中风险降低的趋势有关。尽管只有29%的IDNT参与者在基线时有CVD,但根据达到的收缩压进行分组时,≤120mmHg组的患者在基线时有CVD或充血性心力衰竭的病史高于>120mmHg的患者组[38]。

国际维拉帕米SR/Trandolapril(INVEST)研究[39]还提供了机会,以评估在独特的高血压和糖尿病患者(n=6400)中已记录的冠状动脉收缩压对CV结果的影响,所有这些患者在基线时都记录了冠状动脉疾病,并随访了3年。根据达到的收缩压<130mmHg(严格控制)或130~140mmHg(常规控制)对参加者进行分组。在比较严格控制组和正常控制组时,主要结果(全因死亡、非致命性MI或非致命性脑卒中的首次发生)的发生率没有发现任何差异。当分别进行评估时,非致命性MI或非致命性脑卒中的发生率也没有任何差异。然而,在收缩

压严格控制组中,全因死亡率的相对风险显著增加了 8%(*P*=0.04)。使用美国国家死亡指数的信息,对美国参与 INVEST 的参与者进行的进一步随访显示,与收缩压常规控制组相比,收缩压严格控制组在总共 10 年中的全因死亡风险高出 15%, 这种过高的风险集中在收缩压<120mmHg 的人群中。

有关微血管终点的可用数据

一些研究还评估了糖尿病患者的微血管终点。在接受积极治疗(培哚普利和吲达帕胺)的患者中,ADVANCE 的研究人员发现微量蛋白尿的发生显著减少(*P*<0.0001),新发或恶化的肾病发生率也显著下降(*P*=0.055)[40]。但是,在积极治疗组和控制组之间,在新发或恶化的视网膜病变、视力减退和新发或恶化的神经病变的发生率上没有发现存在差异 [41]。在 UKPDS 中,在严格控制组的患者中,视网膜病变恶化风险降低了 34%(*P*=0.0004)。根据"糖尿病性视网膜病的早期治疗"的研究,按三行法则视力表检测视力,视力下降风险降低了 47%(*P*=0.004)[22],尽管在 UKPDS 试验后随访期间,这些微血管获益并未持续[42]。在 ABCD 中有正常尿蛋白或微量尿蛋白的患者,血压降低均稳定了其肾功能。然而,在整个研究中,无论血压降低多少,基线时有明显尿蛋白患者的肌酐清除率均持续下降[33]。在 ACCORD 中,尽管大量尿蛋白病例明显减少 (*P*=0.009)[35],但强化控制组患者的肾小球滤过率显著降低(*P*<0.001),血清肌酐升高的病例更多(*P*<0.001),估计肾小球滤过率<30mL/(min·1.73m²)的病例更多(*P*<0.001)。在 ACCORD 的视网膜病变亚研究中,血压的大幅降低与糖尿病性视网膜病变的进展速度降低没有相关性[43]。

高血压糖尿病患者的肾脏结局

肾病已被认为是糖尿病的一种重要并发症,而糖尿病和高血压是慢性肾脏病的最常见原因[44,45]。恶化的肾脏疾病会导致 CV 死亡的风险急剧增加[46](图 6.1),尽管不能完全解释,但 CV 疾病、CKD 和糖尿病之间的复杂相互作用正变得越来越受到广泛的关注[45,47]。肾素–血管紧张素系统的阻断被广泛认为对肾预后有益, 并且一系列 Meta 分析表明,ACEI 可以预防新发的微量尿蛋白和发展为大量尿蛋白,并降低糖尿病肾病患者的全因死亡率,而血

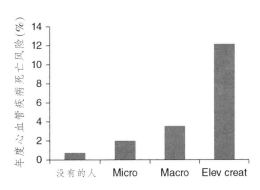

图 6.1　在 UKPDS 中,2 型糖尿病患者和不同程度的肾病患者每年的心血管死亡风险。Micro,微量尿蛋白;Macro,大量尿蛋白;Elev creat,血浆肌酐升高或肾脏替代疗法。(Source: Adler et al. 2003 [47]. Reproduced with permission of Nature Publishing Group.)

管紧张素受体阻滞剂仅具有肾脏保护作用[48]。在过去的 10 年中,针对包括或不包括肾病的糖尿病患者,进行了一系列安慰剂对照的 ARB 随机试验,这些试验的特征总结在表 6.1 中,包括进行研究的死亡总数,来表明其有可能检测出积极治疗的死亡率获益的功效,以及安慰剂组中的近似死亡率,以表明患者人群的风险状况。表 6.1 的注中给出了完整的试验名称,表 6.2 总结了主要结果。

IDNT[37]和 RENAAL[49]试验纳入了 2 型糖尿病和肾病患者,除标准的高血压治疗外,还进行了随机治疗,其中不包括 ACEI 和 ARB,对于 IDNT,则为钙通道阻滞剂。在 IDNT 试验中,厄贝沙坦治疗可使主要肾脏终点(血清肌酐翻倍、终末期肾脏疾病和全因死亡)相较于安慰剂减少 20%,主要是由于双倍血肌酐减少了 33%(表 6.2),终末期肾脏疾病减少了 23%,但并没有显著性差异($P=0.07$)。氨氯地平组的肾脏预后与安慰剂相似。由于研究设计中允许的背景治疗中排除了 ACEI,因此,出于道德方面的考虑,RENAAL 试验已被提前终止。在平均 3.4 年的随访中,氯沙坦可使主要肾脏终点(与 IDNT 中相同)显著降低 16%,同时血清肌酐翻倍和晚期肾脏疾病显著降低(表 6.2),氯沙坦还使尿蛋白水平(以尿蛋白与肌酐之比衡量)较基线水平平均降低 35%,而安慰剂组该比例趋于增加(治疗效果 $P<0.001$)。尽管两项试验均对肾脏有益,但 ARB 治疗并未对所有 CV 事件的风险或全因或 CV 死亡率产生任何实质性或显著的改善,在 IDNT 试验中,厄贝沙坦使心力衰竭的发生率显著降低了 28%,但心肌梗死、脑卒中和全因或 CV 死亡没有改善(实际上增加了 8%),这可能与氨氯地平的效果相反。氨氯地平尽管在肾脏终点没有明显益处,但心肌梗死明显减少了 42%,脑卒中和 CV 死亡率分别减少了 35% 和 21%[50]。

IRMA 2[51]是一项较小的研究,在那些可以接受除 ARB 和 ACEI 外的其他降压药的 2 型糖尿病和持续性微量尿蛋白患者中,比较了两种剂量的厄贝沙坦和安慰剂,主要疗效终点是明显的肾病发作,定义为尿蛋白排泄速率每分钟>200μg,比基线时高≥30%,安慰剂组 30 例达到此终点, 而厄贝沙坦 150mg 组则为 19 例,300mg 组则为 10 例,HR 分别为 0.61(NS) 和 0.30($P<0.001$),厄贝沙坦 300mg 组中尿蛋白排泄水平降低了 38%,而安慰剂组中的尿蛋白排泄水平降低了 2%($P<0.001$),厄贝沙坦 300mg 组的死亡人数为 8 例,安慰剂组为 5 例。

ACCOMPLISH 研究发表的肾脏结局结果, 证实了未来的高血压试验需要同时考虑 CV 和肾脏结局[52]。研究结果表明,在具有高心血管事件风险的高血压患者中,ACEI 贝那普利与钙通道阻滞剂氨氯地平合用,在心血管保护和在更大程度上减缓肾病进展方面均优于贝那普利和利尿剂氢氯噻嗪合用。这些结果表明,促进 CV 疾病进展的机制与导致肾脏疾病进展的机制相似。同样在 2010 年发表的 ACCOMPLISH 研究中的一个糖尿病患者分析显示,在减少糖尿病患者的 CV 事件方面,肾素-血管紧张素系统抑制剂与氨氯地平联用亚组优于肾素-血管紧张素系统抑制剂与氢氯噻嗪联用亚组[53]。

与之前的 3 项试验相反,TRANSCEND 研究中的患者[54,55],确诊患有心血管疾病或糖尿病,并伴有终末器官损害,但无大量尿蛋白或心力衰竭。ACEI 的耐受性也纳入要求。允许使用其他降压药,包括非研究性 ARB,尽管这些药物仅被<10%的患者服用。肾脏主要终点包括透析、肾移植、双倍血肌酐和死亡等复合事件,两组的发生率相似。但是,替米沙坦组的双倍血肌酐发生率比安慰剂组高得多(HR=1.59,$P=0.031$),替米沙坦组肾小球滤过率降低的患者明显更多。另一方面,在基线时,有微量尿蛋白的患者中,替米沙坦显著降低了尿蛋白

表 6.1　包括糖尿病患者在内的肾脏终点大样本随机试验的特点

研究	患者类型	治疗	随访(年)	基线血压 (mmHg)	血压差与安慰剂组 (mmHg)	总死亡数（近似率）[a]
单一疗法对安慰剂						
IDNT(n=1715)[37]	2 型糖尿病+肾病	厄贝沙坦(n=579) 安慰剂(n=569) 氨氯地平(n=567)	2.6	159/87	−3.3	263(55)
RENAAL(n=1513)[49]	2 型糖尿病+肾病	氯沙坦(n=751) 安慰剂(n=762)	3.4	153/82	−2	313(60)
IRMA 2(n=590)[51]	2 型糖尿病+持续性微量尿蛋白	厄贝沙坦 150mg(n=195) 厄贝沙坦 300mg(n=195) 安慰剂(n=201)	2.0	153/90	−3	4(2.5)
TRANSCEND(n=5927)[55]	心血管疾病或糖尿病伴末端器官损伤	替米沙坦(n=2954) 安慰剂(n=2972)	4.7	141/82	−4	713(25)
DIRECT-Renal(n=5231)[57]	1 型和 2 型糖尿病，正常尿蛋白	坎地沙坦(n=2613) 安慰剂(n=2618)	4.7	118/73	−3.3	99(4)
联合治疗						
ONTARGET(n=25 620)[69]	心血管疾病或糖尿病伴末端器官损伤	雷米普利(n=8576) 替米沙坦(n=8542) 雷米普利+替米沙坦(n=8502)	4.7	142/82	−2.4（联合用药对单用雷米普利）	3068(25)
ADVANCE	2 型糖尿病+心血管疾病或多于 1 个危险因素	培哚普利+吲达帕胺(n=5569) 安慰剂(n=5571)	4.3	145/81	−5.6	879(18)
ACCOMPLISH	高血压+心血管疾病或糖尿病（60%的患者）	贝那普利+氨氯地平(n=5744) 贝那普利+氢氯噻嗪(n=5762)	3.0	145/80	−1.1（两组）	498(14)（两组）

（待续）

表 6.1（续）

研究	患者类型	治疗	随访（年）	基线血压（mmHg）	血压差（与安慰剂组）（mmHg）	总死亡数（近似率）[a]
血压指标比较						
ACCORD BP（n=4733）[35]	2 型糖尿病伴有心血管事件高风险	目标收缩压 <120mmHg（n=2362） 目标收缩压 <140mmHg（n=2371）	5.0（死亡率）	139/76	−14.2	249（10）

注：

[a] 安慰剂组给出的近似率，除非另有说明，以每年 1000 例患者的年死亡率表示。

IDNT，伊贝沙坦沙坦肾病试验；RENAAL，通过血管紧张素拮抗剂氯沙坦研究低 NIDDM 终点；IRMA 2，厄贝沙坦在 2 型糖尿病患者中的作用和微量尿蛋白研究；TRANSCEND，直接糖尿病视网膜病变缬地沙坦试验；ONTARGET，正在进行的替米沙坦单独和联合雷米普利全球终点试验；ADVANCED，在糖尿病和血管疾病中的作用；ACCORD，通过合并治疗收缩期高血压患者来避免心血管事件；ACCORD，在糖尿病血压试验中控制心血管风险的作用。

表 6.2　包括糖尿病患者的肾脏终点的大型随机试验结果总结

| 研究 | 最近诊断为 | | 肾端点主要终点或肾事件 | 双倍血肌酐 | ESRD 或透析 | 所有心血管事件 | 脑卒中 | 全因死亡率 | 心血管疾病 |
	尿蛋白	进展							
单一疗法对安慰剂									
IDNT									
厄贝沙坦对安慰剂			-20% (P=0.02)	-33% (P=0.003)	-23%(NS)	-10%(NS)	+1%(NS)	-8%(NS)	+8%(NS)
氨氯地平对安慰剂			+4%(NS)	+6%(NS)	+0%(NS)	+0%(NS)	-35%(NS)	-12%(NS)	-21%(NS)
RENAAL									
氯沙坦对安慰剂	-35%UACR (P=0.001)		-16% (P=0.002)	-25% (P=0.006)	-28% (P=0.002)	-10%(NS)		+2%(NS)	
IRMA 2									
厄贝沙坦 300mg 对 安慰剂	-38%尿蛋白 (P<0.001)		-70% (P<0.001)						
TRANSCEND									
替米沙坦对安慰剂		-42% (P=0.018)	+10%(NS)	+59% (P=0.031)	-29%(NS)	-8%(NS)	-17%(NS)	+5%(NS)	+3%(NS)
DIRECT-Renal									
坎地沙坦对安慰剂	-5%(NS) （初级肾 端点）	-5.5%UAER (P=0.024)						坎地沙坦:51 安慰剂:48	
联合治疗									
ONTARGET									
替米沙坦对雷米普 利	-6%(NS)	-17%(NS)	0%(NS)	+11%(NS)	+7%(NS)	+1%(NS)	-9%(NS)	-2%(NS)	0%(NS)
联合用药对雷米普 利	-12% (P=0.003)	-24% (P=0.019)	+9% (P=0.037)	+20%(NS)	+33%(NS)	-1%(NS)	-7%(NS)	+7%(NS)	+4%(NS)

（待续）

表6.2（续）

研究	最近诊断为		肾端点主要终点或肾事件						
	尿蛋白	进展	点或肾事件	双倍血肌酐	ESRD或透析	所有心血管事件	脑卒中	全因死亡率	心血管疾病
ADVANCE 培哚普利+吲达帕胺对安慰剂	-21% （P=0.0001）	-22% （P=0.001）	-21% （P<0.0001）	+21%（NS）	+18%（NS）	-14% （P=0.020）	-6%（NS）	-14% （P=0.025）	-18% （P=0.027）
ACCOMPLISH 贝那普利+氨氯地平对贝那普利+氢氯噻嗪			-48% （P<0.0001）	-49% （P<0.0001）	-47%（NS）	-17% （P=0.002）	-16%（NS）	-10%（NS）	-20%（NS）
血压指标比较									
ACCORD BP 目标收缩压<120mmHg对目标收缩压<140mmHg	30.2%对32.3% （NS）	6.6%对8.7% （P=0.009）		24%对16% （P<0.001） 只评估血清肌酐	无明显差异	-13%（NS） 非致命MI	-41% （P=0.01）	+7%（NS）	+6%（NS）

MI，收缩性心肌梗死；NS，无显著性；UACR，尿蛋白与肌酐比值；UAER，尿蛋白排泄率。

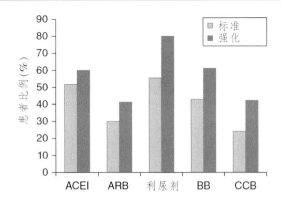

图 6.2　在 ACCORD 试验的强化治疗组和标准治疗组中，最后一次研究中开出的抗高血压药物的主要种类。两组患者中，α 受体阻滞剂、利血平和其他抗高血压药物的使用比例均<25%。ACEI，血管紧张素转换酶抑制剂；ARB，血管紧张素 Ⅱ 受体拮抗剂；BB，β 受体阻滞剂；CCB，钙通道受体阻滞剂。[Source: Data from ACCORD Study Group(2010)[36].]

的进展(P=0.018)。但是，替米沙坦对主要的复合 CV 终点和全因或 CV 死亡没有显著影响，作者得出的结论是，ARB 对具有高血管风险但无大量尿蛋白的 ACEI 不耐受患者无肾脏益处[54]。

该类别的最终研究是对 3 项 DIRECT 试验中肾脏终点的综合分析，这些试验主要用于评估坎地沙坦对 1 型或 2 型糖尿病伴尿蛋白患者视网膜病变的发生和发展的影响[56-58]，主要的肾脏终点是微量尿蛋白的发展，尿蛋白排泄率的变化率是次要终点。在 3 项研究中，坎地沙坦组和安慰剂组中有相似数量的患者发生了微量尿蛋白。在合并分析中，危险比(坎地沙坦对安慰剂) 为 0.95 (P=0.60)，坎地沙坦组尿蛋白排泄率的年变化率降低了 5.5%(P=0.024)；这相当于绝对降低了 0.11μg/min，作者将其描述为适度且不确定的临床意义。但是，必须记住，该研究并未针对肾脏终点提供帮助，坎地沙坦组(51 例死亡)和安慰剂组(48 例死亡)的死亡人数相似。

在本节中考虑的研究表明，尽管不同的肾脏终点之间存在不一致之处，但 ARB 的治疗可以延缓进展为大量尿蛋白，并降低更严重的肾脏疾病发生，如血清肌酐翻倍和透析。但是，没有一项试验显示 ARB 对死亡率有明显的益处，可能会在死亡人数相对较少的试验(如 IRMA 2 和 DIRECT)中缺乏显著的疗效。但由于这些试验的规模和(或)患者具有高风险性质，这些试验涉及大量患者的死亡，更加令人担忧。自 2000 年以来，对以高血压为主的患者进行的 16 项随机试验的最新分析[59]表明，只有 3 项试验(ASCOT–BPLA[60]、ADVANCE[41]和 HYVET[61])显示全因死亡率显著降低。这 3 项研究的成功疗法分别是氨氯地平(±培哚普利)、培哚普利加吲达帕胺和吲达帕胺(±培哚普利)。其他 13 项研究，单独进行或汇总后，均未显示出明显的死亡率获益(汇总分析的比值比为 0.996)。

高血压糖尿病患者的脑血管结局

毫无疑问，无论是否有糖尿病，在脑血管疾病的一级预防或二级预防中都需要治疗高血压。对高血压、糖尿病或血管疾病患者使用不同降压药物方案的系统评估发现，脑卒中和其他主要血管结局的相对风险与降低的血压成正比[62]。然而，上文讨论了一个普遍的共识，即 ACEI 或 ARB 是糖尿病和代谢综合征的首选一线药物。在一级预防中,唯一的问题是 BP 的水平,可以在该水平以上进行治疗,观察是否发现收缩压或舒张压阈值的证据(至少下降为 115/75mmHg),低于此阈值则脑卒中没有减少[63]。在糖尿病患者和非糖尿病患者中,目前正在讨论在一级预防中建议的治疗阈值。此外,使用 BP 的绝对阈值确定是否需要治疗的不确定性越来越高,并且越来越多的共识认为,治疗决策的必要性应基于 CV 事件的绝对风险预测值[64]。

在大多数脑卒中或 TIA 患者中,尤其是在糖尿病患者中,BP 降低是有效的。对在 6753 例有脑卒中或 TIA 的患者中进行的 9 项随机对照试验的系统评价发现,降压治疗显著降低了脑卒中的风险 (RR=0.72;95% CI 0.61~0.85) 和重大 CV 事件 (RR=0.79;95% CI 0.68~0.91)[65]。然而,有证据表明,在双侧严重颈动脉狭窄患者中,脑灌注量经常受损,特别是如果收缩压<130mmHg[66],则在较低的收缩压下,脑卒中风险会增加。在这组患者中,应谨慎降低血压,并可能需要进行动脉内膜切除术来适当控制血压。

上述 PROGRESS 试验在 6105 例有脑卒中或 TIA 的患者中比较了 ACEI 培哚普利加吲达帕胺 (由主治医生酌情决定是否加入) 与安慰剂的比较,积极的治疗可使 BP 降低 9/4mmHg[29]。与安慰剂相比,同时减少脑卒中(RR=0.72;95% CI 20.62~0.83)和重大血管事件(RR=0.74;95% CI 0.66~0.84),不管基线血压和符合条件的脑血管事件(缺血性或出血性)的类型如何,相对风险都相似。PROGRESS 包括 761 例(14.2%)糖尿病患者,与非糖尿病患者相比,糖尿病组患者治疗后的 BP 总体降低为 9.5/4.6mmHg,而非糖尿病患者则为 8.9/3.9mmHg,脑卒中风险的相对降低分别为 38%(95% CI 8%~58%)和 28%(95% CI 16%~39%)。由于糖尿病患者随访期间缺血性脑卒中的绝对风险也较高(HR=1.53;95% CI 1.23~1.90),因此,治疗后的 RR 较高。在 HOPE 试验中报道了相同的模式,9297 例血管疾病高危患者(1013 例患有脑卒中或 TIA)被随机分为 ACEI 雷米普利治疗组和安慰剂组。与安慰剂组相比,雷米普利组在 4.5 年间降低了脑卒中(RR=0.68;95% CI 0.56~0.84)和主要血管事件(RR=0.78;95% CI 0.70~0.86)[26]。随后的分析发现,在治疗组中,患有或未患有脑卒中或 TIA 的患者的相对风险相似[67],与非糖尿病患者相比,糖尿病患者的相对风险略高,而安慰剂组糖尿病患者的脑卒中绝对风险再次高于非糖尿病患者(6.1%对 4.1%),因此治疗的绝对获益也高出约 50%[27]。

高血压糖尿病的联合治疗

在临床实践中,许多高血压患者会接受不止一种降压药治疗,并且在高血压指南中广泛推荐使用联合疗法。联合治疗对于糖尿病患者尤其重要,因为对于这些患者而言,推荐的 BP 目标具有挑战性。应该指出的是,在最近的大多数大型高血压试验中,研究使用的药物是在常规抗高血压治疗的基础上给予的,这通常由研究者自行决定。因此,大多数试验评估药物组合的功效,但除随机研究药物以外的药物组合类型和剂量尚未标准化。但是,最近的 3 项大型试验明确研究了特定的组合,并取得了惊人的结果。

首先,最初的问题必须是何时开始药物治疗,以及应该选择哪种药物。最近的结论性数据似乎已经澄清了这个问题,该数据证实,即使在血压正常的高危患者中,ACEI 和(或)

ARB 也是有益的。该观点是根据每例患者的 CV 风险,而不是仅仅根据他们的血压水平来评估[68]。

在一项大型 ONTARGET 试验中[69],比较了替米沙坦组和替米沙坦及雷米普利的联合用药组与仅雷米普利组对患有终末器官损害的心血管疾病或糖尿病患者的疗效。替米沙坦组和雷米普利联合用药组之间在肾、心血管和死亡率方面均无显著差异(表 6.2)。但是,雷米普利组和雷米普利联合用药组之间的比较显示出重要的差异。

联合用药组比雷米普利单药组治疗更有效地预防了新发的微量尿蛋白和已有的微量尿蛋白的进展,危险比分别为 0.88(P=0.003)和 0.76(P=0.019)。另一方面,联合用药组主要的肾脏终点,包括双倍血肌酐、透析和死亡的复合时间发生率明显高于雷米普利单药组治疗(HR=1.09,P=0.037);从数字上来说,联合用药组中的每种成分的使用频率更高,分别为 20%、33% 和 7%。与雷米普利组相比,联合用药组的肾小球滤过率估计值下降更大 (P<0.0001)。联合用药组和雷米普利组的心血管终点率和死亡率相似。据报道,与雷米普利组相比,联合用药组发生肾脏异常不良事件的患者更多(HR=1.33,P<0.0001),并且因肾功能异常而停止用药的患者多于雷米普利组(HR=1.58,P<0.005)。因此,在雷米普利中添加替米沙坦可降低尿蛋白的发生率,但会导致肾小球滤过率下降更快,增加主要肾脏事件的发生率,而且没有显示出 CV 事件或死亡率方面的益处,这可能是指南不建议这种联合的原因之一。

ADVANCE 试验是糖尿病患者中规模最大的试验,涉及 11 140 例患者。该研究比较了培哚普利和最初的利尿剂吲达帕胺的固定剂量组合与安慰剂在 2 型糖尿病和有重大 CV 病史或至少一个其他 CV 危险因素的患者中的作用[70]。联合治疗使"综合肾功能"终点(新发性微量尿蛋白、新发性肾病、血清肌酐翻倍、或终末期肾病)下降了 21%(HR=0.79,P<0.0001),新发病的微量尿蛋白显著减少(21%),并且从微量尿蛋白进展为大量尿蛋白也显著减少(31%)。在该患者群中,晚期肾脏事件很少见。联合组和安慰剂组终末期肾脏疾病的发生率相似,与前面所描述的 ARB 的试验相反,培哚普利加吲达帕胺联合的肾脏益处显著降低了全因死亡率(降低了 14%,P=0.025)、心血管死亡率(降低了 18%,P=0.027)和冠状动脉事件发生率(降低了 14%,P=0.020)。

ADVANCE 试验的至少 3 个其他功能是值得注意的。首先,除不允许使用噻嗪类利尿剂外,几乎所有其他降压药均被允许使用(包括对照组中 73% 的患者使用 RAAS 抑制剂,这在这些试验中尚属首次)。安慰剂组中 50.2% 的患者观察到尿蛋白至少消退了一个阶段,这说明允许治疗的有效性。尽管如此, 积极的治疗使回归的发生率进一步提高了 16%(P=0.0017)。其次,在基线血压定义的所有亚组患者中,包括起始血压低于 125/75mmHg 的患者,肾脏事件均显著减少。实际上,在达到收缩压 110mmHg 或舒张压 65mmHg 以下的患者中,发生肾事件的风险最低。再有,最近的一项分析表明,无论是否患有肾病,以及基线时无论处于任何 CKD 阶段,全因死亡率的相对风险均降低了相似的程度[71]。ADVANCE 尚未解决的一个问题是观察到的益处是否与血压降低有关,因为在积极治疗组中平均降低了 5.6mmHg 的收缩压和 2.2mmHg 的舒张压。然而,由于在临床实践中大多数糖尿病伴高血压患者的血压未达标[72],因此,培哚普利加吲达帕胺联合的更高的降压功效可被视为额外的阳性结果。

该组中的第三项试验是 ACCOMPLISH[52,73]，它比较了贝那普利加氨氯地平和贝那普利加氢氯噻嗪在高血压伴有 CV 病史和糖尿病史患者中的两种固定剂量的组合，其中大约 60% 的患者患有糖尿病，主要终点是心血管事件和心血管死亡的综合。由于贝那普利+氨氯地平组的这一终点显著降低（HR=0.80，$P<0.001$），该试验过早停止。所有 CV 事件的综合发生率均显著下降（17%，$P=0.002$），但全因死亡（10%）、CV 死亡（20%）和脑卒中（16%）的下降均未达到意义。在贝那普利加氨氯地平组中，主要的肾脏终点（血清肌酐翻倍和终末期肾脏疾病的复合事件）几乎减半（HR=0.52，$P<0.0001$），这主要是因为双倍血肌酐减少了 49%（$P<0.0001$）。在 ADVANCE 试验中一样，贝那普利加氨氯地平组的 7 例患者和贝那普利加氢氯噻嗪组（NS）的 13 例患者很少进行透析。尽管贝那普利联合氨氯地平可显著减少后期肾脏事件，但基线微量尿蛋白退变为正常尿蛋白的患者比例（41.7%）明显低于贝那普利联合氢氯噻嗪（68.3%，$P=0.0016$），两个治疗组的收缩压水平相差不到 1mmHg。

案例研究

　　一例 56 岁的女性患者参加了高血压部门的定期会诊。她从 2000 年开始患有原发性高血压和 2 型糖尿病，从 2004 年开始患有高胆固醇血症，从 20 岁开始就患有全身和腹部肥胖症，没有吸烟史、吸毒史、手术史或妊娠期间并发症。她的治疗是奥美沙坦 40mg/d 和辛伐他汀 20mg/d。她的血压控制为 128/78mmHg（办公室）或 130/80mmHg（家）。她目前的血清和尿液分析显示空腹血糖为 158mg/dL；Hb A1C 为 7.5%；钾为 5.1mmol/L，尿酸为 7.8mg/dL，总胆固醇为 219mg/dL；甘油三酸酯为 189mg/dL；HDL-c 为 41mg/dL；LDL-c 为 140mg/dL；肌酐为 1.2mg/dL；肾小球滤过率（MDRD-4）为 49mL/(min·1.73m²)；白蛋白与肌酐的比值为 56mg/g。其余值为正常。

多项选择题

1. 这些结果可以确认患者的血糖状况为：

A.2 型糖尿病。

B.糖尿病前期、空腹血糖异常。

C.糖尿病前期、碳水化合物不耐受。

D.血糖正常。

2. 该患者的最佳血糖管理应该是：

A.生活方式干预。

B.开始使用二甲双胍。

C.开始合用二甲双胍和磺酰脲类药物。

D.胰岛素。

3. 该患者的脂质分布超出目标范围。理想的 LDL-c 的目标是哪个？

A.<130mg/dL。

B.<100mg/dL。

C.<70mg/dL。

D.<50mg/dL。

4. 该患者的肾功能可以认为是：

A.正常。

B.慢性肾脏病 3 期伴有尿蛋白。

C.慢性肾脏病 3 期无尿蛋白。

D.慢性肾脏病 4 期。

5. 她的血压水平应视为：

A.足够好。

B.次优。目标是<120/80mmHg。

C.次优。目标是<115/75mmHg。

D.需要动态血压监测才能回答这个问题。

答案在参考文献后。

指南和网站链接

http://eurheartj.oxfordjournals.org/content/28/12/1462.full.pdf

http://www.eshonline.org/

http://www.nice.org.uk/CG034

2007 Guidelines for the Management of Arterial Hypertension, European Society of Cardiology.

Guideline on the Management of Hypertension, NICE and the British Hypertension Society.

Website of the European Society of Hypertension.

参考文献

1　Cheung BM, Ong KL, Cherny SS et al. Diabetes prevalence and therapeutic target achievement in the United States, 1999 to 2006. *Am J Med* 2009; 122: 443–53.

2　Agardh E, Allebeck P, Hallqvist J et al. Type 2 diabetes incidence and socio-economic position: A systematic review and meta-analysis. *Int J Epidemiol* 2011; 40: 3804–818.

3　Samaranayake NR, Ong KL, Leung RY, Cheung BM. Management of obesity in the National Health and Nutrition Examination Survey (NHANES), 2007–2008. *Ann Epidemiol* 2012; 22: 349–53.

4　Sowers JR, Whaley-Connell A, Hayden MR. The role of overweight and obesity in the cardiorenal syndrome. *Cardiorenal Med* 2011; 1: 5–12.

5　Sorof J, Daniels S. Obesity hypertension in children: A problem of epidemic proportions. *Hypertension* 2002; 40: 441–7.

6　Preis SR, Hwang SJ, Coady S et al. Trends in all-cause and cardiovascular disease mortality among women and men with and without diabetes mellitus in the Framingham Heart Study, 1950 to 2005. *Circulation* 2009; 119: 1728–35.

7　Kannel WB, McGee DL. Diabetes and glucose tolerance as risk factors for cardiovascular disease: The Framingham Study. *Diabetes Care* 1979; 2: 120–26.

8　Haffner SM, Lehto S, Rönnemaa T et al. Mortality from coronary heart disease in subjects with type 2 diabetes and in nondiabetic subjects with and without prior myocardial infarction. *N Engl J Med* 1998; 339: 229–34.

9　Kuusisto J, Mykkänen L, Pyörälä K, Laakso M. Non-insulin-dependent diabetes and its metabolic control are important predictors of stroke in elderly subjects. *Stroke* 1994; 25: 1157–64.

10　Kanaya AM, Grady D, Barrett-Connor E. Explaining the sex difference in coronary heart disease mortality among patients with type 2 diabetes mellitus: A meta-analysis. *Arch Intern Med* 2002; 162: 1737–45.

11 Fagan TC, Sowers J. Type 2 diabetes mellitus: Greater cardiovascular risks and greater benefits of therapy. *Arch Intern Med* 1999; 159: 1033–4.

12 Leiter LA, Lewanczuk RZ. Of the renin-angiotensin system and reactive oxygen species Type 2 diabetes and angiotensin II inhibition. *Am J Hypertens* 2005; 18: 121–8.

13 Sharma AM, Engeli S. The role of renin-angiotensin system blockade in the management of hypertension associated with the cardiometabolic syndrome. *J Cardiometab Syndr* 2006; 1: 29–35.

14 Shoelson SE, Lee J, Goldfine AB. Inflammation and insulin resistance. *J Clin Invest* 2006; 116: 1793–801.

15 Sarwar N, Gao P, Seshasai SR et al. Diabetes mellitus, fasting blood glucose concentration, and risk of vascular disease: A collaborative meta-analysis of 102 prospective studies. *Lancet* 2010; 375: 2215–22.

16 Stratton IM, Adler AI, Neil HA et al. Association of glycaemia with macrovascular and microvascular complications of type 2 diabetes (UKPDS 35): Prospective observational study. *Brit Med J* 2000; 321: 405–12.

17 Stamler J, Vaccaro O, Neaton JD, Wentworth D. Diabetes, other risk factors, and 12-yr cardiovascular mortality for men screened in the Multiple Risk Factor Intervention Trial. *Diabetes Care* 1993; 16: 434–44.

18 Gerstein HC, Miller ME, Byington RP et al. Effects of intensive glucose lowering in type 2 diabetes. *N Engl J Med* 2008; 358: 2545–59.

19 Mancia G, Laurent S, Agabiti-Rosei E et al. Reappraisal of European guidelines on hypertension management: A European Society of Hypertension Task Force document. *J Hypertens* 2009; 27(11): 2121–58.

20 Braunwald E et al. Angiotensin-converting-enzyme inhibition in stable coronary artery disease. *N. Engl J Med* 2004; 351: 2058–68.

21 Heart Protection Study Collaborative Group. MRC/BHF Heart Protection Study of cholesterol lowering with simvastatin in 20,536 high-risk individuals: A randomised placebo-controlled trial. *Lancet* 2002; 360: 7–22.

22 UK Prospective Diabetes Study Group. Tight blood pressure control and risk of macrovascular and microvascular complications in type 2 diabetes: UKPDS 28. *Brit Med J* 1998; 317: 703–13.

23 UK Prospective Diabetes Study Group. Efficacy of atenolol and captopril in reducing risk of macrovascular and microvascular complications in type 2 diabetes: UKPDS 39. *Brit Med J* 1998; 317: 713–20.

24 Hansson L, Lindholm LH, Niskanen L et al. Effect of angiotensin-converting-enzyme inhibition compared with conventional therapy on cardiovascular morbidity and mortality in hypertension: The Captopril Prevention Project (CAPPP) randomised trial. *Lancet* 1999; 353: 611–16.

25 Niskanen L, Hedner T, Hansson L et al; CAPPP Study Group. Reduced cardiovascular mobidity and mortality in hypertensive diabetic patients on first-line therapy with an ACE inhibitor compared with a diuretic/beta-blocker-based treatment regimen: A subanalysis of the Captopril Prevention Project. *Diabetes Care* 2001; 24: 2091–6.

26 Yusuf S, Sleight P, Pogue J et al. Effects of and angiotensin-converting-enzyme inhibitor, ramipril, on cardiovascular events in high-risk patients. The Heart Outcomes Prevention Evaluation Study Investigators. *N Engl J Med* 2000; 342: 145–53.

27 Heart Outcomes Prevention Evaluation Study Investigators. Effects of ramipril on cardiovascular and microvascular outcomes in people with diabetes mellitus: Results of the HOPE study and MICRO-HOPE substudy. Heart Outcomes Prevention Evaluation Study Investigators. *Lancet* 2000; 355: 253–9.

28 Mann JF, Gerstein HC, Pogue J et al; HOPE Investigators. Renal insufficiency as a predictor of cardiovascular outcomes and the impact of ramipril: The HOPE randomized trial. *Ann Intern Med* 2001; 134: 629–36.

29 PROGRESS Collaborative Group. Randomised trial of a perindopril-based blood-pressure-lowering regimen among 6105 individuals with previous stroke or transient ischaemic attack. *Lancet* 2001; 358: 1033–41.

30 Berthet K, Neal BC, Chalmers JP; Perindopril Protection Against Recurrent Stroke Study Collaborative Group. Reductions in the risks of recurrent stroke in patients

with and without diabetes: The PROGRESS Trial. *Blood Press* 2004; 13: 7–13.

31　Hansson L, Zanchetti A, Carruthers SG et al. Effects of intensive blood-pressure lowering and low-dose aspirin in patients with hypertension: Principal results of the Hypertension Optimal Treatment (HOT) randomised trial. HOT Study Group. *Lancet* 1998; 351: 1755–62.

32　Schrier RW, Estacio RO, Jeffers B. Appropriate Blood Pressure Control in NIDDM (ABCD) Trial. *Diabetologia* 1996; 39: 1646–54.

33　Estacio RO, Jeffers BW, Hiatt WR et al. The effect of nisoldipine as compared with enalapril on cardiovascular outcomes in patients with non-insulin-dependent diabetes and hypertension. *N Engl J Med* 1998; 338: 645–52.

34　Schrier RW, Estacio RO, Esler A, Mehler P. Effects of aggressive blood pressure control in normotensive type 2 diabetic patients on albuminuria, retinopathy and strokes. *Kidney Int* 2002; 61: 1086–97.

35　Cushman WC, Evans GW, Byington RP et al.; ACCORD Study Group. Effects of intensive blood-pressure control in type 2 diabetes mellitus. *N Engl J Med* 2010; 362: 1575–85.

36　Cushman WC, Grimm RH Jr,, Cutler JA et al.' ACCORD Study Group. Rationale and design for the blood pressure intervention of the Action to Control Cardiovascular Risk in Diabetes (ACCORD) trial. *Am J Cardiol* 2007; 99: 44i–55i.

37　Lewis EJ, Hunsicker LG, Clarke WR et al. Renoprotective effect of the angiotensin-receptor antagonist irbesartan in patients with nephropathy due to type 2 diabetes. *N Engl J Med* 2001; 345: 851–60.

38　Berl T, Hunsicker LG, Lewis JB et al. Impact of achieved blood pressure on cardiovascular outcomes in the Irbesartan Diabetic Nephropathy Trial. *J Am Soc Nephrol* 2005; 16: 2170–79.

39　Pepine CJ, Handberg EM, Cooper-DeHoff RM et al. A calcium antagonist vs a non-calcium antagonist hypertension treatment strategy for patients with coronary artery disease. The International verapamil-Trandolapril Study (INVEST): A randomized controlled trial. *JAMA* 2003; 290: 2805–16.

40　Tuomilehto J, Rastenyte D, Birkenhäger WH et al. Effects of calcium-channel blockade in older patients with diabetes and systolic hypertension. Systolic Hypertension in Europe Trial Investigators. *N Engl J Med* 1999; 340: 677–84.

41　Patel A, MacMahon S, Chalmers J et al. Effects of a fixed combination of perindopril and indapamide on macrovascular and microvascular outcomes in patients with type 2 diabetes mellitus (the ADVANCE trial): A randomised controlled trial. *Lancet* 2007; 370: 829–40.

42　Holman RR, Paul SK, Bethel MA et al. Long-term follow-up after tight control of blood pressure in type 2 diabetes. *N Engl J Med* 2008; 359: 1565–76.

43　Chew EY, Ambrosius WT, Davis MD et al. Effects of medical therapies on retinopathy progression in type 2 diabetes. *N Engl J Med* 2010; 363: 233–44.

44　Perneger TV, Brancati FL, Whelton PK, Klag MJ. End-stage renal disease attributable to diabetes mellitus. *Ann Intern Med* 1994; 121: 912–18.

45　Bakris GL, Ritz E; World Kidney Day Steering Committee. The message for World Kidney Day 2009: Hypertension and kidney disease – a marriage that should be prevented. *J Hypertens* 2009; 27: 666–9.

46　Adler AI, Stevens RJ, Manley SE et al.; UKPDS Group. Development and progression of nephropathy in type 2 diabetes: The United Kingdom Prospective Diabetes Study (UKPDS 64). *Kidney Int* 2003; 63: 225–32.

47　McCullough PA, Verrill TA. Cardiorenal interaction: Appropriate treatment of cardiovascular risk factors to improve outcomes in chronic kidney disease. *Postgrad Med* 2010; 122: 25–34.

48　Strippoli GF, Craig M, Schena FP, Craig JC. Role of blood pressure targets and specific antihypertensive agents used to prevent diabetic nephropathy and delay its progression. *J Am Soc Nephrol* 2006; 17(4 Suppl 2): S153–S155.

49　Brenner BM, Cooper ME, de Zeeuw D et al.; RENAAL Study Investigators. Effects of losartan on renal and cardiovascular outcomes in patients with type 2 diabetes and nephropathy. *N Engl J Med* 2001; 345; 861–9.

50　Berl T, Hunsicker LG, Lewis JB et al.; Irbesartan Diabetic Nephropathy Trial Collaborative Study Group. Cardiovascular outcomes in the Irbesartan Diabetic Nephropathy

Trial of patients with type 2 diabetes and overt nephropathy. *Ann Intern Med* 2003; 138: 542–9.

51　Parving HH, Lehnert H, Bröchner-Mortensen J et al.; Irbesartan in Patients with Type 2 Diabetes and Microalbuminuria Study Group. The effect of irbesartan on the development of diabetic nephropathy in patients with type 2 diabetes. *N Engl J Med* 2001; 345: 870–78.

52　Bakris GL, Sarafidis PA, Weir MR et al.; ACCOMPLISH Trial Investigators. Renal outcomes with different fixed-dose combination therapies in patients with hypertension at high risk for cardiovascular events (ACCOMPLISH): A prespecified secondary analysis of a randomised controlled trial. *Lancet* 2010; 375: 1173–81.

53　Weber MA, Bakris GL, Jamerson K et al.; ACCOMPLISH Investigators. Cardiovascular events during differing hypertension therapies in patients with diabetes. *J Am Coll Cardiol* 2010; 56, 77–85.

54　Mann JF, Schmieder RE, Dyal L et al.; Telmisartan Randomised Assessment Study in ACE Intolerant Subjects with Cardiovascular Disease (TRANSCEND) Investigators. Effect of telmisartan on renal outcomes: A randomised trial. *Ann Intern Med* 2009; 151: 1–10.

55　Yusuf S, Teo K, Anderson C et al.; Telmisartan Randomised Assessment Study in ACE Intolerant Subjects with Cardiovascular Disease (TRANSCEND) Investigators. Effects of the angiotensin-receptor blocker telmisartan on cardiovascular events in high-risk patients intolerant to angiotensin-converting enzyme inhibitors: A randomised controlled trial. *Lancet* 2008; 372: 1174–83.

56　Sjølie AK, Klein R, Porta M et al.; DIRECT Programme Study Group. Effect of candesartan on regression of retinopathy in type 2 diabetes (DIRECT-Protect 2): A randomised placebo-controlled trial. *Lancet* 2008; 372: 1385–93.

57　Bilous R, Chaturvedi N, Sjølie AK et al. Effect of candesartan on microalbuminuria and albumin excretion rate in diabetes: Three randomized trials. *Ann Intern Med* 2009; 151: 11–20.

58　Chaturvedi N, Porta M, Klein R et al.; DIRECT Programme Study Group. Effect of candesartan on prevention (DIRECT-Prevent 1) and progression (DIRECT-Protect 1) of retinopathy in type 1 diabetes: Randomised, placebo-controlled trials. *Lancet* 2008; 372: 1394–402.

59　Bertrand ME, Mourad JJ. Reduction in mortality with antihypertensive agents: Evidence from clinical trials in at-risk hypertensive patients. *Eur Heart J* 2010; 31(Abstr Suppl): 321–2.

60　Dahlöf B, Sever PS, Poulter NR et al.; ASCOT Investigators. Prevention of cardiovascular events with an antihypertensive regimen of amlodipine adding perindopril as required versus atenolol adding bendroflumethiazide as required, in the Anglo-Scandinavian Cardiac Outcomes Trial-Blood Pressure Lowering Arm (ASCOT-BPLA): A multicentre randomised controlled trial. *Lancet* 2005; 366: 895–906.

61　Beckett NS, Peters NS, Fletcher AE et al.; HYVET Study Group. Treatment of hypertension in patients 80 years of age or older. *N Engl J Med* 2008; 358: 1887–98.

62　Blood Pressure Lowering Treatment Trialists' Collaboration. Effects of different blood pressure lowering regimens on major cardiovascular events: Results of prospectively designed overviews of randomised trials. *Lancet* 2003; 362: 1527–35.

63　Prospective Studies Collaboration. Age-specific relevance of usual blood pressure to vascular mortality: A meta-analysis of individual data for one million adults in 61 prospective studies. *Lancet* 2002; 360: 1903–13.

64　Jackson R, Lawes CM, Bennett DA et al. Treatment with drugs to lower blood pressure and blood cholesterol based on an individual's absolute cardiovascular risk. *Lancet* 2005; 365: 434–41.

65　The INDANA Project Collaborators. Effect of antihypertensive treatment in patients having already suffered from stroke. *Stroke* 1997; 28: 2557–62.

66　Rothwell PM, Howard SC, Spence D. Relationship between blood pressure and stroke risk in patients with symptomatic carotid occlusive disease. *Stroke* 2003; 34: 2583–90.

67　Bosch J, Yusuf S, Pogue J et al. on behalf of the HOPE Investigators. Use of ramipril in preventing stroke: Double blind randomised trial. *Brit Med J* 2002; 324: 1–5.

68 McAlister FA; Renin Angiotension System Modulator Meta-Analysis Investigators. Angiotensin-converting enzyme inhibitors or angiotensin receptor blockers are beneficial in normotensive atherosclerotic patients: A collaborative meta-analysis of randomized trials. *Eur Heart J* 2012; 33: 505–14.

69 Mann JF, Schmeider RE, McQueen M et al.; ONTARGET Investigators. Renal outcomes with telmisartan, ramipril, or both, in people at high vascular risk (the ONTARGET study): A multicentre, randomised, double-blind, controlled trial. *Lancet* 2008; 372: 547–53.

70 de Galan BE, Perkovic V, Ninomiya T et al.; ADVANCE Collaborative Group. Lowering blood pressure reduces renal events in type 2 diabetes. *J Am Soc Nephrol* 2009; 20: 883–92.

71 Lambers Heerspink HJ, Ninomiya T, Perkovic V et al.; for the ADVANCE Collaborative Group. Effects of a fixed combination of perindopril and indapamide in patients with type 2 diabetes and chronic kidney disease. *Eur Heart J* 2010; 31: 2888–96.

72 Su DC, Kim CM, Choi IS et al. Trends in blood pressure control and treatment among type 2 diabetes with comorbid hypertension in the United States: 1988–2004. *J Hypertens* 2009; 27: 1908–18.

73 Jamerson K, Weber MA, Bakris GL et al.; ACCOMPLISH Trial Investigators. Benazepril plus amlodipine or hydrochlorothiazide for hypertension in high-risk patients. *N Engl J Med* 2008; 359: 2417–28.

多项选择题的答案

1. A
2. B
3. B
4. B
5. A

第 7 章

2 型糖尿病患者的血脂
异常及其管理

D. John Betteridge

University College London Hospital, London, UK

关键点

- 血脂异常是代谢综合征和 2 型糖尿病并发症的重要组成部分。

- 血脂异常包括定量和定性的脂质及脂蛋白异常情况,如中度高甘油三酯血症、低浓度的高密度脂蛋白、低密度脂蛋白颗粒,以及富含胆固醇的残留颗粒的积累。

- 血脂异常是动脉粥样硬化等相关疾病的重要独立风险预测因素。

- 英国前瞻性糖尿病研究结果表明,低密度脂蛋白胆固醇浓度的增加和高密度脂蛋白胆固醇浓度的减少是心肌梗死最重要的风险预测因素。

- 2 型糖尿病患者是发生心血管疾病事件的高风险人群,而且大多数患者都达到了应使用药物治疗以降低低密度脂蛋白浓度的标准。

- 他汀类药物是治疗的基础,该类药物有大量随机对照试验数据的证明。

- 对他汀类药物不耐受的患者,可以使用其他药物,如依折麦布、贝特类、烟酸和考来维伦等。

- 新的降低低密度脂蛋白的治疗策略正在研究中,如果被证明是有效和安全的,可以使更多的患者达到低密度脂蛋白胆固醇的控制目标。

- 在他汀类的试验中,低浓度的高密度脂蛋白在低密度脂蛋白达标的情况下依然是一个重要的风险预测因素。

- 到目前为止,还没有随机对照试验的证据表明,增加高密度脂蛋白的浓度可以减少心血管疾病的发生。

- 在糖尿病人群中,加强对血脂异常的管理应该是降低心血管疾病发病风险和整体治疗方案的一部分。

简介

动脉粥样硬化、冠心病、周围血管疾病(PVD)和血栓性脑卒中是 2 型糖尿病患者的主要并发症[1]。最近的一项对 102 个前瞻性研究的 Meta 分析结果表明,冠状动脉死亡和非致死性心肌梗死的危险比为 2,缺血性脑卒中的危险比为 2.5[2]。在英国前瞻性糖尿病研究中,患者的糖化血红蛋白每升高 1%,其心血管疾病的患病风险升高 28%[3]。

心血管疾病风险管理的主要侧重点为 2 型糖尿病患者,但在考虑降脂治疗时,也应关注 1 型糖尿病患者终身增加的风险,特别是那些有尿蛋白、高血压和慢性肾病的患者[4]。

糖尿病合并动脉粥样硬化的发病机制是多因素的,医生的任务是预防所有可能导致心血管疾病的危险因素。然而,从前瞻性的研究可以清楚地看出,血浆中的胆固醇和低密度脂蛋白水平的异常是主要的独立风险因素。在英国新发糖尿病患者的前瞻性研究中,低密度脂蛋白是导致心肌梗死最主要的风险因素,排在第二位的是低水平的高密度脂蛋白,其他风险因素还包括糖化血红蛋白、收缩压和吸烟[5]。

糖尿病血脂异常

代谢综合征、胰岛素抵抗和 2 型糖尿病患者的血脂异常包括脂质和脂蛋白的定量及定性异常[6]。中度高甘油三酯血症常伴有低水平的 HDL 和富含胆固醇的乳糜残留颗粒及极低密度脂蛋白代谢的增加。LDL 浓度的变化可以反映背景人群中这些颗粒浓度的变化。然而,在 LDL 颗粒的分布中存在重要的质变,随着更小、更致密的颗粒的积累,这些颗粒被认为更容易引起动脉粥样硬化[7]。

这种复杂的表型在糖尿病的诊断中是存在的,因为它是代谢综合征和糖尿病前期的一部分。在个体患者中,它会受到性别和生活方式因素的影响,特别是向心性肥胖、体育活动的程度、血糖控制不佳、吸烟和饮酒等。此外,其他继发性原因,如肾功能和肝功能障碍、甲状腺功能减退及合并用药也可能会有显著性影响。对于并发的原发性血脂异常,如家族性高胆固醇血症、家族性联合高脂血症和Ⅲ型血脂异常,我们应予以识别并进行适当治疗。

虽然人们对于胰岛素抵抗对脂质和脂蛋白代谢影响的认识有了很大的提高,但仍有很多不足。一种常见的变异是由于脂肪组织中脂肪酸通量增加,同时机体缺乏对极低密度脂蛋白(VLDL)聚集的抑制,导致肝脏产生大量 VLDL[8]。在餐后的状态下,肝脏 VLDL 的产生没有受到抑制,其与以乳糜微粒形式被吸收的外源性脂肪一起,使脂蛋白脂肪酶(LPL)的活性饱和。LPL 的活性也会受到载脂蛋白 C-Ⅲ、载脂蛋白 A-V、过量脂肪酸、低脂联素等物质的高水平表达及胰岛素抵抗的影响而降低。

餐后脂肪代谢期的延长与胆固醇和甘油三酯交换的增加有关,这是由于脂质转运蛋白(CETP)活性的增加引起的。CETP 可以促进胆固醇酯从高密度脂蛋白到 VLDL、中密度脂蛋白和乳糜残余微粒的摩尔转移及低密度脂蛋白或甘油三酯的交换, 导致 LDL 和 HDL 甘油三酯富集化,并成为肝脂肪酶的底物,进而使肝脂肪酶的活性在糖尿病患者中增加。由于这种酶对甘油三酯的水解作用,LDL 和 HDL 变得更小更密集。而更小、密度更大的 HDL 颗粒在体内被清除得更快,导致其在血浆中浓度的降低[7,9]。

血脂异常和心血管疾病的风险

糖尿病代谢综合征患者是血脂异常的高危人群。在美国进行的国民健康和营养调查(NHANES Ⅲ)中,糖尿病患者代谢综合征的发病率为86%,冠心病的发病率为19.2%。在没有证据表明存在代谢综合征的糖尿病患者中,冠心病的患病率为7.5%,与没有糖尿病或代谢综合征的患者相当[10]。

在不同人群中的许多研究已经证实,血脂异常是2型糖尿病的常见并发症。糖尿病患者低HDL(男性<0.9mmol/L;女性<1.0mmol/L)和(或)高甘油三酯(>1.7mmol/L)的患病率与芬兰Botnia研究的空白对照人群相比增加了约3倍[11]。加拿大的一项研究表明,糖尿病患者血脂异常的患病率为55%~66%,且随病情持续时间而变化;糖尿病持续时间越长,血脂异常的患病率越高[12]。

UKPDS的研究表明,尽管糖尿病患者的LDL水平通常与空白对照人群相似,但其仍为心肌梗死最主要的风险预测因素[5]。LDL颗粒的质变增加了动脉粥样硬化的风险性。随着粒子的体积更小,密度更大,脂肪核更少,载脂蛋白B分子的一部分与糖胺聚糖的亲和力增加,从而使颗粒更有可能被保留在内膜下空间的动脉中。小而密的LDL更容易被氧化,而被氧化的LDL对动脉粥样硬化的发展至关重要。此外,载脂蛋白B的糖基化,也可能导致动脉粥样硬化风险的增加[6]。

HDL浓度与心血管疾病的风险呈负相关。在UKPDS的研究中,HDL为心肌梗死的次要风险预测因素[5]。在主要使用他汀类药物治疗的心血管疾病试验的结局中,基线HDL浓度仍然是一个重要的风险预测因素,即使在LDL浓度<1.8mmol/L的受试者中也是如此[13]。然而,HDL起保护作用的机制仍未明确,其中,它在胆固醇逆向转运中的作用受到了广泛的关注,其他可能的机制还包括抗氧化、抗炎和抗血栓的形成[14]。

血浆甘油三酯与心血管疾病风险的关系尚未明确,其仅仅存在于单因素分析中。在其他因素特别是非高密度脂蛋白胆固醇出现变化后,这种关系并不持续[15]。在长期餐后高血脂的体内环境中,甘油三酯富集化的脂蛋白残余物通过CETP介导的脂质交换而富含胆固醇,它们被动脉壁巨噬细胞迅速吸收形成泡沫细胞,从而导致动脉粥样硬化的形成。包括FIELD和ACCORD在内的几项最新的研究表明,甘油三酯升高(>2.3mmol/L)和HDL降低(<0.9mmol/L)的受试者具有更高的心血管疾病风险。显然,这些参数通过餐后血脂紧密联系在了一起[16,17]。在一项包含2000多例糖尿病患者的哥本哈根普通人群研究中,非空腹甘油三酯浓度是独立于其他因素的CVD事件的重要预测因素[18]。这种关系可能反映了非空腹甘油三酯和残余脂蛋白胆固醇之间的联系。

糖尿病血脂异常的管理

血脂异常的处理应该是心血管疾病风险预防的一部分,要考虑所有可导致异常发生的危险因素。脂质包括总胆固醇和甘油三酯,使用弗里德瓦尔德公式计算出HDL和LDL通常可以为临床管理提供足够的信息。非高密度脂蛋白胆固醇是一个很重要的指标,可以通过从总胆固醇中减去高密度脂蛋白胆固醇来计算;这个值与载脂蛋白 B 的测量值密切相关,因此,也与致动脉粥样硬化颗粒的数量密切相关。通常为了方便测量,患者需要禁食,但实际上这并不重要,因为除了甘油三酯外,其他颗粒空腹的浓度并没有显著性差异。此外,如前所述,非空腹甘油三酯似乎是一个重要的心血管疾病预测因素。

如前所述,脂质表型可能会受到其他原发性和继发性血脂异常的影响[19]。这些因素应该得到适当的诊断和治疗。在个体患者中,血糖控制不佳、向心性肥胖、过量饮酒、不良饮食和缺乏体育活动是常见的,因此非常有必要进行生活方式的干预。生活方式的干预应该是心血管事件预防和治疗的基础,这一点再怎么强调也不为过。读者可以参考前面有关这一主题的内容以进行全面回顾[20]。

是否所有有潜在心血管疾病风险的 2 型糖尿病患者(20%,10 年心血管疾病风险)都需要接受降血脂的药物治疗?作者认为,没有必要进行风险计算,因为大多数 40 岁以上的患者都符合这一风险标准。然而,可以基于像 UKDPS 这样的流行病学的数据进行风险控制[21]。根据最新的欧洲心脏病学会颁布的《欧洲动脉粥样硬化学会血脂异常管理指南》[19],对于 2 型糖尿病合并心血管疾病或慢性肾病的患者、40 岁以上无心血管疾病的患者、有 1 个或多个心血管疾病的危险因素或靶器官存在损害的患者,推荐 LDL 的控制目标为<1.8mmol/L,非 HDL 的控制目标为<2.6mmol/L。同时,该指南也给出了载脂蛋白 B 低于 0.8g/L 的控制目标。在作者看来,这是一种前瞻性的意见,尤其对(如果有的话)糖尿病性血脂异常来说,因为潜在的动脉粥样硬化胆固醇是由 LDL 以外的脂蛋白携带的。由于 VLDL、IDL、LDL 级联的每个粒子中只有一个载脂蛋白 B 分子,因此其浓度可以反映有关的粒子数。对于其他的 2 型糖尿病患者,LDL 的控制目标为<2.5mmol/L,非 HDL 的控制目标为<3.3mmol/L,载脂蛋白 B<1.0g/L。该指南和其他指南根据不同情况和风险情况设置了不同的控制目标,然而,作者没有看到这样做的理由,因为在他的实践中,因为一旦决定采用药物疗法,就应将更严格的目标适用于所有人。

二级预防

他汀类药物是治疗糖尿病血脂异常的一线药物。这是基于临床上大量的可靠数据和针对心血管事件一级和二级预防的随机试验结果得出的。他汀类药物由日本科学家远藤明郎博士于 20 世纪 70 年代首次发现,到 20 世纪 80 年代,药物被引入临床实践,使胆固醇降低的首个确定性 CVD 终点试验得以开展。HMG-CoA 还原酶通常作用于催化胆固醇合成的第一步。他汀类药物的作用机制为通过特异性的竞争 HMG-CoA 还原酶,降低其活性,从而减少肝脏中胆固醇的合成(约 40%),进而使肝脏 LDL 受体的表达增加,并结合和摄取更多的血浆 LDL,从而降低血浆 LDL 浓度。在斯堪的纳维亚进行的辛伐他汀试验(4S)是首个在确诊冠心病患者(n=4 444 827 例女性)中进行的里程碑式的他汀类药物试验[22]。其主要终点指标是总死亡率。辛伐他汀可以使 LDL 浓度降低 35%。在经过平均 5.4 年的随访,治疗组有 182 例死亡,安慰剂组有 256 例死亡(HR 0.7;95% CI 0.59~0.85,$P<0.0003$)。此外,所有的冠状动脉事件的发生率都有了显著的减少。

在 4S 试验中,包括 202 例已知的糖尿病患者(60 岁,男性为 78%)在内,研究期间大约一半的安慰剂患者患有严重的冠状动脉事件[23]。而辛伐他汀组中,CVD 事件的发生率减少了 55%(P=0.002);死亡率下降了 47%,但由于人数太少,无法评估对整体死亡率的影响,因而没有显著性差异。在受试者中包括合并糖尿病的患者 483 例(基线空腹血糖>7.0mmol/L),空腹血糖受损(IFT)患者 678 例(基线空腹血糖 6.1~6.9mmol/L)的进一步研究中[24],辛伐他汀组主要的冠心病事件发生率显著降低(HR 0.58;95% CI 0.42~0.81,P<0.001)。总体死亡率下降了 28%,没有显著性差异。但在 IFT 组,总死亡率显著降低(HR 0.57;95% CI 0.31~0.91,P<0.02)[24]。

4S 试验的结果在随后几项大型 RCT 的亚组试验中得到了进一步的证实(表 7.1)。其中包括心脏保护研究(HPS),该研究纳入了一个大的糖尿病亚组,其分析已预先确定[25]。显然,糖尿病和冠心病患者的结果与非糖尿病患者群相似。然而,正如 HPS 研究所示,严重的残余心血管风险仍然存在。接受 40mg/d 辛伐他汀治疗的 CHD 糖尿病患者,遭受重大 CVD 事件的残余风险仍然高于使用安慰剂的非 CHD 糖尿病患者(图 7.1)。

问题是进一步强化的他汀类药物治疗是否能进一步降低风险。这已经在急性冠脉综合征和稳定型冠状动脉疾病的正式随机对照试验中得到了验证。在新靶标(TNT)试验中,对 10 001 例患有稳定 CHD 的患者分别使用阿托伐他汀 80mg/d 与 10mg/d 进行治疗[26]。结果,在糖尿病亚组(n=1,501)中,高剂量组 LDL2.0mmol/L 优于标准剂量组 2.55mmol/L,并且主要 CVD 事件显著减少(HR 0.75,95% CI 0.58~0.97,P=0.026)。在患有代谢综合征的 5584 例患者(56%)的亚组中,强化治疗组的主要终点风险指标降低了 29%(HR 0.71;95% CI 0.61~0.84,P<0.0001)[27]。

有学者对 4 项总计 27 584 例分别使用强化剂量和常规剂量他汀类药物治疗患有急性冠脉综合征或稳定型冠心病患者的对照试验进行了 Meta 分析[28],结果显示,强化治疗组(更高剂量或更有效药物)可以使因冠心病或心肌梗死而死亡的比例减少 16%(HR 0.84;95% CI 0.77~0.91,P<0.0001;图 7.2)。这个整合了多项试验的庞大数据库证实了强化治疗的益处,其结论也得到了胆固醇治疗专家们的支持[29,30]。考虑到糖尿病患者群患有心血管疾病的高风险性,降低 LDL 的强化疗法应成为常规临床实践的一部分。

SPARCL 研究共纳入 4731 例近期患有脑卒中或短暂性脑缺血发作的患者,并以脑卒中的发生作为主要研究终点[31]。其结果表明,高剂量的阿托伐他汀钙(80mg/d)可以使脑卒中的发生率降低 16%(HR 0.84;95% CI 0.71~0.99,P<0.03);如预期一样,作为次要研究终点的重大冠状动脉事件的发生率也显著性降低。在纳入了 794 例糖尿病患者的亚组中,脑卒中发生率减少了 30%,重大冠状动脉事件发生率减少了 51%。

一级预防

糖尿病患者首次发生 CVD 的死亡率更高,这说明了 CVD 一级预防的重要性。在一项纳入了 2912 例糖尿病患者的 HPS 试验中,使用辛伐他汀可使 LDL 平均降低 0.9mmol/L,发生 CVD 的风险降低 33%(P=0.0003)。此收益与基线血脂、患病时长、血糖控制和年龄无关。作者计算出,使用辛伐他汀治疗超过 5 年,可使每 1000 例患者中的约 45 例避免发生首次重

表 7.1　几种主要的他汀类药物对糖尿病患者的治疗效果。在减少心血管疾病方面,糖尿病患者显示出与非糖尿病患者同样的益处

不同试验	事件类型	治疗	事件比例（%）		相对风险降低率（%）	
			糖尿病		患者组别	
			否	是	全部	糖尿病组
糖尿病 4S n=202	冠心病死亡,非致命性心肌梗死	辛伐他汀 安慰剂	19 27	23 45	32	55
糖尿病 4S 再分析 n=483	冠心病死亡,非致命性心肌梗死	辛伐他汀 安慰剂	19 26	24 38	32	42
糖尿病 HPS n=3050	主要的冠状动脉事件,脑卒中或血运重建	辛伐他汀 安慰剂	20 25	31 36	24	18
糖尿病 CARE n=586	冠心病死亡,非致命性心肌梗死	普伐他汀 安慰剂	12 15	19 23	23	25
糖尿病 LIPID n=782	冠心病死亡,非致命性心肌梗死,血运重建	普伐他汀 安慰剂	19 25	29 37	24	19
糖尿病 LIPS n=202	冠心病死亡,非致命性心肌梗死,血运重建	氟伐他汀 安慰剂	21 25	22 38	22	47
糖尿病 GREACE n=313	冠心病死亡,非致命性心肌梗死,不稳定型心绞痛,充血性心力衰竭,血运重建	阿托伐他汀 安慰剂	12 25	12 30	51	–

注:4S,斯堪的纳维亚辛伐他汀生存研究;HPS,心脏保护研究;CARE,胆固醇及复发事件研究;LIPID,普伐他汀长期干预缺血性疾病的研究;LIPS,氟伐他汀干预预防研究;GREACE,希腊阿托伐他汀与冠心病研究。

Source:Rydén L et al. Guidelines on diabetes,pre-diabetes,and cardiovascular diseases;executive summary. The Task Force on Diabetes and Cardiovascular Diseases of the European Society of Cardiology (ESC) and of the European Association for the Study of Diabetes(EASD). Eur Heart J. 2007 Jan;28(1):88-136. Reproduced with permission of Oxford University Press.

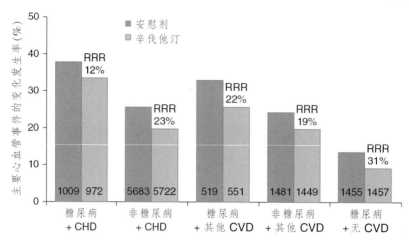

图 7.1 糖尿病与非糖尿病合并 CVD 患者的心血管事件残余风险。在 4S 研究中，接受他汀类药物治疗的糖尿病患者仍然比接受安慰剂治疗的非糖尿病患者患心血管疾病的风险更高。RRR 相对风险降低。(Source: HPS Collaborative Group 2003[25].Reproduced with permission of Elsevier.)

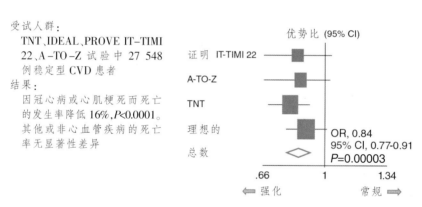

图 7.2 在对 4 项患有急性冠脉综合征或稳定型冠心病患者药物治疗试验结果进行的 Meta 分析显示：他汀类药物强化治疗相对于常规治疗，可使冠状动脉事件的发生率降低 16%。(Source: Cannon et al. 2006[28]. Reproduced with permission of Elsevier.)

大心血管事件[25]。糖尿病 CARDS 试验(使用阿托伐他汀)的研究结果也支持 HPS 研究的结论。该试验纳入了 2838 例 40~75 岁没有合并 CVD 但有一项危险因素，如高血压、吸烟、视网膜病变或尿蛋白的 2 型糖尿病患者，排除基线 LDL>4.14mmol/L 或甘油三酯>6.78mmol/L 的患者,对其分别予阿托伐他汀 10mg/d 和安慰剂[32]。因为已经达到了预先设定的早期停药规则,该试验比预期提前两年终止。与安慰剂相比,阿托伐他汀可使 LDL 水平降低 40%,绝对浓度降低 1.2mmol/L。与之相关的重大 CVD 事件的相对风险降低 37%(95% CI-52~-17,P=0.001)(图 7.3),脑卒中减少 48%。CARDS 试验没有对总体死亡率进行统计,但是统计临界值却有了 27%的显著性降低(P=0.059)。基线患者的血脂、年龄、患病时长、血糖控制、收缩压、是否吸烟和尿蛋白等因素对结果没有特异性影响。因此,作者得出结论,阿托伐他汀使患者 LDL(平均基线浓度 3mmol/L)水平降低的同时,也可降低首次发生 CVD 事件的风险[32]。根据 CARDS 和 HPS 试验,似乎没有足够的证据来确定 LDL 阈值为多少的患者应该接受他

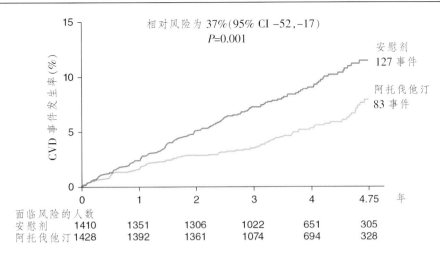

图 7.3　阿托伐他汀糖尿病协作研究(CARDS)的主要结果表明,阿托伐他汀 10mg/d 可减少 2 型糖尿病患者的首次重大 CVD 事件发生率降低 37%。(Source:Colhoun et al. 2004 [32]. Reproduced with permission of Elsevier.)

汀类药物治疗,相反,绝对的心血管疾病风险应该是药物介入治疗的主要决定因素。

　　在盎格鲁–斯堪的纳维亚心脏转归研究(ASCOT-LLA)中,糖尿病亚组(n=2532)与非糖尿病亚组在减少 CVD 事件的发生率方面展现出了相似的趋势(异质性检验不显著)。该试验最令人感兴趣的是,它进一步证实了使用他汀类药物(阿托伐他汀 10mg/d)的有效收益[33]。

实践中如何达到胆固醇的控制目标

　　试验结果表明,使用可强效降低 LDL 且耐受性良好的他汀类药物,可确保大多数糖尿病患者达到其治疗目标。但是从实施良好的随机对照试验到让患者在治疗中获益,我们仍有许多工作要做。在许多欧洲国家中进行的流行病学调查(EUROASPIRE)结果表明,虽然我们近年来对于有症状的冠状动脉疾病患者的危险因素管理有所改善,但在 2009 年的最新调查中,仍有超过 40% 的患者胆固醇水平>4.5mmol/L。其中值得注意的是,在冠心病患者样本中,糖尿病患者的数量约占 35%[34]。

　　患者对他汀类药物不耐受是导致未能达到治疗目标的一个影响因素。一项纳入了 100 000 多例参与者的他汀类药物随机对照试验的 Meta 分析证实了该类药物的安全性[35]。然而,在实践中,有相当一部分患者根本不能耐受他汀类药物,或者只能耐受小剂量,从而导致难以达到 LDL 的控制目标。报道的主要副作用是肌肉疼痛,通常伴随着肌酸磷酸激酶水平正常[36]。此外,其他药物在与他汀类药物联合应用时,可能会影响他汀类药物从肝脏中代谢,从而增加其血药浓度,进而加重不良反应。

　　对于抱怨他汀类药物有明显副作用的患者,重要的是要向他们重申他汀类药物的益处并排除其他问题。对于肌肉疼痛的患者,作者通常监测并纠正患者体内处于低水平的维生素 D,这被证实大有裨益。当然,排除甲状腺功能减退也很重要。一些病例报道提示服用辅酶 Q10 补充剂有益处,尽管其证据基础并不充分。在作者的诊所里,还有另外一种选择,即给予低剂量的长效他汀类药物,如阿托伐他汀或瑞舒伐他汀,每周 1~2 次,并联合应用胆固醇吸收抑制剂依折麦布。

最近,报道了对依折麦布大型数据库的研究分析[37]。值得注意的是,与非糖尿病患者相比,他汀类药物与依折麦布联合治疗的优势在糖尿病患者中更为明显(图 7.4)。这会是一个可靠的发现吗?如果是的话,应该如何解释?在依折麦布最初被引入时,其作用机制尚不明确,后来科学家研究发现其可以阻断 Niemann–Pick C1–Like 1(NPC1L1),这是一种位于肠上皮细胞顶膜上的跨膜蛋白,介导了胆固醇的吸收[38]。随后,在 NPC1L1 基因敲除和依折麦布喂养的动物中进行的实验表明,NPC1L1 的缺乏可以阻止饮食诱导的肝性脂肪肝和肥胖的发展[39]。此外,依折麦布也被证实可以减少人类的肝脏脂肪,其机制尚待进一步的研究[40,41]。由于肝脏脂肪是代谢综合征和 2 型糖尿病的主要特征,因此,依折麦布对其的调节作用可能会对肝脏胰岛素抵抗和脂蛋白输出产生影响。

一项针对慢性终末期肾病患者的大型研究使用依折麦布和辛伐他汀的联合应用作为治疗手段,其中包含大量的糖尿病患者。试验结果显示,联合治疗显著减少了心血管事件的发生,且其与 LDL 降低的程度有关[42]。

在处理糖尿病血脂异常时,还存在一种常见的情况,即在 LDL 水平达标的情况下,仍患有中度高甘油三酯血症。此时,作者通常着眼于非高密度脂蛋白这个次要目标,并把它的目标值设定为比 LDL 高 0.8mmol/L。这需要测量 LDL 以外的脂蛋白(残余颗粒和 IDL)携带的潜在致动脉粥样硬化胆固醇,可能还需要联用苯扎贝特或非诺贝特。尽管近来在非诺贝特、FIELD 和 ACCORD 的随机对照试验中[43,17],糖尿病受试者的主要终点数据令人失望,但和其他贝特试验一致的是,其在高甘油三酯血症和 HDL 低的患者中具有明显的 CVD 获益[44]。此外,FIELD 和 ACCORD 试验都报道了视网膜病变的显著减少[45,46]。

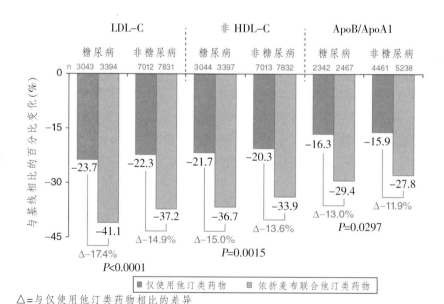

图 7.4 他汀类药物与依折麦布联合治疗与他汀类药物单独治疗对糖尿病和非糖尿病患者影响的比较。一项对 27 项对照试验的 Meta 分析结果表明,与非糖尿病患者相比,联合治疗的优势在糖尿病患者中更为明显。(Source:Leiter et al. 2011[37]. Reproduced with permission of John Wiley & Sons,Ltd.)

严重的高甘油三酯血症

当糖尿病患者的空腹血清甘油三酯浓度超过 11mmol/L 时，可能会发展为严重的高甘油三酯血症，其浓度常常能达到 20~60mmol/L，甚至更高。肝脏输出的 VLDL 增加，加上餐后乳糜微粒的吸收，阻碍了脂蛋白脂肪酶的清除路径。糖尿病本身不会导致如此高的甘油三酯水平，通常会存在其他潜在的脂质疾病，如家族性高脂血症。此外，还不能除外一些次要原因，如甲状腺功能减退、高酒精含量摄入、向心性肥胖及肾脏疾病。

严重的高甘油三酯血症 (空腹水平> 11mmol/L) 可能与腹部疼痛的反复发作，甚至胰腺炎有关，因为富含脂质的巨噬细胞积聚可导致肝 (脾) 大。很少会出现记忆障碍和注意力不集中的情况，有些患者会出现严重的皮疹，如发疹性黄瘤，临床表现为在肘部、膝盖和臀部出现大量的粉红色和黄色斑点。

严重的高甘油三酯血症通过降低血液中的含水量，可能会干扰一些分析物的测定，如血红蛋白、胆红素和肝脏转氨酶，也可导致人体内钠含量的降低。

考虑到胰腺炎的风险，治疗势在必行。建议患者遵循低脂饮食，并减少酒精和精细碳水化合物的摄入也是非常重要。此外，高剂量的 ω-3 鱼油与贝特或烟酸类药物的联合应用也是有益的。随着患者饮食和生活方式的改善，通常可以逐渐停止使用鱼油。如果严重的混合性脂血症持续存在，则建议在贝特类药物治疗的基础上增加他汀类药物。

对未来的展望

诺贝尔奖获得者布朗和戈德斯坦因对一种罕见的先天性代谢障碍，即纯合子家族性高胆固醇血症 (FH) 进行研究，通过细胞培养发现了 LDL 受体及影响其表达的靶向药物[47]。肝脏 LDL 受体的活性是影响血浆 LDL 浓度的主要决定因素。随后，对其他具有严重 FH 表型家族的研究发现了一个前所未知的对 LDL 受体活性表达非常重要的细胞过程[48,49]。前蛋白转化酶枯草杆菌蛋白酶 Kexin-9 (PCSK9) 是一种在肝脏中合成的丝氨酸蛋白酶，可以减少 LDL 受体的数量。PCSK9 通过循环酶与肝细胞表面的受体结合，同化后促进其溶酶体降解，从而使 LDL 受体数量减少，血浆 LDL 水平升高。PCSK9 的基因突变会导致其过度表达进而产生严重的 FH 表型。已经研发出的单克隆抗体药物与 PCSK9 结合并使之失活，从而使 LDL 受体活性增加、血浆 LDL 水平降低。在他汀类药物治疗的基础上，使用单克隆抗体药物每 2 周或 4 周皮下注射一次，可使血浆 LDL 水平降低 60%[50,51]。如果能证明长期使用这种新疗法是有效和安全的，则可以帮助大多数患者达到其 LDL 控制目标。

继降低 LDL 后，增加 HDL 是另一个需要关注的降脂目标。在他汀类药物试验中，即使达到了 LDL 的治疗目标，HDL 仍是重要的风险预测指标。目前还没有明确的随机对照试验证据表明增加 HDL 可以减少心血管疾病的发生。烟酸可以使 HDL 水平增加 20% 左右，但是旨在证明他汀类药物和烟酸联合用药获益优于他汀类药物单用的 AIM HIGH 研究因为没有效果而提前终止[52]。这个研究从方案的设计到具体实施受到了很多批评，然而，根据 2012 年底公布的一项更大规模的涉及 25 000 多例受试者 (其中包含了大量糖尿病患者) 的 HPS2Thrive 研究数据显示，烟酸/拉罗皮兰复方制剂与他汀类药物 (±依折麦布) 相比，在降低 LDL 水平方面没有额外的获益(www.ctsu.ox.ac.uk/research/megatrials/hps-thrive)。根据 HPS3Thrive 的研究结果,应停止研发烟酸/拉罗皮兰的复方制剂药物。

理论上,胆固醇转移蛋白(CETP)抑制剂相对于烟酸在升高 HDL 水平上应更有优势,但初步的研究结果令人失望,这是由于 Torceptrapib 存在脱靶毒性效应,而达塞曲匹则效果不佳[53,54]。然而,正在进行的安塞曲匹[55]和 Evacetrapib[56]CVD 试验结果显示,这些药物在大幅提升 HDL 水平的同时(> 100%),也会降低 LDL 和载脂蛋白 B 水平。如果结果为阳性,这些试验将无法回答 HDL 假说,因为存在的其他脂质作用也可能产生此类效应。

口服降糖药 PPAR-γ 激动剂吡格列酮可以使 HDL 水平升高约 10%。有趣的是,它在延缓冠状动脉粥样硬化进展方面具有明显的获益,如 PERISCOPE 研究中做的血管内超声、CHICAGO 研究中做的高分辨率超声显示出的颈动脉内膜－中膜厚度的变化。PROACTIVE 研究中出现的临床事件,这些似乎与其增加 HDL 的作用有关,而不是源自其降低 HbA1c 的作用[57-59]。作者在临床中经常使用这种药物,但应注意其潜在的不良反应,如体液潴留、增加骨折和膀胱癌的风险等,尽管后者尚不确定。

结论

血脂异常是代谢综合征、胰岛素抵抗和 2 型糖尿病的重要组成部分。它是 CVD 的主要危险因素,是该类高危人群过早发病和死亡的最重要原因。临床上的治疗干预主要是使用他汀类药物,该类药物在 CVD 的一级和二级预防方面已进行了许多严格的随机对照试验,且展现出许多治疗收益。将这些收获转化到日常临床实践中应用到每例患者身上是非常重要的。调查数据表明,要确保所有高危患者均接受有效的降脂治疗,我们仍有大量工作要做。

案例研究

一例 58 岁的患者来到诊所进行糖尿病年度检查。他在 49 岁时被确诊为 2 型糖尿病,他的姐姐和母亲也患有 2 型糖尿病,母亲在 65 岁时患有心肌梗死。他不吸烟,也不过量饮酒,除了 53 岁时被诊断患有高血压外,没有相关的其他的既往病史和症状。目前服用药物:二甲双胍缓释片为 500mg(bid)、西格列汀为 100mg(qd)、辛伐他汀为 40mg(qd)、氯沙坦钾为 100mg(qd)、氨氯地平为 5mg(qd)和吲达帕胺为 1.25mg(qd),均为对症治疗。检查没有发现异常,检查指标:BMI 为 27kg/m², BP 为 133/83mmHg, HbA1c 为 7.1%、eGFR 约为 78mL/(min·1.73m²),肝功能正常,但丙氨酸氨基转移酶为 57U/L(<50),甲状腺功能正常,尿蛋白/肌酐比值微升 3.6mg/g,胆固醇为 5.3 mmol/L,甘油三酯为 3.9mmol/L, HDL 为 0.9mol/L, LDL 为 2.56mmol/L。

他的血糖控制得非常好,7% 是他 HbA1c 合理的控制目标。口服药物也不太可能引起低血糖症。医生建议他不要增加治疗药物,而是通过饮食和生活方式的改变来进行控制,但这些措施的执行在假期中有些松懈。

他在诊所测量的血压在正常值的范围内,居家测量的血压读数显示平均收缩压为 126mmHg。但是,尽管次数比他之前实施强化高血压治疗方案的随访时期要少,他仍有微量尿蛋白。

他的血脂水平还算合理,但不是最佳。非 HDL 胆固醇水平为 4.4mmol/L,根据 LDL 浓度进行计算,显示存在显著的残余胆固醇负担。考虑到他的年龄、高血压和微量尿蛋白等危险因素,应对该患者实施强化治疗。此外,他的母亲在 65 岁时患上了有症状的缺血性心脏病。因此,治疗目标应定为 LDL<1.8 mmol/L,非 HDL 胆固醇<2.6mmol/L。

　　有几种治疗方案可供选择,但作者更倾向于初始改用阿托伐他汀40mg(qd),他的丙氨酸转移酶轻微升高,这提示可能有一定程度的脂肪肝(腹部超声已证实),此非他汀类药物的禁忌证。更高效的他汀类药物治疗加上对饮食和生活方式严格的管理,可能会产生明显的治疗效果。如果无法达到强化治疗的目标,则应考虑联用依折麦布10mg(qd),其对胆固醇的水平有更显著的降低作用,效果优于累加效应。

多项选择题

1. 下列陈述是否正确?

A.他汀类药物通过减少肝脏中胆固醇的输出来降低LDL水平。

B.依折麦布可减少回肠末端胆盐的吸收。

C.贝特类药物对降低血浆甘油三酯浓度有效。

D.他汀类药物不能与其他降脂药物联合使用。

E.甘油三酯的浓度是2型糖尿病心血管事件的最佳独立预测因子。

2. 下列陈述是否正确?

A.非高密度脂蛋白胆固醇的浓度与载脂蛋白B水平密切相关。

B.来自临床随机对照试验的证据一致表明,通过药物治疗提高HDL水平与心血管疾病事件的显著减少密切相关。

C.脂肪肝患者不可以使用他汀类药物进行治疗。

D.在他汀类药物治疗中加入依折麦布在降低血浆LDL浓度的治疗中,效果要优于累加效应。

E.非诺贝特已被证明可以减少2型糖尿病视网膜病变的发生。

3. 下列陈述是否正确?

A.胰岛素抵抗与脂蛋白酶活性的增加有关。

B.LDL受体活性与肝脏胆固醇浓度直接相关。

C. 2型糖尿病患者的低密度脂蛋白颗粒更小,密度更大,可能更容易引起动脉粥样硬化

D.残余脂蛋白颗粒是致动脉粥样硬化的潜在重要载体。

E. 2型糖尿病患者从内脏脂肪流向肝脏的游离脂肪酸流量减少。

答案在参考文献后。

参考文献

1　Bloomgarden ZT. Cardiovascular disease in diabetes. *Diabetes Care* 2008; 31: 1260–66.

2　Fletcher AE, Sarwar N, Gao P et al. Diabetes mellitus: Fasting blood glucose concentration and risk of vascular disease, a collaborative meta-analysis of 102 prospective studies. *Lancet* 2010; 375: 2215–22.

3　Adler AI, Stevens RJ, Neil H et al. UKPDS 59 Hyperglycaemia and other potentially modifiable risk factors for peripheral vascular disease in type 2 diabetes. *Diabetes Care* 2002; 25: 894–9.

4　Soedamah-Muthu SS, Fuller JH, Mulnier HE et al. High risk of cardiovascular disease in patients with type 1 diabetes in the UK: A cohort study using the general practice research data base. *Diabetes Care* 2006; 29: 798–804.

5 Turner RC, Millns H, Neil HAW et al.; for the United Kingdom Prospective Diabetes Study Group. Risk factors for coronary artery disease in non-insulin dependent diabetes mellitus: United Kingdom Prospective Diabetes Study (UKPDS:23). *Brit Med J* 1998; 316: 823–8.

6 Mazzone T, Chait A, Plutzky J. Cardiovascular disease risk in type 2 diabetes mellitus: Insights from mechanistic studies. *Lancet* 2008; 371: 1800–9.

7 Taskinen M-R. Diabetic dyslipidaemia: From basic research to clinical practice. *Diabetologia* 2003; 46: 733–49.

8 Adiels M, Olofsson S-O, Taskinen M-R et al. Overproduction of very low density lipoproteins is the hallmark of the dyslipidaemia in the metabolic syndrome. *Arterioscler Thromb Vasc Biol* 2008; 28: 1225–36.

9 Chahil TJ, Ginsberg HN. Diabetic dyslipidaemia. *Endocrinol Metab Clin North Am* 2006; 35: 491–510.

10 Alexander CM, Landsman PB, Teutsch SM et al. Third National Health and Nutrition Examination Survey (NHANES III) National Cholesterol Education Program (NCEP). NECP-defined metabolic syndrome, diabetes and prevalence of coronary heart disease among NHANES III participants aged 50 years and older. *Diabetes* 2003; 52: 1210–14.

11 Isomaa B, Almgren P, Tuomi T et al. Cardiovascular morbidity and mortality associated with the metabolic syndrome. *Diabetes Care* 2001; 24: 683–9.

12 Harris SB, Ekoe J-M, Zdanowicz Y et al. Glycaemic control and morbidity in the Canadian primary care setting (results of the diabetes in Canada evaluation study). *Diabetes Res Clin Pract* 2005; 70: 90–97.

13 Barter P, Gotto AM, LaRosa JC et al.; for the Treating to New Targets Investigators. HDL cholesterol, very low levels of LDL cholesterol and cardiovascular events. *N Engl J Med* 2007; 357: 1301–10.

14 deGoma EM, deGoma RL, Rader DJ. Beyond high density lipoprotein cholesterol levels: Evaluating high-density lipoprotein function as influenced by novel therapeutic approaches. *J Am Coll Cardiol* 2008; 51: 2199–211.

15 Di Angelantonio E, Sarwar N, Perry P et al. Major lipids, apolipoproteins and risk of vascular disease. *JAMA* 2009; 302: 1993–2000.

16 Scott R, O'Brien R, Fulcher G et al. Effects of fenofibrate treatment on cardiovascular disease risk in 9795 individuals with type 2 diabetes and various components of the metabolic syndrome: The Fenofibrate Intervention and Event Lowering in Diabetes (FIELD) study. *Diabetes Care* 2009; 32: 493–8.

17 Ginsberg HN, Elam MB, Lovato LC et al. Effects of combination lipid therapy in type 2 diabetes mellitus. *N Engl J Med* 2010; 362: 1563–74.

18 Nordestgaard BG, Benn M, Schnohr P, Tybjaerg-Hansen A. Non fasting triglycerides and risk of myocardial infarction, ischaemic heart disease and death in men and women. *JAMA* 2007; 298: 299–308.

19 The Task Force for the Management of Dyslipidaemias of the European Society of Cardiology (ESC) and the European Atherosclerosis Society (EAS). ESC/EAS Guidelines for the management of dyslipidaemias. *Eur Heart J* 2011; 32: 1769–818.

20 American Diabetes Association. Nutritional recommendations and interventions for diabetes: A position statement of the American Diabetes Association. *Diabetes Care* 2008; 31(Suppl 1): s61–s78.

21 Stevens RJ, Kothari V, Adler AI, Stratton IM. The UKPDS risk engine: A model for the risk of coronary heart disease in type 2 diabetes (UKPDS 56). *Clin Sci (London)* 2001; 101: 671–9.

22 The Scandinavian Simvastatin Survival Study Group. Randomised trial of cholesterol lowering in 4444 people with coronary heart disease: The Scandinavian Simvastatin Survival Study (4S). *Lancet* 1994; 344: 1383–9.

23 Pyorala K, Pedersen TR, Kjekshus J et al. Cholesterol lowering with simvastatin improves prognosis of diabetic patients with coronary heart disease: A subgroup analysis of the Scandinavian Simvastatin Survival Study (4S). *Diabetes Care* 1997; 20: 614–20.

24 Haffner SM, Alexander CM, Cook TJ et al. Reduced coronary events in

simvastatin-treated patients with coronary heart disease and diabetes or impaired fasting glucose levels. Subgroup analysis in the Scandinavian Simvastatin Survival Study. *Arch Int Med* 1999; 159: 2661–7.

25　Heart Protection Study Collaborative Group. MRC/BHF Heart Protection Study of cholesterol lowering with simvastatin in 5963 people with diabetes: A randomized placebo-controlled trial. *Lancet* 2003; 361: 2005–16.

26　La Rosa JC, Grundy SG, Waters DD et al. Intensive lipid lowering with atorvastatin in patients with stable coronary disease. *N Engl J Med* 2005; 352: 1425–35.

27　Shepherd J, Barter P, Carmena R et al. Effect of lowering LDL cholesterol substantially below recommended levels in patients with diabetes and coronary heart disease: The Treating to New Targets (TNT) Study. *Diabetes Care* 2006; 29: 1220–26.

28　Cannon CP, Steinberg BA, Murphy SA et al. Meta-analysis of cardiovascular outcomes trials comparing intensive versus moderate statin therapy. *J Am Coll Cardiol* 2006; 48: 438–45.

29　Cholesterol Treatment Trialists' (CTT) Collaboration. Efficacy of cholesterol lowering in 18,686 people with diabetes in 14 randomised trials of statins: A meta-analysis. *Lancet* 2008; 371: 117–25.

30　Cholesterol Treatment Trialists' (CTT) Collaboration. Efficacy and safety of more intensive lowering of LDL cholesterol: A meta-analysis of data from 170,000 participants in 26 randomised trials. *Lancet* 376: 1670–81.

31　The Statin Prevention by Aggressive Reduction in Cholesterol Levels (SPARCL) Investigators. High dose atorvastatin after stroke or transient ischaemic attack. *N Engl J Med* 2006; 355: 549–59.

32　Colhoun HM, Betteridge DJ, Durrington PN et al.; on behalf of the CARDS investigators. Primary prevention of cardiovascular disease in type 2 diabetes in the Collaborative Atorvastatin Diabetes Study (CARDS): Multicentre randomized placebo-controlled trial. *Lancet* 2004; 364: 685–96.

33　Sever PS, Poulter NR, Dahlof B et al.; for the ASCOT Investigators. Reduction in cardiovascular events with atorvastatin in 2532 patients with type 2 diabetes. *Diabetes Care* 2005; 28: 1151–7.

34　Kotseva K, Wood D, De Backer G et al.; for the Euroaspire Study Group. Cardiovascular prevention guidelines in daily practice: A comparison of Euroaspire I, II and III surveys in eight European countries. *Lancet* 2009; 373: 929–40.

35　Armitage J. The safety of statins in clinical practice. *Lancet* 2007; 370: 1782–90.

36　Rosenbaum D, Dallongeville J, Sabouret P, Bruckert E. Discontinuation of statin therapy due to muscular side effects: A survey in real life. *Nutr Metab Cardiovasc Dis* 2013; 23(9): 871–5.

37　Leiter LA, Betteridge DJ, Farnier M et al. Lipid-altering efficacy and safety profile of combination therapy with ezetimibe/statin vs staatin monotherapy in patients with and without diabetes: An analysis of pooled data from 27 clinical trials. *Diabetes Obes Metab* 2011; 13: 615–28.

38　Garcia-Calvo M, Lisnock JM, Bull HG et al. The target of ezetimibe is Niemann-Pick C1-Like 1 (NPC1L1). *Proc Nat Acad Sci USA* 2005; 102: 8132–7.

39　Jia L, Betters JL, Yu L. Niemann-Pick C1-Like 1 (NPC1L1) in intestinal and hepatic cholesterol transport. *Annu Rev Physiol* 2011; 73: 239–59.

40　Chan DC, Watts GF, Gan SK et al. Effects of ezetimibe on hepatic fat, inflammatory markers and apolipoprotein B-100 kinetics in insulin resistant obese subjects on a weight loss diet. *Diabetes Care* 2010; 33: 1134–9.

41　Park H, Shima T, Yamaguchi K, Mitsuyoshi H. Efficacy of long-term ezetimibe therapy in patients with non alcoholic fatty liver disease. *J Gastroenterol* 2011; 46: 101–7.

42　Baigent C, Landray MJ, Reith C et al. The effects of lowering LDL-cholesterol with simvastatin plus ezetimibe in patients with chronic kidney disease (Study of Heart and Renal Protection): A randomised placebo-controlled trial. *Lancet* 2011; 377: 2181–92.

43　FIELD study investigators. Effects of long-term fenofibrate therapy on cardiovascular events in 9795 people with type 2 diabetes mellitus (the FIELD study): A randomised controlled trial. *Lancet* 2005; 366: 1849−61.

44 Chapman MJ, Ginsberg HN, Amarenco P et al. Triglyceride-risk lipoproteins and high density lipoprotein cholesterol in patients at high risk of cardiovascular disease: Evidence and guidance for management. *Eur Heart J* 2011; 32: 1345−61.

45 Keech AC, Mitchell P, Summanen PA et al. Effect of fenofibrate on the need for laser treatment for diabetic retinopathy (FIELD study): A randomised controlled trial. *Lancet* 2007; 370: 1687−97.

46 The ACCORD Study Group and ACCORD Eye Study Group. Effects of medical therapies on retinopathy progression in type 2 diabetes. *N Engl J Med* 2010; 363: 233−44.

47 Goldstein JL, Brown MS. The LDL receptor. *Arterioscler Thromb Vasc Biol* 2009; 29: 431−8.

48 Abifadel M, Varret M, Rabee JD et al. Mutations in PCSK9 cause autosomal dominant hypercholesterolaemia. *Nat Genet* 2003; 34: 154−6.

49 Lambert G, Sjouke B, Choque B, Kastelein JJP, Kees Hovingh G. The PCSK9 decade. *J Lipid Res* 2012; 53: 2515−24.

50 McKenny JM, Koren MJ, Kereiakis DJ, Hanotin C, Ferrand AC, Stein EA. Safety and efficacy of a monoclonal antibody to proprotein convertase subtilisin/kexin type 9 serine protease, SAR 236553/REGN 727 in patients with primary hypercholesterolaemia receiving ongoing stable atorvastatin therapy. *J Am Coll Cardiol* 2012; 59: 2344−53.

51 Sullivan D, Olsson AG, Scott R et al. Effect of a monoclonal antibody to PCSK9 on low density lipoprotein cholesterol levels in statin-intolerant patients: The GAUSS randomised trial. *JAMA* 2012; 308. Epub Nov 5.

52 The AIM HIGH Investigators. Niacin in patients with low HDL-cholesterol levels receiving statin therapy. *N Engl J Med* 2011; 365: 2255−67.

53 Barter PJ, Caulfield M, Eriksson M et al.; for the ILLUMINATE Investigators. Effects of torcetrapib in patients at high risk for coronary events. *N Engl J Med* 2007; 357: 2109−22.

54 Schwartz GG, Olsson AG, Abt M et al. Effects of dalcetrapib in patients with a recent acute coronary syndrome. *N Engl J Med* 2012; 367: 2089−99.

55 Cannon CP, Shah S, Dansky HM et al. Safety of anacetrapib in patients with or at high risk of coronary heart disease. *N Engl J Med* 2010; 363: 2406−15.

56 Nicholls SJ, Brewer B, Kastelein JJP et al. Effects of the CETP inhibitor evacetrapib administered as monotherapy or in combination with statins on HDL and LDL cholesterol: A randomised controlled trial. *JAMA* 2011; 306: 2099−109.

57 Nicholls SJ, Tuzcu M, Wolski K et al. Lowering the triglyceride/high density lipoprotein cholesterol ratio is associated with the beneficial impact of pioglitazone on progression of coronary atherosclerosis in diabetic patients. *J Am Coll Cardiol* 2011; 57: 153−9.

58 Davidson M, Meyer PM, Haffner S et al. Increased high-density lipoprotein cholesterol predicts the piogltazone-mediated reduction of carotid intima-media thickness progression in patients with type 2 diabetes mellitus. *Circulation* 2008; 117: 2123−30.

59 Ferrannini E, Betteridge DJ, Dormandy JA et al. High density lipoprotein-cholesterol and not HbA1c was directly related to cardiovascular outcome in PROactive. *Diabetes Obes Metab* 2011; 13: 759−64.

多项选择题的答案

1. A,B,D,E——错误。

   C——正确。

2. A,D,E——正确。

   B,C——错误。

3. A,B,E——错误。

   C,D——正确。

第 8 章

糖尿病血栓形成及其临床管理

R.A. Ajjan, *Peter J. Grant*
University of Leeds, Leeds, UK

关键点

- 长期糖尿病常伴有血栓前状态的发展。

- 血栓性变化包括一些凝血因子的增加、纤维蛋白溶解的抑制、纤维蛋白(原)翻译后修饰和血小板激活。

- 目前已经开发的治疗方法有抑制血小板活化(阿司匹林、$P2Y_{12}$ 抑制剂)和抑制凝血过程(肝素、比伐卢定)。

- 在低风险糖尿病的心血管疾病一级预防中,不推荐使用阿司匹林,这是因为其副作用的风险超过了任何潜在的有益治疗作用。

- 对于高危糖尿病患者(有终末器官损伤的患者),推荐使用阿司匹林作为一级预防。

- 在急性期,联合使用阿司匹林、$P2Y_{12}$ 抑制剂和抗凝剂来保护心肌免受动脉血栓阻塞的影响。

- 急性冠脉综合征(ACS)出现急性事件后,建议使用阿司匹林和 $P2Y_{12}$ 抑制剂联合治疗 12 个月。

- 不推荐在 ACS 后 12 个月之前停止使用 $P2Y_{12}$ 抑制剂,这是因为在此期间有较高的复发率。

- 在糖尿病患者中,阿司匹林对 ACS 的二级预防有效,并且应该在患有 ACS 后 $P2Y_{12}$ 抑制剂 12 个月停止使用后继续使用。

简介

阻塞性血栓性血管疾病的发生与发展已成为当今世界人们主要的发病和死亡原因之一。患有 1 型和 2 型糖尿病的受试者发生心血管疾病的风险增加,大约 3/4 的糖尿病患者最终死于心血管疾病。在动脉系统疾病中,糖尿病患者的脑卒中、ACS 和周围血管疾病的患病率增加;而在静脉系统疾病中,静脉血栓性疾病的患病率略有增加,这很可能与相关的并发症有关。动脉疾病是一种慢性疾病,其特征是早期出现内皮功能障碍和脂肪条纹,随后形成斑块、斑块不稳定、斑块破裂,形成阻塞性血栓。糖尿病可以在多个方面对上述过程产生影响,临床研究表明,与非糖尿病对照组相比,糖尿病患者的冠状动脉斑块血栓和单核、巨噬细胞浸润增加[1]。再加上其他疾病同时影响冠状动脉近端和远端,即心脏损害加重,血栓更容易破裂同时产生更多血栓。动脉血栓的特征是形成富含血小板的纤维蛋白网,纤维蛋白是通过激活血液的凝固产生的,而静脉血栓的特征是形成含血小板较少纤维蛋白。2 型糖尿病与血小板活化增加有关[2],并与代谢异常(与胰岛素抵抗和高血糖相关)相关的凝血和纤维蛋白溶解异常有关[3]。这些血栓前期的变化会增加 ACS 和其他动脉疾病的患病率,特别是已经有报道,血小板活性的增加可以用来预测伴稳定型冠状动脉疾病的 2 型糖尿病患者主要不良心血管事件的风险[4]。大量的研究数据表明,随着胰岛素抵抗的发展和晚期并发症如慢性肾病的存在,血栓性疾病开始出现。高血糖对此过程中存在额外的影响,随着糖尿病的慢性疾病进程,这些过程往往逐渐恶化。临床研究表明,单纯 1 型糖尿病血栓形成的变化相对较小,而不存在胰岛素抵抗的糖尿病患者在明显高血糖出现之前存在炎症性血栓聚集风险[5-7];随着病情的发展,两组患者病情都会发生进一步的变化。

心肌梗死通常由破裂斑块上的血栓形成引起,这一认识导致了一场治疗方法的革命,它改善了心血管疾病的一级和二级预防及 ACS 管理。其中,血小板激活的靶向抑制剂、凝血酶直接抑制剂和肝素类分子的研发改变了糖尿病和非糖尿病冠心病患者的治疗方法。本章将讨论糖尿病患者的血小板功能和凝血及纤维蛋白溶解异常、这些变化与心血管疾病的关系, 以及抗血小板药物和抗凝血药物如何改善糖尿病患者心血管预后的机制。

血栓的形成机制

凝血系统包括两部分:一部分是纤维蛋白溶解的激活剂和抑制剂,它们可以调节纤维蛋白形成和分解;另一部分是细胞和血小板,它们与血管损伤部位和纤维蛋白发生相互作用,进而释放一系列促凝血因子和炎症介质。凝血酶是凝血过程中的关键酶,在纤维蛋白形成和血小板活化中扮演重要的角色。凝血酶由凝血因子复合物裂解凝血酶原产生,该过程源于血管损伤后组织因子活化凝血因子 VII 和凝血因子 X。凝血酶主要有促凝血和促炎效应,当凝血酶与细胞相关受体血栓调节蛋白结合时,可改变凝血酶的底物,表达抗凝效应[8]。

纤维蛋白原裂解

纤维蛋白原是由肝脏产生的一种大分子蛋白质,包括两组由二硫键连接的 α、β、γ 链[9]。凝血酶通过从每个纤维蛋白原 α 链上切割小的纤维蛋白肽来裂解纤维蛋白原,α 链断开并与其他被剪切的纤维蛋白原分子作用,导致双股纤维的形成,这些纤维向外延伸,形成一个复杂的纤维蛋白网。纤维蛋白肽 B 的断裂使形成中的纤维蛋白结构侧向聚集。

凝血因子ⅩⅢ的激活和纤维蛋白的交联

凝血因子ⅩⅢ是一种以异二聚体结构在血液中循环的谷氨酰胺转氨酶,其结构包括 2 个 A 亚基和 2 个 B 亚基。凝血酶通过从 A 亚基上切割 37 个氨基酸肽来激活凝血因子ⅩⅢ,促进 A 亚基和 B 亚基的分离,使得凝血因子ⅩⅢ上活性位点暴露。激活的凝血因子ⅩⅢ与纤维蛋白原纤维共价交联,形成不溶的纤维蛋白结构,使机械性能改变,并增加了对纤维蛋白溶解活性的抵抗能力[10]。

纤维蛋白溶解

与凝血酶类似,血纤溶酶是纤维蛋白溶解级联反应中的关键酶。血纤溶酶是由组织纤溶酶原激活剂(tPA)裂解纤溶酶原产生的,此反应的反应速度在有纤维蛋白存在的条件下会快 1000 倍。血纤溶酶通过其上的赖氨酸位点与纤维蛋白结合,促进纤维蛋白的分解,同时保护血纤溶酶免受抗纤溶酶的局部抑制作用。血纤溶酶在一系列分子基础上裂解精氨酸和赖氨酸位点,为了防止出现系统性的蛋白质水解,该裂解过程会受到抗纤溶酶的严格调控[11]。血纤溶酶裂解纤维蛋白的同时产生纤维蛋白降解产物,血浆中的这类物质可以被检测,如 D-二聚体,可以被用作静脉血栓性疾病的检测指标。除了抗纤溶酶,该生物过程中还存在其他的抑制剂,如纤溶酶原激活物抑制剂-1(PAI-1)和凝血酶激活纤维蛋白溶解抑制剂(TAFI)。PAI-1 是 tPA 的快速抑制剂,它可以与 tPA 结合并抑制其活性。PAI-1 由内皮细胞和血小板产生,在血液中的循环量高于 tPA,并且其在血栓中也具有较高的浓度。TAFI 在血浆和血小板中大量存在,被凝血酶激活,当凝血酶与凝血调节蛋白结合时,其裂解作用大大增强。激活的 TAFI 裂解纤维蛋白赖氨酸 N 端残基以阻止纤溶酶原和 tPA 与纤维蛋白的结合,抑制血纤溶酶的产生和点溶解[12]。

血小板的激活

血管壁损伤导致了血块形成中两个关键事件的发生:①受体介导的血小板黏附和聚集;②凝血酶介导的血小板的激活。一系列的糖蛋白受体(GP Ib/Ⅸ、GP Ⅵ 和 GP Ia)与血管性血友病因子相互作用促进血小板在皮下的黏附。这种相互作用会激活血小板 GP Ⅱb/Ⅲa 与纤维蛋白原结合,促进血小板的聚集。凝血酶是最有效的血小板激活剂,它通过与血小板表面的蛋白酶激活受体-1(PAR-1)综合发挥作用,引发一系列信号传递过程,最终释放出一系列的炎症介质和血栓介质,进一步促进血栓的形成。除了凝血酶,一些其他的介质,包括而磷酸腺苷、胶原蛋白和血栓素,它们均可以与受体结合激活血小板。这些受体可以作为后文描述的治疗方法的一些新靶点,并且已经有了一些相关的报道[13-15]。血栓形成和溶解的主要步骤见图 8.1。

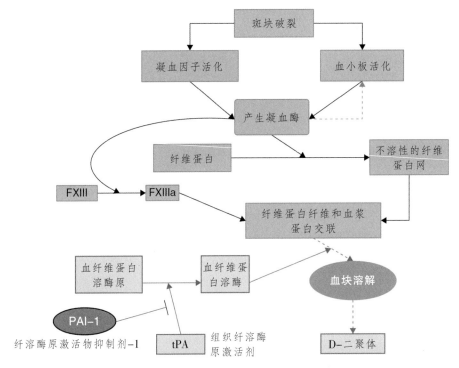

图 8.1　血栓形成和纤维蛋白溶解。动脉粥样硬化斑块的破裂导致血小板和凝血蛋白的活化。在可溶性纤维蛋白原转化为不溶性纤维蛋白后形成凝血酶，该过程被活化的凝血因子XⅢ进一步增强。凝血酶进一步激活血小板，促进血栓形成。组织纤溶酶原激活纤溶酶原转化为纤溶酶，溶解血栓，产生 D–二聚体。纤维蛋白的溶解受到包括 PAI–1 在内的许多蛋白的抑制。FXⅢ,凝血因子XⅢ;FXⅢa,凝血因子XⅢa。

血栓形成机制总结

　　当描述这些血栓形成过程中的单独组成成分时,我们很容易忽略在各个层面都发挥作用的精细调控。血栓的形成和溶解除了血小板外,还与内皮细胞、皮下、巨噬细胞和白细胞相关。血栓形成和溶解之间的平衡及血栓形成的位置取决于与它们之间的相互作用。有研究证明,血栓与炎症相互作用的重要性,在细胞水平上,血小板、巨噬细胞结合启动一系列可溶性促凝物质和炎症分子的释放;在体液水平,如补体 C3 与纤维蛋白结合抑制纤维蛋白溶解[16]。这些事件随着纤维蛋白形成和纤维蛋白、血小板相互作用而循环,与纤维蛋白自身溶解的激活和抑制相互作用而进一步发挥调控作用。所有这些直接或限制血栓形成和纤维蛋白溶解的各级调控,需要防止系统性血栓形成和蛋白质溶解。

糖尿病血栓的形成机制

凝血与纤维蛋白溶解

　　在胰岛素抵抗的 2 型糖尿病中均观察到的凝血异常是与 PAI–1 和 tPA 升高相关的纤维蛋白溶解抑制[17]。对 2 型糖尿病血糖正常的一级亲属的研究表明,这些个体在被诊断为糖尿病之前有胰岛素抵抗的趋势,并伴有甘油三酯、PAI-1 和 tPA 的升高;并且似乎严重的纤维蛋白溶解抑制会带来更多的传统危险因素。PAI-1 基因在起始位点 675 bp 处具有 4G/5G 多态性,4G 等位基因与较高的 PAI-1 水平和 ACS 风险增加有关[18]。此外,有研究表明,4G/5G 基因型与代谢综合征特征之间的相互作用调节 PAI-1 循环水平,增加了心血管疾病的风险[19]。尽管有研究表明,伴有微量尿蛋白的 2 型糖尿病患者的 TAFI 水平会有所升高,但TAFI 水平似乎不受胰岛素抵抗或高血糖的影响[20]。凝血因子Ⅶ水平与胰岛素抵抗有类似的相关性,2 型糖尿病也与纤维蛋白原和凝血因子Ⅻ水平升高有关[17]。胰岛素增敏剂的研究强调了胰岛素抵抗在血栓形成风险早期表现中的重要性, 这与二甲双胍和噻唑烷二酮的使用与 PAI-1 和 tPA 的减少有关的研究结果相一致。此外,也有报道,二甲双胍会降低凝血因子Ⅶ和 ⅧA 的水平[17]。

血栓的结构

　　Jorneskog 报道了 1 型糖尿病患者血栓结构的变化为渗透性降低, 这表明了其结构变得更致密[21]。其他研究者也通过从 2 型糖尿病患者血浆中的纯化纤维蛋白原进行了类似的研究[22]。研究结果表明,纤维蛋白(原)的翻译后修饰促进了纤维蛋白的结构改变[23]。然而,这种结构的改变减少了斑块表面血纤维蛋白溶酶的产生,增强了纤维蛋白酶的结合,对整体纤维蛋白的溶解而不是血栓形成造成了影响[24]。在非糖尿病患者群中,致密的结构与心血管风险增加和心血管预后不良有关,而且一系列代谢因素很可能对这种表型产生影响。

血小板的激活

　　循环的血小板对糖尿病相关的一系列代谢变化尤其是临床上的高血糖症十分敏感。短时间暴露于高糖环境中会使血小板的活性增加,提高对血糖的控制可以改善这些影响。高血糖状态对血小板具有渗透效应,对改变蛋白激酶 C 的表达,和(或)对暴露的糖化蛋白产生间接的影响。在这方面,有研究报道,AGE 蛋白由 JNK2 通路介导与血小板上 CD36 受体相互作用诱发血栓前状态[25]。据报道,氧化的低密度脂蛋白可以激活胰岛素抵抗患者的血小板[26]。CD36 通过与血脂异常和氧化应激相互作用激活血小板,这些作用在 CD36 缺陷的小鼠中缺失[27]。值得注意的是,CD36 通过与氧化的 LDL 相互作用在早期形成脂质条纹中发挥作用,导致泡沫细胞形成的增加。巨噬细胞的这种反应在胰岛素抵抗状态下加重,可以由噻唑烷二酮药物进行改善。噻唑烷二酮类药物具有抗血小板的作用,但是目前尚不清楚这种对血小板的影响是否在一定程度上是通过影响 CD36 介导的。其他潜在的影响包括胰岛素抵抗的影响。胰岛素对胰岛素敏感者的血小板具有抗聚集作用,最新研究数据表明,在胰岛素抵抗状态下,IGF-1 可能通过与异二聚体胰岛素或 IGF-1 受体相互作用而对血小板凝血作用产生影响。对 208 例 2 型糖尿病伴稳定型冠状动脉疾病患者进行了 24 个月的随访,特定胰岛素受体底物-1(TRS-1)基因型的患者血小板反应性增加,主要不良心血管事件的风险也有显著增加[28]。这些研究结果表明了胰岛素信号通路在心血管预后中的作用,并提供了糖尿病患者个体间差异的潜在机制。

　　总体来说,现有数据表明,糖尿病与一系列不利于血小板功能的代谢异常相关。管理血栓前期血小板状态应该使糖尿病代谢变化正常化,并且适当进行抗血小板治疗,这些将会在后文进行讨论。

糖尿病血栓的管理和预防

糖尿病患者发生心血管事件的风险正在增加,并且他们在血管缺血后的预后比非糖尿病患者群更差。死亡率的增加与血栓形成环境相关血管病理有关,进而导致血小板活性增强,促凝血因子和抗纤维蛋白溶解因子的量或性发生变化。有关血管缺血的管理将在其他章节进行讨论;这里我们将重点讨论糖尿病特异性的抗血栓治疗。

抗血小板药物

有许多抗血小板药物用于治疗和预防糖尿病心血管疾病,它们主要影响血小板激活的3个途径,而针对其他途径的药物也正在研发中。下面将讨论用于治疗和预防心血管疾病的各种抗血小板药物,并重点讨论这些药物在糖尿病中的作用。

阿司匹林

阿司匹林乙酰化环氧合酶(COX-1)529 丝氨酸残基具有不可逆的抑制酶活性,并阻断血栓素 A2 的活性,导致血小板聚集减少。有其他研究表明,阿司匹林乙酰化纤维蛋白原能改变纤维蛋白网的结构,使血栓更易溶解[29-32]。并且,阿司匹林可能通过一种一氧化氮依赖机制影响斑块的裂解[33,34]。阿司匹林的这些非血小板依赖的纤维蛋白溶解特性在临床上具有潜在的重要意义,可能这也解释了在 ISIS-2 研究中,链激酶与阿司匹林合用会增强纤维蛋白溶解[35]。

阿司匹林通常用于 ACS,它的益处已经在糖尿病患者和非糖尿病患者身上反复验证得到证实[35-37]。ACS 患者不论是诊断为不稳定型心绞痛、非 ST 段抬高型心肌梗死(NSTEMI),还是ST 段抬高型心肌梗死 (STEMI) ,均应该尽早给予阿司匹林治疗, 治疗的初始剂量为162~325mg(英国使用 300mg),并联合其他抗血栓药物(见下文)。血管病理确认后,给予维持剂量 75~162mg/d(英国使用 75mg/d)。从长远来看,有两个大型 Meta 分析结果表明[40,41],阿司匹林可以作为心血管的二级预防药物[38,39]。使用阿司匹林进行二级预防使糖尿病患者血管缺血率降低 17%(22.3%~18.5%,$P<0.01$) , 使非糖尿病患者降低 22%(16.4%~12.8%,$P<0.00001$)。这些数据表明,阿司匹林可能在糖尿病的二级心血管保护方面效果较差,这一结论得到了最近一项观察性研究的支持,该研究未能显示阿司匹林在二级预防方面的益处[42]。

对糖尿病患者中使用阿司匹林作为心血管一级预防的争议更大。 直到最近,尽管这种用法的支持证据很少,但在此情况下,阿司匹林还是经常被使用。事实上,一些证据表明,阿司匹林不应该用于所有糖尿病患者的一级预防。在一项一级预防(PPP)试验中,与非糖尿病患者相比,阿司匹林治疗未能对糖尿病患者提供显著的心血管保护[43]。一项对 140 000 多例受试者的 Meta 分析结果显示,使用抗血小板药物(主要是阿司匹林)可减少 22%的心血管事件,但在一个由约 5000 例糖尿病患者组成的亚组中,这种风险仅降低了 7%,并不具有统计学意义[41]。此外,最新的两项一级预防研究,即阿司匹林对日本糖尿病患者动脉粥样硬化一级预防研究(JPAD)和无症状的糖尿病动脉疾病进展的预防研究(POPADAD)结果均未能显示阿司匹林对糖尿病患者心血管事件的影响[44,45]。然而,JPAD 的研究结果证明老年患者可以从中获益。一项对 651 例糖尿病患者长达 11.6 年的纵向观察研究结果表明,当将重要的参数进行调整后(HR 0.30;CI 0.09~0.95),服用阿司匹林的受试者心血管事件减少,表明阿司匹林可能对一部分糖尿病患者有益[46]。相比之下,美国没有缺血性心脏病病史的糖尿病患者接受阿司匹林治疗,心血管事件增加[47]。瑞典相关的研究也有类似的结果,在其中再一次得到了老年人可以从中获益的结果[48]。一项对包括 11 618 例糖尿病患者在内的 7 项 Meta 分析报道,主要不良心血管事件(MACE)总体减少了 9%,且对死亡率没有影响,这可能是由于该研究的随访时间相对较短的缘故[49]。

现有的数据表明,阿司匹林在糖尿病一级预防中的疗效是不佳的,不应该在所有患者中使用。然而,一部分可能是心血管高危人群的糖尿病患者,可以从阿司匹林的一级预防中获益。鉴于此种情况,目前美国和国际指南将阿司匹林用于糖尿病一级预防的范围限制在"心血管高风险"人群,但未对这一人群进行明确分类,而是将决定权留给主治医生。目前,有两项研究阿司匹林在糖尿病患者中对心血管的保护作用研究正在进行中(ASCEND 和 ACCEPT-D,临床试验注册号分别为 NCT00135226 和 IS-RCTN48110081),预计在未来 3~4 年内结题。

综上所述:①糖尿病和非糖尿病患者可以继续使用阿司匹林与其他抗血小板药物联合治疗 ACS(包括不稳定型心绞痛、NSTEMI 和 STEMI);②阿司匹林是心血管二级预防的单一疗法,但对糖尿病患者可能效果不佳;③尽管一些指南推荐其用于高风险患者,但目前尚无确切的证据证明,使用阿司匹林单药治疗可以对糖尿病患者的心血管疾病进行预防。

氯吡格雷

氯吡格雷是一种噻吩吡啶类药物,是血小板 $P2Y_{12}$ 受体的不可逆拮抗剂。氯吡格雷是一种前药,它被肝脏中的 P450 系统转化为活性代谢物;CYP 基因多态性可能会使其作用延迟。氯吡格雷与阿司匹林联合用于 ACS 患者,并作为对阿司匹林不耐受者或有症状的脑血管疾病患者的单药治疗药物[50-51]。

通过大量的临床试验,阿司匹林和氯吡格雷联合治疗 ACS(通常氯吡格雷负荷剂量为 300~600mg,维持剂量为 75mg/d)已被证实,对糖尿病和非糖尿病患者都均有益处[52-55]。然而,一些新药显示出了更高的疗效(详见后文)。在一些地方,由于新药的成本低导致氯吡格雷的双重治疗现在使用得更少。ACS 患者通常给予阿司匹林和氯吡格雷联合治疗 1 年(氯吡格雷 75mg/d),阿司匹林单药治疗持续超过 1 年。然而,根据 CHARISMA 试验的数据,由于没有临床益处,近期没有 ACS 的高危糖尿病患者不推荐常规联合治疗[56]。

有研究表明,在糖尿病心血管二级预防方面,使用氯吡格雷单药治疗的疗效优于阿司匹林。一项氯吡格雷与阿司匹林预防缺血事件比较的研究(CAPRIE)招募了 19 185 例有心血管疾病的受试者,随机使用阿司匹林 325mg/d 或氯吡格雷 75mg/d。随后,对糖尿病患者的分组分析中,服用氯吡格雷组与服用阿司匹林组相比,血管缺血减少了 12%(为 17.7%~

15.6%；P=0.04）；这种差异在胰岛素使用者中更为明显[57]。然而，由于这是一个未详细说明的事后分析，这种差异在很大程度上被忽视了，并且这些数据也未用于临床实践。

值得注意的是，氯吡格雷生化疗效的可变性很大程度上取决于药物代谢的可变性。在不同的研究中，对氯吡格雷低反应者的普遍差异很大（5%~40%），这与试验方法、对抗性定义和研究群体不同有关[58]。糖尿病是导致患者对氯吡格雷反应降低的因素之一，特别是在存在糖尿病控制不良、微血管并发症或接受胰岛素治疗的患者中[59]。氯吡格雷治疗糖尿病疗效降低的机制可能包括胰岛素抵抗导致血小板对胰岛素反应降低、$P2Y_{12}$ 受体信号通路上调和血小板转化率升高。

综上所述：①尽管氯吡格雷在一些情况下逐渐被新型的 $P2Y_{12}$ 拮抗剂所取代，糖尿病合并 ACS 患者仍可选用氯吡格雷与阿司匹林联合治疗；②对阿司匹林耐受和阿司匹林治疗后仍有症状的脑血管病的患者，可使用氯吡格雷单药治疗；③没有证据表明，使用氯吡格雷单药作为糖尿病的一级预防是有益的。值得注意的是，一些临床医生对高危的糖尿病患者使用氯吡格雷代替阿司匹林进行心血管二级预防，尽管支持这种做法的证据有限。

普拉格雷

普拉格雷是第三代噻吩吡啶类药物，是一种前药，需要经代谢转化为活性化合物，其作用机制为不可逆地阻断 $P2Y_{12}$ 受体。氯吡格雷和普拉格雷的区别是普拉格雷被代谢为活性化合物的速度更快，因而作用更快速。一项 TRITON-TIMI 38 临床试验，用普拉格雷（负荷剂量为 60mg，维持剂量为 10mg/d）代替氯吡格雷（负荷剂量为 300mg，维持剂量为 75mg/d）与阿司匹林联用治疗 13 608 例接受经皮冠状动脉介入治疗的 ACS 患者，在 15 个月的随访中，心血管死亡或血管事件降低了 18%（分别为 9.9% 和 12.1%；P<0.001）[60]。这一临床试验结果展示出普拉格雷的优势被出血的不良反应显著增加抵消了（分别为 2.4% 和 1.8%；P=0.03）。因此，并不是所有 ACS 患者都推荐使用普拉格雷代替氯吡格雷。有趣的是，对糖尿病组的亚组分析得出了不同的结果。与氯吡格雷组相比，普拉格雷组心血管死亡或血管事件显著降低了 30%（分别为 12.2% 和 17.0%；P<0.001），这种影响在胰岛素使用者中尤为明显（降低了 37%）。与非糖尿病患者群相比，心血管死亡或血管事件的降低与出血风险的增加无关（普拉格雷和氯吡格雷组分别为 2.6% 和 2.5%；P>0.1）。尽管对糖尿病亚组的分析结果十分显著，但是仍有学者对一些主要关于氯吡格雷的"适度"负荷剂量的质疑。然而，OPTIMUS-3 展示了在长期服用阿司匹林的糖尿病患者中，普拉格雷 60mg 的负荷剂量和 10mg/d 的维持剂量对血小板功能的抑制效果优于氯吡格雷 600mg 的负荷剂量和 150mg/d 的维持剂量，提示联合使用普拉格雷的疗效优于氯吡格雷[61]。普拉格雷治疗不稳定型心绞痛和 NSTEMI 的进一步试验正在进行中[62]。

普拉格雷没有被批准作为单药治疗，也没有大规模的临床试验来调查它在这种情况下的应用。目前也尚不清楚普拉格雷作为心血管一级或二级保护单药治疗是否优于氯吡格雷。

因此，现有的证据表明：①在糖尿病合并 ACS 患者中，普拉格雷联合阿司匹林优于氯吡格雷联合阿司匹林，这一发现促使一些地方在糖尿病合并 ACS 患者中使用普拉格雷来代替氯吡格雷；②普拉格雷未被批准也未被推荐用于糖尿病的二级或一级心血管预防。

替卡格雷

替卡格雷是一种环戊基三唑嘧啶类药物,它可以阻断血小板 P2Y$_{12}$ 受体;然而,不同于噻吩吡啶类药物,它无须机体代谢,其自身就是一种活性药物,作用可逆,半衰期短,需每天 2 次用药。PLATO 试验显示,在 18 642 例接受药物治疗或 PCI 术后的 ACS 患者中,替卡格雷与阿司匹林联合使用的疗效优于氯吡格雷与阿司匹林联合使用[63]。替卡格雷组在 12 个月随访中,血管死亡或血管事件降低了 16%(替卡格雷和氯吡格雷组分别为 10.2% 和 12.3%;$P< 0.0001$),并且在研究中预先定义的出血率没有随之增加(替卡格雷和氯吡格雷组分别为 11.6% 和 11.2%;$P=0.43$)。在对糖尿病患者亚组的分析中,虽然可能是因为糖尿病患者的数量相对有限而没有出现统计学意义,但仍然出现了类似的结果(血管死亡或血管事件风险降低了 12%)。

从患者积极预防心血管危险因素的角度考虑,PLATO 的试验结果还是十分有意义的,一些地方不区分糖尿病和非糖尿病患者均采用该药物代替氯吡格雷。但值得注意的是,替卡格雷并非没有缺陷,它必须每天服用 2 次,并且可能导致呼吸急促和心律失常。该药物在设置随机对照试验之外的临床应用中,可以证明该药物的使用是否合理,其副作用是否会带来不良的临床后果。

目前尚无关于替卡格雷单药用于心血管一级或二级预防的研究,据我们所知,在这一方面暂时未有相关的研究计划。

综上所述,替卡格雷是一种潜在的氯吡格雷的替代药物。在 ACS 患者中,无论是糖尿病患者还是非糖尿病患者,替卡格雷与阿司匹林联合使用时,都具有更好的疗效。

双嘧达莫和西洛他唑

这类药物通过磷酸二酯酶途径来抑制血小板激活。其本身作用十分弱,通常与其他抗血小板药物联合使用。双嘧达莫对冠状动脉疾病无效,但复发性脑血管缺血患者推荐其与阿司匹林联合使用[64,65]。然而,有研究表明,这种联合疗法并不优于氯吡格雷单药治疗[50]。考虑到双嘧达莫治疗冠状动脉疾病缺乏适应证和治疗脑血管疾病疗效的不确定性,该药在临床中并不常用。

与双嘧达莫相比,西洛他唑在糖尿病患者中的应用越来越多。该药主要用于症状性周围血管疾病的治疗,但最近的研究表明,该药对糖尿病的治疗也有益处,这可能与其增强 P2Y$_{12}$ 的抑制有关[66]。西洛他唑三联疗法已被证明可减少糖尿病患者 PCI 术后冠状动脉再狭窄[67,68]。进一步评估西洛他唑治疗糖尿病的临床疗效还需要进行长期的研究。使用西洛他唑使用的局限性之一是,该药的副作用导致心力衰竭患者死亡率增加。

血小板-纤维蛋白原相互作用抑制剂

血小板通过 GP Ⅱb/Ⅲa 受体与纤维蛋白原相互作用,随后蛋白质在血小板之间形成桥梁,最终导致血小板的聚集。目前正在使用的抑制剂有 3 种,包括阿昔单抗、依替巴肽和替罗非班。这些药物静脉注射且只适用于急性临床条件下使用。10 多年前进行的一项研究证据表明,GP Ⅱb/Ⅲa 抑制剂在糖尿病患者中具有良好的疗效,特别是在接受 PCI 治疗的患者可降低 ACS 后 30 天的死亡率[69]。

　　然而,这些数据研究是在抗血小板治疗效果不佳的时代进行的。事实上,最近的一项试验(ISAR-SWEET)表明,与单独使用氯吡格雷相比,使用阿昔单抗和高负荷剂量氯吡格雷(600mg)的与 701 例 ACS 糖尿病患者接受 PCI 治疗 1 年死亡率的降低没有关联[70]。相比之下,ISAR-REACT2 的设计与 NSTEMI 患者纳入研究类似,在接受阿昔单抗治疗的患者中,血管事件或死亡减少,这项结果在糖尿病和非糖尿病患者中均适用。依替非肽和替罗非班在患者人群中的研究出现了不同的结果,并且在糖尿病患者中没有表现出更佳的疗效[71]。此外,最近的研究证据表明,比伐卢定在糖尿病治疗方面优于阿昔单抗和依诺肝素。比伐卢定可以降低出血率,限制 GPⅡb/Ⅲa 抑制剂在糖尿病患者中的使用。总体来说,这些药物在糖尿病合并 ACS 患者中仍有使用,这种作用取决于患者的需求和主治医生的临床治疗方案。

影响凝血通路的药物

　　目前,使用的主要药物包括凝血酶和凝血因子 X(FX)抑制剂。下面简要讨论它们在糖尿病中的应用。

肝素

　　此类药物通过调节抗凝血酶Ⅲ的活性间接抑制 FX 和凝血酶原。肝素通常用于包括糖尿病患者在内的 ACS 患者。这些药物是间接的凝血酶抑制剂,依诺肝素因具有可预测的抗凝作用、易于注射和降低血小板减少的风险而成为主要被使用的低分子肝素 LMWH。最近的一项 Meta 分析结果显示,特别是在 STEMI 患者接受原发性 PCI 治疗时,依诺肝素在降低死亡率和出血并发症方面优于未分级肝素[72]。因此,无论诊断是 STEMI 还是 NSTEMI,无论是否进行保守治疗或计划进行冠状动脉介入治疗,依诺肝素仍然是 ACS 患者治疗的基础用药。

比伐卢定

　　此类药物是凝血酶直接抑制剂。与 GPⅡb/Ⅲa 联合肝素组相比,比伐卢定对 ACS 血管缺血也有类似的预防作用,但出血并发症更少[73]。在急性导管插入术和紧急干预分诊策略(ACUITY)试验中,糖尿病患者组分析结果表明,与使用 GPⅡb/Ⅲa 抑制剂(GPI)联合肝素组相比,比伐卢定与类似的缺血事件相关(分别为 7.9% 和 8.9%;$P=0.40$),但大出血事件降低(分别为 3.7% 和 7.1%;$P<0.001$),因此比伐卢定在临床使用上显示出了明显优势[74]。血管再生和支架在急性心肌梗死中的应用联合试验(HORIZONS-AMI)也得到了类似的数据,该研究招募了 3602 例患者,其中包括 593 例糖尿病患者。该研究表明,与 GPⅡb/Ⅲa 抑制剂和肝素联合治疗组相比,比伐卢定治疗的糖尿病患者在 30 天内死亡率降低(分别为 2.1% 和 5.5%;$P=0.04$),这种优势在接受胰岛素治疗的糖尿病患者身上也很明显。尽管比伐卢定组与 GPI/肝素联合组相比 12 个月的死亡率没有差异(分别为 14.2% 和 16.2%;$P=0.4$),但出血并发症低于 GPI/肝素联合组(分别为 2.5% 和 7.1%;$P=0.01$)[75]。

因此,比伐卢定在临床上推荐用于计划进行冠脉介入治疗的糖尿病合并 ACS 的患者,特别是那些有高出血风险的患者。同时接受胰岛素治疗的糖尿病患者也可以从比卢伐定的治疗中获益。考虑到糖尿病患者的异质性,需要更多的研究证明哪种类型的患者从这种治疗中获益最多。

磺达肝素

此类药物可逆地与抗凝血酶Ⅲ结合,间接抑制 FX 的活性。OASIS 5 试验纳入了 20 078 例不稳定型心绞痛合并 NSTEMI 患者,证实了磺达肝素与 LMWH 联用在死亡、心肌梗死或难治性缺血等治疗中的非劣效性。与 LMWH 相比,用磺达肝素治疗的患者 30 天(分别为 2.9% 和 3.5%;$P=0.02$)和 6 个月(分别为 5.8% 和 6.5%;$P=0.05$)的死亡率更低,并且在 9 天的治疗中出血率较低(分别为 2.2% 和 4.1%;$P<0.01$)[76]。OASIS 6 试验调查了 12 092 例接受了溶栓或 PCI 治疗的 STEMI 患者。这项研究的设计十分复杂,但数据显示,在进行溶栓或保守治疗的患者中,磺达肝素优于 LMWH;而在接受 PCI 治疗的患者中则相反[77]。因此,磺达肝素不推荐用于接受 PCI 治疗的 STEMI 患者。虽然在 OASIS 5 和 OASIS 6 试验中糖尿病患者分别占 25% 和 18%,但没有关于这一糖尿病亚组患者的数据,目前尚不清楚糖尿病是否对磺达肝素治疗的反应有影响。

图 8.2 说明了 ACS 中使用的主要抗血栓药物的作用机制, 而表 8.1 总结了抗血小板和抗凝治疗在糖尿病动脉粥样硬化血栓性疾病中的作用。

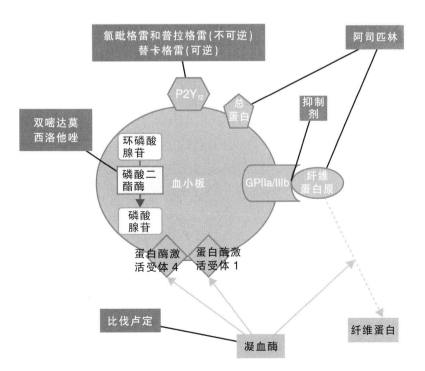

图 8.2　各种抗血小板药物的作用机制。阿司匹林通过乙酰化抑制环氧合酶 1,导致血栓形成减少,同时也可以使它也能使纤维蛋白原乙酰化,进而调节纤维蛋白网络结构和纤维蛋白溶解。氯吡格雷和普拉格雷是 $P2Y_{12}$ 通路的不可逆性抑制剂,而替卡格雷是一种可逆性抑制剂。双嘧达莫和西洛他唑影响磷酸二酯酶从而调节 cAMP 转化为 AMP。GPⅡa/Ⅲb 抑制剂干扰血小板纤维蛋白原相互作用,而比伐卢定直接抑制凝血酶。

表 8.1　各种抗血小板治疗在糖尿病中的临床应用汇总

药物名称	作用机制	是否用于 ACS 的治疗	是否用于二级预防（单药）	是否用于一级预防（单药）
阿司匹林	COX-1 抑制剂	是	是	只对高危人群有效
氯吡格雷	P2Y$_{12}$ 不可逆抑制剂	是	是	阿司匹林耐药高危人群（可能优于阿司匹林）
普拉格雷	P2Y$_{12}$ 不可逆抑制剂	是（可能比氯吡格雷在 DM 中疗效更好）	否	否
替卡格雷	P2Y$_{12}$ 可逆性抑制剂	是（无论糖尿病状况如何均优于氯吡格雷）	否	否
西洛他唑	磷酸二酯酶抑制剂	是（未来可能作为三联疗法治疗 DM）	否	否
GPⅡb/Ⅲa 抑制剂	血小板纤维蛋白原相互作用的调节剂	是（在 DM 的治疗中可能存在优势）	否	否
比伐卢定	凝血酶直接抑制剂	是（可能优于 GPI & LMWH 联合治疗 DM）	否	否

降糖药和血栓形成风险

有研究表明,使用降糖药物的类型可能会调节可能出现的缺血性事件的易感性。二甲双胍通常作为 2 型糖尿病患者的一线治疗药物。UKPDS 表明,与未使用二甲双胍的患者相比,使用二甲双胍的超重患者患缺血性心脏病(IHD)的风险降低,而同时二甲双胍保护心血管的概念也随之出现[78]。进一步包括来自 REACH 注册中心 19 691 例患者的观察数据结果支持了这一观念[79]。二甲双胍预防心血管事件的机制可能与该药的抗血栓作用有关[80]。

噻唑烷二酮类药物(TZD)刺激过氧化物酶体增殖物激活受体,直接影响胰岛素抵抗这一糖尿病主要发病机制。TZD 可降低纤维蛋白原和 PAI-1 水平,减少血栓形成,改善纤维蛋白溶解[81-84]。此外,此类药物可以延缓动脉内血栓的形成和调节动脉粥样硬化血栓病变的进展[85-87]。在一项前瞻性试验中,吡格列酮在复杂的初级节点没有显示出疗效,但与预先指定的次要节点的减少相关联(任何原因的死亡、非致死性心肌梗死和脑卒中)[88]。后者在科学界引发了一场激烈的辩论,一些人认为,与初级节点相关的阴性结果使次级节点的分析无效。总的来说,这项研究表明,吡格列酮对心脏没有影响。当然,也不会导致心血管事件或死亡的增加。相反,一项备受争议的 Meta 分析结果表明,罗格列酮增加糖尿病患者心血管事件的风险,随后导致该药退出市场。

DPP-4 和胰高血糖素样肽(GLP-1)类似物是相对较新的降糖药,具有潜在调节血栓的能力。多个回顾性分析正在研究这些药物减少血管缺血事件的临床结果,以进一步阐明它们在心血管疾病预防中的作用[90]。

胰岛素主要用于其他降糖药无效的 2 型糖尿病。与非胰岛素治疗的患者相比,胰岛素治疗的 2 型糖尿病患者发生心血管事件的风险更高,这可能只是由于患者病程较长,并发症发生的风险也随之增加[91]。在健康人群中,胰岛素有抗血栓作用,而它在胰岛素抵抗的情况下有相反的效果,出现了血小板活化增强、血浆纤维蛋白原和 PAI-1 水平升高。

糖尿病静脉血栓栓塞的管理

糖尿病与静脉血栓栓塞的风险增加有关,这似乎与糖尿病并发症而不是自身血糖过高有关[92,93]。糖尿病患者的静脉血栓栓塞性疾病的治疗与非糖尿病患者的治疗方法类似,在维生素 K 拮抗剂(此类药物需要几天才能发挥全部的治疗作用)起效前,需要服用 LMWH。

磺达肝素也被用于治疗和预防,而凝血酶抑制剂有望成为未来的治疗药物。

管理指南

对于 ACS 合并糖尿病患者的治疗,并没有很好的指导方针,而且不同国家之间甚至同一个国家的不同地区之间也存在很大的差异。治疗方法很大程度上依赖于当地医疗资源和对不同试验的数据的解读。鉴于目前的研究结果,我们尝试对 ACS 合并糖尿病患者的治疗方案制订一个简易指南,总结于图 8.3 中。大量的药物正在开发,同时更多的临床试验也正在进行中,因此这一指南也将不断更新。

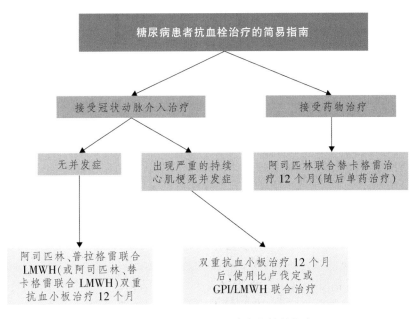

图 8.3　糖尿病患者抗血栓治疗的简易指南。

结论

尽管在治疗方面取得了重大进展,动脉粥样硬化血栓并发症仍然是糖尿病患者发病和死亡的主要原因。动脉粥样硬化血栓形成过程的最后一步是阻塞性血栓的形成,继发于细胞和血液凝固之间的复杂相互作用,最终导致不可逆的终末器官损害。

糖尿病的抗血栓治疗可分为一级预防、二级预防和急性血管事件的治疗。阿司匹林曾是糖尿病心血管一级预防的主要药物,但最近的研究未能证明这种药物具有显著的疗效。因此,它只适用于心血管疾病高危人群,并且是否使用由主治医生决定。目前,正在进行大量的临床研究,以进一步阐明阿司匹林在糖尿病患者一级预防中的作用,预计在未来 3 年内可报道研究结果。尽管与非糖尿病患者相比,阿司匹林在糖尿病患者中的有效性仍然较低,但与一级预防相比,阿司匹林在糖尿病二级心血管预防中的作用已得到充分证实。

ACS 抗血栓治疗方法在过去的 10 年中经历了重大的变化。糖尿病患者与非糖尿病患者的治疗方案基本相似,均是联合使用双重抗血小板抑制剂与 LMWH,并适当进行冠状动脉介入治疗。然而,近期研究表明,糖代谢紊乱患者对抗血栓治疗的反应存在较大差异。例如,在糖尿病伴 ACS 患者中,我们认为普拉格雷与阿司匹林联合使用的疗效优于氯吡格雷。比伐卢定在糖尿病伴 ACS 患者中也显示出了良好的疗效,这表明血管缺血后糖尿病患者需要不同的治疗方案。

评估糖尿病抗血栓治疗的疗效时,仍存在一些困难。首先,研究新的抗血栓治疗方法通常不能单独对糖尿病患者进行分析,因此分析结果往往是不确定的。其次,糖尿病的诊断并不总是严格的遵循标准,因此遗漏大量的糖尿病患者,这可能会使结果产生偏差。再有,糖尿病是一种异质性疾病,在临床上不单独存在。因此,不同的糖尿病个体之间患心血管疾病的风险在有很大的差异,而这种差异取决于糖尿病的持续时间和各种并发症。研究很少考虑到这一点,因此其对数据的解读可能存在问题。

综上所述,目前的证据表明,与正常糖代谢患者相比,抗血小板和抗凝药物对糖尿病患者的治疗疗效存在差异。对于高危人群的最佳抗血栓治疗方案的选择仍需进一步研究。

案例研究

一例 62 岁的 2 型糖尿病男性患者进行常规复查。该患者在 7 年前被诊断为糖尿病,在诊断为糖尿病的 5 年后,出现背景性视网膜病变和微量尿蛋白。该患者无糖尿病家族史,其父亲和叔叔分别于 64 岁和 58 岁时死于心肌梗死。该患者有每天吸 20 支烟的 30 年吸烟史,51 岁时戒烟,酒精摄入较少(2 单位/月)。该患者当前的治疗方案为:二甲双胍 850mg(tid);格列齐特 160mg(bid);西格列汀 100mg(qd);辛伐他汀 40mg(qd);雷米普利 10mg(qd)。该患者体重为 102kg,BMI 为 34kg/m², 血压为 128/71mmHg,无明显的尿蛋白。该患者外周脉搏明显但单丝测试评估存在早期神经病变。血象检查为 HbA1c 63mmol/L,肌酐为 103μmol/L,eGFR 为 51mL/(min·1.73m²),总胆固醇为 5.2mmol/L,LDL 为 3.6mmol/L,甘油三酯为 2.1mmol/L。

问答题

1. 这个患者适用阿司匹林治疗吗?

该患者离开医院两小时后,打电话联系了糖尿病护士,说他离开诊所后一直感觉呼吸有些困难。为此,护士对他进行了心理疏导,并约定明天打电话联系他。护士也与医生确认了该患者的治疗方案是否无误。

2. 你同意护士所说该治疗方案是最安全、最简单的治疗方法吗?

患者又回到了医院,在进一步的询问中,他否认自己胸痛,但呼吸困难越来越严重。

3. 下一步该怎么办?

图 8.4 为该患者的心电图。

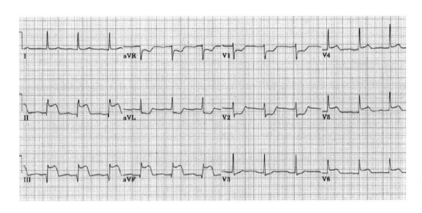

图 8.4　心电图。

4. 下一步该怎么办?

该患者立即在心脏科医生的指导下入院治疗,给予 300mg 的阿司匹林和 60mg 的普拉格雷治疗。

5. 你同意这项治疗方案吗? 如果不同意,如何进行替换?

在服用阿司匹林和氯吡格雷后,该患者立刻出现呼吸急促、胸痛。心脏科医生已经安排了 PCI 治疗,正在等待工作人员到来。护士正准备给患者注射 LMWH,但心脏科医生有其他治疗打算。

6. 在此阶段有哪些治疗选择?

该患者成功地进行了 PCI 治疗,在左前降支(LAD)搭建支架。在治疗后,他之前的症状消失,超声心动图显示性功能正常,血糖水平为 14~20mmol/L。

7. 是立即还是等待 72 小时后再进行降糖治疗?

该患者症状消失,4 天后出院。

8. 该患者长期抗血栓治疗方案是什么(12 个月内或长期)?

多项选择题

1. 下列关于比伐卢定的描述,哪项是正确的?

A.比伐卢定的主要副作用是使呼吸急促,这限制了该药物的使用。

B.比伐卢定是 FX 的直接抑制剂。

C. 在糖尿病合并 ACS 患者中, 阿昔单抗联合肝素治疗与比伐卢定单药治疗的疗效相似,但后者出血的风险较低。

D.最近的研究表明,比伐卢定与胰岛素联合治疗对于减少糖尿病合并 ACS 患者的心血管事件很有效。

E.比伐卢定不应该和二甲双胍一起使用,因为这种联合用药会增加心力衰竭的风险。

2. 下列关于阿司匹林描述,哪项是不正确的?

A.阿司匹林不应该作为糖尿病心血管一级预防的常规用药。

B.阿司匹林影响血小板功能和纤维蛋白网络结构。

C.阿司匹林对糖尿病心血管二级预防有效。

D.现有研究结果表明,氯吡格雷单药治疗在糖尿病心血管二级预防方面效果优于阿司匹林。

E.最近的证据表明,在糖尿病合并 ACS 患者中普拉格雷的疗效优于阿司匹林。

3. 下列哪个描述是不正确的(可能有一个或多个选项)?

A.TAFI 对纤维蛋白溶解的抑制作用与调节凝血酶的产生有关。

B.FXⅢ通过将纤维蛋白纤维和血浆蛋白交联到纤维蛋白网中来稳定斑块。

C.糖尿病患者的血浆纤维蛋白原水平升高可用来预测心血管事件。

D.在纤维蛋白存在的情况下,纤溶酶原生成纤溶酶的速度要加快 1000 倍。

E.凝血酶和 ADP 都能直接激活血小板,裂解纤维蛋白原形成纤维蛋白网。

答案在参考文献后。

指南和网站链接

http://www.ncbi.nlm.xih.gov/pubmed/23996285

ESC Guidelines on diabetes, pre-diabetes, and cardiovascular diseases developed in col-laboration with the EASD: The Task Force on diabetes, pre-diabetes, and cardiovascular diseases of the European Society of Cardiology (ESC)and developed in collaboration with the European Association for the Study of Diabetes(EASD).

参考文献

1　Moreno PR, Murcia AM, Palacios IF et al. Coronary composition and macrophage infiltration in atherectomy specimens from patients with diabetes mellitus. *Circulation* 2000; 102: 2180-84.

2　Ferreiro JL, Angiolillo DJ. Diabetes and antiplatelet therapy in acute coronary syndrome. *Circulation* 2011; 123: 798-813.

3　Hess K, Grant PJ. Inflammation and thrombosis in diabetes. *Thromb Haemost* 2011; 105(Suppl 1): S43-S54.

4　Angiolillo DJ, Bernardo E, Sabate M et al. Impact of platelet reactivity on cardiovascular outcomes in patients with type 2 diabetes mellitus and coronary artery disease. *J Am Coll Cardiol* 2007; 50: 1541–7.

5　Mansfield MW, Heywood DM, Grant PJ. Circulating levels of factor VII, fibrinogen, and von Willebrand factor and features of insulin resistance in first-degree relatives of patients with NIDDM. *Circulation* 1996; 94: 2171–6.

6　Mansfield MW, Stickland MH, Grant PJ. PAI-1 concentrations in first-degree relatives of patients with non-insulin-dependent diabetes: Metabolic and genetic associations. *Thromb Haemost* 1997; 77: 357–61.

7　Schroeder V, Carter AM, Dunne J, Mansfield MW, Grant PJ. Proinflammatory and hypofibrinolytic phenotype in healthy first-degree relatives of patients with Type 2 diabetes. *J Thromb Haemost* 2010; 8: 2080–82.

8　Siller-Matula JM, Schwameis M, Blann A, Mannhalter C, Jilma B. Thrombin as a multi-functional enzyme: Focus on in vitro and in vivo effects. *Thromb Haemost* 2011; 106: 1020–33.

9　La Corte AL, Philippou H, Ariens RA. Role of fibrin structure in thrombosis and vascular disease. *Adv Protein Chem Struct Biol* 2011; 83: 75–127.

10　Ariens RA, Lai TS, Weisel JW, Greenberg CS, Grant PJ. Role of factor XIII in fibrin clot formation and effects of genetic polymorphisms. *Blood* 2002; 100: 743–54.

11　Weisel JW, Litvinov RI. The biochemical and physical process of fibrinolysis and effects of clot structure and stability on the lysis rate. *Cardiovasc Hematol Agents Med Chem* 2008; 6: 161–80.

12　Antovic JP. Thrombin activatable fibrinolysis inhibitor (TAFI): A link between coagulation and fibrinolysis. *Clin Lab* 2003; 49: 475–86.

13　Storey RF. Biology and pharmacology of the platelet P2Y12 receptor. *Curr Pharm Des* 2006; 12: 1255–9.

14　Kleiman NS, Freedman JE, Tracy PB et al. Platelets: Developmental biology, physiology, and translatable platforms for preclinical investigation and drug development. *Platelets* 2008; 19: 239–51.

15　Angiolillo DJ, Ueno M, Goto S. Basic principles of platelet biology and clinical implications. *Circ J* 2010; 74: 597–607.

16　Hess K, Alzahrani SH, Mathai M et al. A novel mechanism for hypofibrinolysis in diabetes: The role of complement C3. *Diabetologia* 2012; 55: 1103–13.

17　Alzahrani SH, Ajjan RA. Coagulation and fibrinolysis in diabetes. *Diab Vasc Dis Res* 2010; 7: 260–73.

18　Hoekstra T, Geleijnse JM, Schouten EG, Kluft C. Plasminogen activator inhibitor-type 1: Its plasma determinants and relation with cardiovascular risk. *Thromb Haemost* 2004; 91: 861–72.

19　Zorio E, Gilabert-Estelles J, Espana F et al. Fibrinolysis: The key to new pathogenetic mechanisms. *Curr Med Chem* 2008; 15: 923–9.

20　Chudy P, Kotulicova D, Stasko J, Kubisz P. The relationship among TAFI, t-PA, PAI-1 and F1 + 2 in type 2 diabetic patients with normoalbuminuria and microalbuminuria. *Blood Coagul Fibrinolysis* 2011; 22: 493–8.

21　Jorneskog G, Egberg N, Fagrell B et al. Altered properties of the fibrin gel structure in patients with IDDM. *Diabetologia* 1996; 39: 1519–23.

22　Dunn EJ, Ariens RA, Grant PJ. The influence of type 2 diabetes on fibrin structure and function. *Diabetologia* 2005; 48: 1198–206.

23　Henschen-Edman AH. Fibrinogen non-inherited heterogeneity and its relationship to function in health and disease. *Ann NY Acad Sci* 2001; 936: 580–93.

24　Dunn EJ, Philippou H, Ariens RA, Grant PJ. Molecular mechanisms involved in the resistance of fibrin to clot lysis by plasmin in subjects with type 2 diabetes mellitus. *Diabetologia* 2006; 49: 1071–80.

25　Zhu W, Li W, Silverstein RL. Advanced glycation end products induce a prothrombotic phenotype in mice via interaction with platelet CD36. *Blood* 2012; 119(25): 6136–44.

26　Colas R, Sassolas A, Guichardant M et al. LDL from obese patients with the metabolic syndrome show increased lipid peroxidation and activate platelets. *Diabetologia* 2011; 54: 2931–40.

27　Podrez EA, Byzova TV, Febbraio M et al. Platelet CD36 links hyperlipidemia, oxidant stress and a prothrombotic phenotype. *Nat Med* 2007; 13: 1086–95.

28 Angiolillo DJ, Bernardo E, Zanoni M et al. Impact of insulin receptor substrate-1 genotypes on platelet reactivity and cardiovascular outcomes in patients with type 2 diabetes mellitus and coronary artery disease. *J Am Coll Cardiol* 2011; 58: 30–39.

29 Fatah K, Beving H, Albage A, Ivert T, Blomback M. Acetylsalicylic acid may protect the patient by increasing fibrin gel porosity: Is withdrawing of treatment harmful to the patient? *Eur Heart J* 1996; 17: 1362–6.

30 He S, Blomback M, Yoo G, Sinha R, Henschen-Edman AH. Modified clotting properties of fibrinogen in the presence of acetylsalicylic acid in a purified system. *Ann NY Acad Sci* 2001; 936: 531–5.

31 Undas A, Brummel-Ziedins KE, Mann KG. Antithrombotic properties of aspirin and resistance to aspirin: Beyond strictly antiplatelet actions. *Blood* 2007; 109: 2285–92.

32 Ajjan RA, Standeven KF, Khanbhai M et al. Effects of aspirin on clot structure and fibrinolysis using a novel in vitro cellular system. *Arterioscler Thromb Vasc Biol* 2009; 29: 712–17.

33 Karmohapatra SK, Chakraborty K, Kahn NN, Sinha AK. The role of nitric oxide in aspirin induced thrombolysis in vitro and the purification of aspirin activated nitric oxide synthase from human blood platelets. *Am J Hematol* 2007; 82: 986–95.

34 Karmohapatra SK, Kahn NN, Sinha AK. The thrombolytic effect of aspirin in animal model. *J Thromb Thrombolysis* 2007; 24: 123–9.

35 Randomised trial of intravenous streptokinase, oral aspirin, both, or neither among 17,187 cases of suspected acute myocardial infarction: ISIS-2. ISIS-2 (Second International Study of Infarct Survival) Collaborative Group. *Lancet* 1988; 2: 349–60.

36 Lewis HD, Jr., Davis JW, Archibald DG et al. Protective effects of aspirin against acute myocardial infarction and death in men with unstable angina. Results of a Veterans Administration Cooperative Study. *N Engl J Med* 1983; 309: 396–403.

37 Theroux P, Ouimet H, McCans J et al. Aspirin, heparin, or both to treat acute unstable angina. *N Engl J Med* 1988; 319: 1105–11.

38 Patrono C, Garcia Rodriguez LA, Landolfi R, Baigent C. Low-dose aspirin for the prevention of atherothrombosis. *N Engl J Med* 2005; 353: 2373–83.

39 Colwell JA. Aspirin therapy in diabetes. *Diabetes Care* 2004; 27(Suppl 1): S72–S73.

40 Collaborative overview of randomised trials of antiplatelet therapy – I: Prevention of death, myocardial infarction, and stroke by prolonged antiplatelet therapy in various categories of patients. Antiplatelet Trialists' Collaboration. *Brit Med J* 1994; 308: 81–106.

41 Collaborative meta-analysis of randomised trials of antiplatelet therapy for prevention of death, myocardial infarction, and stroke in high risk patients. *Brit Med J* 2002; 324: 71–86.

42 Cubbon RM, Gale CP, Rajwani A et al. Aspirin and mortality in patients with diabetes sustaining acute coronary syndrome. *Diabetes Care* 2008; 31: 363–5.

43 Sacco M, Pellegrini F, Roncaglioni MC et al. Primary prevention of cardiovascular events with low-dose aspirin and vitamin E in type 2 diabetic patients: Results of the Primary Prevention Project (PPP) trial. *Diabetes Care* 2003; 26: 3264–72.

44 Belch J, MacCuish A, Campbell I et al. The prevention of progression of arterial disease and diabetes (POPADAD) trial: Factorial randomised placebo controlled trial of aspirin and antioxidants in patients with diabetes and asymptomatic peripheral arterial disease. *Brit Med J* 2008; 337: a1840.

45 Ogawa H, Nakayama M, Morimoto T et al. Low-dose aspirin for primary prevention of atherosclerotic events in patients with type 2 diabetes: A randomized controlled trial. *JAMA* 2008; 300: 2134–41.

46 Ong G, Davis TM, Davis WA. Aspirin is associated with reduced cardiovascular and all-cause mortality in type 2 diabetes in a primary prevention setting: The Fremantle Diabetes study. *Diabetes Care* 2010; 33: 317–21.

47 Leung WY, So WY, Stewart D et al. Lack of benefits for prevention of cardiovascular disease with aspirin therapy in type 2 diabetic patients: A longitudinal observational study. *Cardiovasc Diabetol* 2009; 8: 57.

48 Welin L, Wilhelmsen L, Bjornberg A, Oden A. Aspirin increases mortality in diabetic patients without cardiovascular disease: A Swedish record linkage study. *Pharmacoepidemiol Drug Saf* 2009; 18: 1143−9.

49 Butalia S, Leung AA, Ghali WA, Rabi DM. Aspirin effect on the incidence of major adverse cardiovascular events in patients with diabetes mellitus: A systematic review and meta-analysis. *Cardiovasc Diabetol* 2011; 10: 25.

50 Sacco RL, Diener HC, Yusuf S et al. Aspirin and extended-release dipyridamole versus clopidogrel for recurrent stroke. *N Engl J Med* 2008; 359: 1238−51.

51 Diener HC, Bogousslavsky J, Brass LM et al. Aspirin and clopidogrel compared with clopidogrel alone after recent ischaemic stroke or transient ischaemic attack in high-risk patients (MATCH): Randomised, double-blind, placebo-controlled trial. *Lancet* 2004; 364: 331−7.

52 Mehta SR, Yusuf S, Peters RJ et al. Effects of pretreatment with clopidogrel and aspirin followed by long-term therapy in patients undergoing percutaneous coronary intervention: The PCI-CURE study. *Lancet* 2001; 358: 527−33.

53 Steinhubl SR, Berger PB, Mann JT, III, et al. Early and sustained dual oral antiplatelet therapy following percutaneous coronary intervention: A randomized controlled trial. *JAMA* 2002; 288: 2411−20.

54 Chen ZM, Jiang LX, Chen YP et al. Addition of clopidogrel to aspirin in 45,852 patients with acute myocardial infarction: Randomised placebo-controlled trial. *Lancet* 2005; 366: 1607−21.

55 Sabatine MS, Cannon CP, Gibson CM et al. Addition of clopidogrel to aspirin and fibrinolytic therapy for myocardial infarction with ST-segment elevation. *N Engl J Med* 2005; 352: 1179−89.

56 Bhatt DL, Fox KA, Hacke W et al. Clopidogrel and aspirin versus aspirin alone for the prevention of atherothrombotic events. *N Engl J Med* 2006; 354: 1706−17.

57 Bhatt DL, Marso SP, Hirsch AT et al. Amplified benefit of clopidogrel versus aspirin in patients with diabetes mellitus. *Am J Cardiol* 2002; 90: 625−8.

58 Ferreiro JL, Angiolillo DJ. Clopidogrel response variability: Current status and future directions. *Thromb Haemost* 2009; 102: 7−14.

59 Ferreiro JL, Cequier AR, Angiolillo DJ. Antithrombotic therapy in patients with diabetes mellitus and coronary artery disease. *Diab Vasc Dis Res* 2010; 7: 274−88.

60 Wiviott SD, Braunwald E, McCabe CH et al. Prasugrel versus clopidogrel in patients with acute coronary syndromes. *New Engl J Med* 2007; 357: 2001−15.

61 Angiolillo DJ, Badimon JJ, Saucedo JF et al. A pharmacodynamic comparison of prasugrel vs. high-dose clopidogrel in patients with type 2 diabetes mellitus and coronary artery disease: Results of the Optimizing anti-Platelet Therapy In diabetes MellitUS (OPTIMUS)-3 Trial. *Eur Heart J* 2011; 32: 838−46.

62 Chin CT, Roe MT, Fox KA et al. Study design and rationale of a comparison of prasugrel and clopidogrel in medically managed patients with unstable angina/non-ST-segment elevation myocardial infarction: The TaRgeted platelet Inhibition to cLarify the Optimal strateGy to medicallY manage Acute Coronary Syndromes (TRILOGY ACS) trial. *Am Heart J* 2010; 160: 16−22.

63 James S, Angiolillo DJ, Cornel JH et al. Ticagrelor vs. clopidogrel in patients with acute coronary syndromes and diabetes: A substudy from the PLATelet inhibition and patient Outcomes (PLATO) trial. *Eur Heart J* 2010; 31: 3006−16.

64 Leonardi-Bee J, Bath PM, Bousser MG et al. Dipyridamole for preventing recurrent ischemic stroke and other vascular events: A meta-analysis of individual patient data from randomized controlled trials. *Stroke* 2005; 36: 162−8.

65 Halkes PH, van GJ, Kappelle LJ, Koudstaal PJ, Algra A. Aspirin plus dipyridamole versus aspirin alone after cerebral ischaemia of arterial origin (ESPRIT): Randomised controlled trial. *Lancet* 2006; 367: 1665−73.

66 Angiolillo DJ, Capranzano P, Goto S et al. A randomized study assessing the impact of cilostazol on platelet function profiles in patients with diabetes mellitus and coronary artery disease on dual antiplatelet therapy: Results of the OPTIMUS-2 study. *Eur Heart J* 2008; 29: 2202−11.

67 Lee SW, Chun KJ, Park SW et al. Comparison of triple antiplatelet therapy and dual antiplatelet therapy in patients at high risk of restenosis after drug-eluting stent

implantation (from the DECLARE-DIABETES and -LONG Trials). *Am J Cardiol* 2010; 105: 168–73.

68　Jennings DL, Kalus JS. Addition of cilostazol to aspirin and a thienopyridine for prevention of restenosis after coronary artery stenting: A meta-analysis. *J Clin Pharmacol* 2010; 50: 415–21.

69　Roffi M, Chew DP, Mukherjee D et al. Platelet glycoprotein IIb/IIIa inhibitors reduce mortality in diabetic patients with non-ST-segment-elevation acute coronary syndromes. *Circulation* 2001; 104: 2767–71.

70　Mehilli J, Kastrati A, Schuhlen H et al. Randomized clinical trial of abciximab in diabetic patients undergoing elective percutaneous coronary interventions after treatment with a high loading dose of clopidogrel. *Circulation* 2004; 110: 3627–35.

71　Schneider DJ. Anti-platelet therapy: Glycoprotein IIb-IIIa antagonists. *Brit J Clin Pharmacol* 2011; 72: 672–82.

72　Silvain J, Beygui F, Barthelemy O et al. Efficacy and safety of enoxaparin versus unfractionated heparin during percutaneous coronary intervention: Systematic review and meta-analysis. *Brit Med J* 2012; 344: e553.

73　Stone GW, McLaurin BT, Cox DA et al. Bivalirudin for patients with acute coronary syndromes. *N Engl J Med* 2006; 355: 2203–16.

74　Feit F, Manoukian SV, Ebrahimi R et al. Safety and efficacy of bivalirudin monotherapy in patients with diabetes mellitus and acute coronary syndromes: A report from the ACUITY (Acute Catheterization and Urgent Intervention Triage Strategy) trial. *J Am Coll Cardiol* 2008; 51: 1645–52.

75　Witzenbichler B, Mehran R, Guagliumi G et al. Impact of diabetes mellitus on the safety and effectiveness of bivalirudin in patients with acute myocardial infarction undergoing primary angioplasty: Analysis from the HORIZONS-AMI (Harmonizing Outcomes with RevasculariZatiON and Stents in Acute Myocardial Infarction) trial. *JACC Cardiovasc Interv* 2011; 4: 760–68.

76　Yusuf S, Mehta SR, Chrolavicius S et al. Comparison of fondaparinux and enoxaparin in acute coronary syndromes. *N Engl J Med* 2006; 354: 1464–76.

77　Yusuf S, Mehta SR, Chrolavicius S et al. Effects of fondaparinux on mortality and reinfarction in patients with acute ST-segment elevation myocardial infarction: The OASIS-6 randomized trial. *JAMA* 2006; 295: 1519–30.

78　UK Prospective Diabetes Study (UKPDS) Group. Effect of intensive blood-glucose control with metformin on complications in overweight patients with type 2 diabetes (UKPDS 34). *Lancet* 1998; 352: 854–65.

79　Roussel R, Travert F, Pasquet B et al. Metformin use and mortality among patients with diabetes and atherothrombosis. *Arch Intern Med* 2010; 170: 1892–9.

80　Alzahrani SH, Ajjan RA. Coagulation and fibrinolysis in diabetes. *Diabetes Vasc Dis Res* 2010; 7: 4260–73.

81　Haffner SM, Greenberg AS, Weston WM et al. Effect of rosiglitazone treatment on nontraditional markers of cardiovascular disease in patients with type 2 diabetes mellitus. *Circulation* 2002; 106: 679–84.

82　Buckingham RE. Thiazolidinediones: Pleiotropic drugs with potent anti-inflammatory properties for tissue protection. *Hepatol Res* 2005; 33: 167–70.

83　Chen IC, Chao TH, Tsai WC, Li YH. Rosiglitazone reduces plasma levels of inflammatory and hemostatic biomarkers and improves global endothelial function in habitual heavy smokers without diabetes mellitus or metabolic syndrome. *J Formos Med Assoc* 2010; 109: 113–19.

84　Perriello G, Pampanelli S, Brunetti P, di Pietro C, Mariz S. Long-term effects of pioglitazone versus gliclazide on hepatic and humoral coagulation factors in patients with type 2 diabetes. *Diab Vasc Dis Res* 2007; 4: 226–30.

85　Li D, Chen K, Sinha N et al. The effects of PPAR-gamma ligand pioglitazone on platelet aggregation and arterial thrombus formation. *Cardiovasc Res* 2005; 65: 907–12.

86　Mieszczanska H, Kaba NK, Francis CW et al. Effects of pioglitazone on fasting and postprandial levels of lipid and hemostatic variables in overweight non-diabetic patients with coronary artery disease. *J Thromb Haemost* 2007; 5: 942–9.

87　Marx N, Wohrle J, Nusser T et al. Pioglitazone reduces neointima volume after coronary stent implantation: A randomized, placebo-controlled, double-blind trial in nondiabetic patients. *Circulation* 2005; 112: 2792–8.

88　The PROactive Study Executive Committee and Data and Safety Monitoring Committee.PROactive study. *Lancet* 2006; 367: 982.

89　Nissen SE, Wolski K. Effect of rosiglitazone on the risk of myocardial infarction and death from cardiovascular causes. *N Engl J Med* 2007; 356: 2457–71.

90　De Caterina R, Madonna R, Sourij H, Wascher T. Glycaemic control in acute coronary syndromes: Prognostic value and therapeutic options. *Eur Heart J* 2010; 31: 1557–64.

91　Margolis DJ, Hoffstad O, Strom BL. Association between serious ischemic cardiac outcomes and medications used to treat diabetes. *Pharmacoepidemiol Drug Saf* 2008; 17: 753–9.

92　Stein PD, Goldman J, Matta F, Yaekoub AY. Diabetes mellitus and risk of venous thromboembolism. *Am J Med Sci* 2009; 337: 259–64.

93　Heit JA, Leibson CL, Ashrani AA et al. Is diabetes mellitus an independent risk factor for venous thromboembolism? A population-based case-control study. *Arterioscler Thromb Vasc Biol* 2009; 29: 1399–405.

问答题的答案

1. 目前普遍缺乏证据支持使用阿司匹林对糖尿病患者进行一级预防。尽管最近对阿司匹林用于一级预防的研究中在一部分糖尿病患者表现出了疗效,但未能显示阿司匹林治疗对心血管事件的影响。不幸的是,迄今为止的研究还没有充分有力证据来给出一个明确的答案。因此,目前的指南仅建议对高危糖尿病患者使用阿司匹林进行一级预防。案例中的患者体重超重,有严重的心血管疾病家族史,存在微血管并发症的迹象,并且该患者吸烟史较长。因此,目前没有明确证据支持该患者服用阿司匹林治疗。在确定最后的治疗方案前,应与患者明确使用阿司匹林治疗可能带来的副作用(胃肠道出血和脑出血)。

2. 无症状的心肌梗死(如无胸痛的心肌梗死)在糖尿病患者,尤其是那些有微血管并发症的患者中并不少见。因此,糖尿病患者突然出现呼吸困难应予以重视,并排除心脏事件的可能性。

3. 该患者需要进行心电图和心肌酶检查,以排除突发气短是否由心脏引起。

4. 心电图显示Ⅱ、Ⅲ、AVF、V5、V6、ST 段抬高与下壁心肌梗死和侧伸相一致。

5. 鉴于普拉格雷治疗糖尿病的疗效显著,这种方法并非不合理。此外,该患者可以服用替卡格雷和阿司匹林。

6. LMWH 已被证明对糖尿病和非糖尿病患者均有效。该治疗方案有时与 GPⅡb/Ⅲa 抑制剂联合在 PCI 术前症状持续患者中使用。比伐卢定是 LMWH 和 GPⅡb/Ⅲa 抑制剂联合用药的替代药物,在糖尿病患者中显示出更好的临床疗效(降低出血风险)。

7. DIGAMI1 的试验数据建议是及早治疗高血糖。然而,此类患者应该注意低血糖的发生,因此,需要定期的血糖监测和糖尿病团队的早期介入。

8. 该患者需要至少 1 年的双重抗血小板治疗。考虑到该患者为糖尿病患者,他在第一年内死亡和(或)复发缺血性事件的风险很高(是非糖尿病患者的 2~3 倍)。心肌梗死患者通常用氯吡格雷和阿司匹林治疗 1 年,但本例中患者应考虑普拉格雷与阿司匹林或替卡格雷与阿司匹林联合使用。没有明确的证据表明,双重治疗对心肌梗死有疗效,因此患者长期治疗通常仅依靠阿司匹林(二级心血管预防)。

多项选择题的答案

1. C

2. E

3. A，E

第 9 章

饮食与生活方式在心血管疾病防治中的作用

Alice H. Lichtenstein

Tufts University ,Boston ,MA ,USA

关键点

- 改变饮食和生活方式(如体育活动、吸烟等)可以降低患心血管疾病的风险。

- 与低脂饮食相比,适量的脂肪摄入(占能量的 25%~35%)可以带来较低的甘油三酯浓度。

- 对大多数人来说,减少饱和脂肪(动物脂肪——肉类和奶制品)和反式脂肪(部分氢化脂肪)的摄入将导致低密度脂蛋白胆固醇浓度的降低。

- 为了降低 CVD 的风险,全谷物食品应取代精制谷物食品。

- 应控制含能量饮料的摄入量,以避免过量摄入热量和稀释营养。

- 营养补充剂与降低 CVD 风险无关。

简介

近年来, 不论是发达国家, 还是发展中国家, 心血管疾病的发病率和死亡率均较高。改变饮食和生活方式(如体育活动、吸烟等)可以显著影响 CVD 的发病风险。改变饮食和生活方式可以通过多种方式对 CVD 产生影响,如体重、身体组成、血脂和脂蛋白浓度、心肺功能、血糖稳态、血压和炎症状态等。任何减少 CVD 的饮食和生活方式干预的目标都应该包括达到并保持健康的体重、收缩压和舒张压值在正常范围内,以及血浆脂蛋白和葡萄糖浓度在正常范围。本章将着重讨论饮食、体育活动和吸烟对 CVD 的影响。

饮食

不同的饮食成分与 CVD 的风险密切相关。有些最早是在 20 世纪初期被发现的(如饮食中的胆固醇),还有一些是最近才被发现的(如饮食中的反式脂肪酸)。随着人们对新的研究数据的分析和评估,很多论点都备受争议。例如,随着人们对饱和脂肪酸重视程度的提高,胆固醇的重要性已经在慢慢降低。

直接评估单个饮食成分对 CVD 的风险即便可行,在理论和实际上也是很困难的,这是因为在很长一段时间内改变一大群人的饮食,以及在习惯饮食模式的背景下研究个人饮食成分十分困难。因此,大多数旨在降低 CVD 风险的饮食因素都是在短期(周或者月)干预的基础上评估生物标志物(如血浆胆固醇浓度和炎症因子等),而不是生硬的选取某个节点。通过综合来自不同类型的研究数据,得出可以降低 CVD 风险的饮食模式[1,2]。

总膳食脂肪

脂肪是人类饮食中主要的能量来源。1g 脂肪的热量相当于 9cal,1g 蛋白质和碳水化合物的热量相当于 4cal,1g 酒精的热量相当于 7cal。关于膳食脂肪总量要考虑的两个主要问题,体重和血浆脂蛋白谱是 CVD 的两个主要危险因素。总脂肪摄入量的范围比较宽,为能量的(%E)15%E~45%E。目前,建议饮食中总脂肪的含量为 25%E~35%E[3,4]。对于糖尿病患者,建议饮食要接近这一范围的上限[5,6]。

体重

一项长期数据表明,在 12 个月的时间里,减少 10%的脂肪总摄入量只会导致体重轻微下降,正常体重的受试者下降约 1kg,超重或肥胖的受试者约下降 3kg[7-9]。最近的数据表明,总脂肪摄入量与每年的体重变化没有显著的关系[8,10],与腰围的变化关系也不大[8]。一个缓冲因素可能是膳食中的纤维含量[7-9]。高纤维摄入量与较低的体重和腰围有关[8]。这些数据表明,相比于使用无脂饼干、蛋糕和无脂的美味零食,食用水果、蔬菜和完整颗粒的谷物,在防止体重增加或促进减肥方面更有效果。

脂蛋白谱

低脂饮食与高甘油三酯浓度、低高密度脂蛋白-胆固醇浓度有关,这通常是由碳水化合物诱导的高甘油三酯血症引起的[11-13]。碳水化合物诱导的高甘油三酯症导致甘油三酯浓度升高,这是由肝脏脂肪酸合成率升高引起的,随后过量的葡萄糖从肠道流向肝脏沉淀[14,15],产生富含甘油三酯的肝脏颗粒,形成极低密度脂蛋白[16-18](图 9.1)。在某些情况下,研究者还观察到与低脂饮食有关的甘油三酯清除延迟,导致甘油三酯浓度升高[19]。

低脂饮食对代谢的影响很大程度上取决于试验的设计和受试者的特点。在体重相同的前提下,用碳水化合物代替膳食脂肪、甘油三酯和 VLDL-胆固醇浓度升高,HDL-胆固醇浓度降低,以及总胆固醇(不利的)与 HDL-胆固醇比率升高[20-25]。在受试者能量摄取量少于消耗量、定期参加体育活动或者摄入富含纤维的碳水化合物时,上述影响的作用减弱[11,23,24]。伴有内脏肥胖久坐不动的人特别容易患碳水化合物诱发的高三酸甘油酯血症[13]。与之相关的

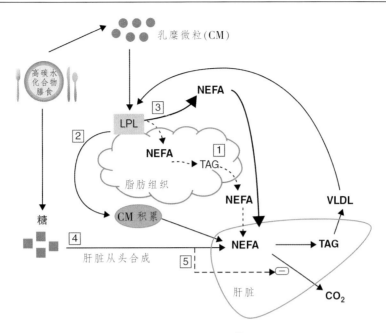

图 9.1　碳水化合物(CHO)诱导高三酰甘油血症的发病机制。①胰岛素抑制脂肪分解功能受损,导致游离脂肪酸(NEFA)增加;②乳糜微粒(CM)积累;③脂肪组织脂蛋白脂肪酶(LPL)活性下降;④肝脏从头合成;⑤肝脏脂肪酸氧化降低, 这可能是由于肝脏从头合成过程中产生的丙二酰 CoA 的抑制作用。(Source: Chong et al. 2007[17]. Reproduced with permission of Cambridge University Press.)

胰岛素浓度升高(胰岛素抵抗),可能会使 VLDL 的合成增加甚至清除降低。

　　饮食中的脂肪与碳水化合物比例改变的程度可以预测甘油三酯和 HDL-胆固醇浓度的变化[26,27]或 CVD 的发生[28]。适度限制碳水化合物和减轻体重对动脉粥样硬化性血脂异常提供同等但非加和性的改善,其特征是高甘油三酯浓度和总胆固醇与 HDL-胆固醇的比率升高[29]。

膳食脂肪种类

　　20 世纪 60 年代中期进行的研究表明,对于大部分受试者而言,膳食脂肪酸组成的改变会改变血浆总胆固醇浓度[30,31]。通过各种不同的试验设计,最近的工作证实了早期的发现[25,32-34]。当碳水化合物被饱和脂肪酸取代时,LDL-胆固醇浓度增加,而当碳水化合物被不饱和脂肪酸取代时,LDL-胆固醇浓度降低。多不饱和脂肪酸的影响强于单不饱和脂肪酸[25,35]。当碳水化合物分别被饱和脂肪酸、单不饱和脂肪酸和多不饱和脂肪酸取代时,HDL-胆固醇浓度均升高,其中饱和脂肪酸影响最大,多不饱和脂肪酸影响最小。当碳水化合物被饱和脂肪酸取代时,膳食脂肪和总胆固醇与 HDL-胆固醇的比率基本不变,而单不饱和脂肪酸和多不饱和脂肪酸可以将这一比例降低(更有利)。相比于碳水化合物,所有种类的膳食脂肪都能降低甘油三酯浓度。饮食中脂肪酸结构的改变引起 LDL-胆固醇浓度的变化,主要归因于 LDL 分解代谢率而不是合成率的差异[36,37]。相反,饮食中脂肪酸结构的变化引起的 HDL-胆固醇浓度的变化,主要归因于合成率而不是分解率的差异[38,39]。

　　膳食中饱和脂肪酸的主要来源是肉类和奶制品中的脂肪。膳食中单不饱和脂肪酸的主要来源是橄榄油。膳食中多不饱和脂肪酸(PUFA)的主要来源是大豆、玉米、红花和葵花籽油。常见的膳食脂肪酸如表 9.1 所示。

特殊脂肪酸

ω-3(n-3)PUFA

在 20 世纪 80 年代初,首次报道了英格兰因纽特人和斯堪的纳维亚人在 CVD 患病率上存在差异[40,41]。英格兰因纽特人的 CVD 发病率较低是因为他们摄入了更多的海洋食物,特别是 n-3 PUFA,从而导致 HDL-胆固醇浓度较高。

从那时起,许多研究报道了膳食 n-3 PUFA 与 CVD 和脑卒中风险之间的负相关性[42]。通过干预试验证明,二十碳五烯酸(EPA,20:5n-3)和二十二碳六烯酸(DHA,22:6n-3)在一级和二级预防的情况下都对 CVD 有积极的影响,而不是亚油酸(ALA,18:3n-3)[43]。EPA 和 DHA 对 CVD 的影响归因于其抗心律失常的特性和降低血浆甘油三酯浓度、血小板反应性和血压的作用[44-46]。一项 Meta 分析表明,EPA 和 DHA 对 CVD 预后的治疗作用可以通过每天 250mg 的 EPA+DHA 实现[47]。这个摄入量可以通过坚持每周至少吃两餐鱼来实现,尤其是富含脂肪的鱼[3,4,48]。

3 种主要的膳食 n-3 PUFA 是 ALA、EPA 和 DHA。ALA 存在于植物和植物油中。在常见的食用油中,大豆油和菜籽油的 ALA 含量最高。EPA 和 DHA,有时也被称为超长链 n-3 PUFA,存在于海洋食品的主要是富含脂肪的鱼类中。人类可以将 ALA 转化为 EPA 和 DHA。然而,这种转换能力很低[49-51]。因此,关于降低心 CVD 风险的建议为每周至少吃一顿鱼[3,4,48]。对于已经患病的人,目前的建议是每天摄入相当于 1g 的 EPA+DHA 的物质。受到低甘油三酯的影响,长期升高甘油三酯的患者需摄入 3~5g 的 EPA+DHA,并在医生的监督下服用[48,52]。一种新的 DHA 来源——藻油,也被证明可以显著降低甘油三酯浓度[53]。

反式脂肪酸

脂肪酸中的双键以顺式或反式构型出现。顺式构型是主要的构型,大多数植物油和动物脂肪中的双键都是顺式构型。

自 20 世纪 90 年代以来,反式脂肪酸对 CVD 和其他健康因素的影响一直备受关注[54,55]。类似于饱和脂肪酸,反式脂肪酸增加 LDL-胆固醇浓度。和饱和脂肪酸相反,反式脂肪酸不增加 HDL-胆固醇浓度。因此,LDL-胆固醇、HDL-胆固醇比率下降,提示有 CVD 风险[25,56]。常有报道甘油三酯浓度升高的趋势。一些研究还表明,反式脂肪酸可能会增加脂蛋白和高敏 C 反应蛋白浓度、胰岛素抵抗、代谢综合征和糖尿病[57,58]。

膳食中反式脂肪酸主要有两种来源:一种是反刍动物肉类和奶制品,由厌氧菌发酵产生;另一种是植物油或鱼油部分氢化时形成的。传统上,将油部分氢化以增加黏度(将液体油变成半液体或固体)并延长保质期(降低氧化敏感性)。近几十年来,膳食中反式脂肪酸的主要来源是油炸食品和烘焙食品中部分氢化脂肪[57]。

近年来,美国人反式脂肪的摄入量有所下降。2003 年,FDA 规定,到 2006 年,反式脂肪含量必须列在食品包装上的营养成分表中[59]。结果,美国农业农村部在 2005—2010 年记录了食品中反式脂肪含量的下降,食品包装上"无反式脂肪"声明的增加[60]。大约在同一时间,一些美国城市限制连锁餐馆使用部分氢化脂肪。从 2006—2008 年,使用部分氢化脂肪

表 9.1　常见膳食脂肪酸

分类	常用名	分子式
饱和脂肪酸		
12:0	月桂酸	$CH_3(CH_2)_{10}COOH$
14:0	肉豆蔻酸	$CH_3(CH_2)_{12}COOH$
16:0	棕榈酸	$CH_3(CH_2)_{14}COOH$
18:0	硬脂酸	$CH_3(CH_2)_{16}COOH$
单不饱和脂肪酸		
16:1n-7 顺式	棕榈烯酸 CH_3	$(CH_2)_5CH=(c)CH(CH_2)_7COOH$
18:1n-9 顺式	油酸	$CH_3(CH_2)_7CH=(c)CH(CH_2)_7COOH$
18:1n-9 反式	反油酸	$CH_3(CH_2)_7CH=(t)CH(CH_2)_7COOH$
多不饱和脂肪酸		
18:2n-6,9 全顺式	亚油酸	$CH_3(CH_2)_4CH=(c)CHCH_2CH=(c)CH(CH_2)_7COOH$
18:3n-3,6,9 全顺式	α-亚麻酸	$CH_3CH_2CH=(c)CHCH_2CH=(c)CHCH_2CH=(c)CH(CH_2)_7COOH$
18:3n-6,9,12 全顺式	γ-亚油酸	$CH_3(CH_2)_4CH=(c)CHCH_2CH=(c)CHCH_2CH=(c)CH(CH_2)_4COOH$
20:4n-6,9,12,15 全顺式	花生四烯酸	$CH_3(CH_2)_4CH=(c)CHCH_2CH=(c)CHCH_2CH=(c)CHCH_2CH=(c)CH(CH_2)_3COOH$
20:5n-3,6,9,12,15 全顺式	二十五碳烯酸	$CH_3(CH_2CH=(c)CH)_5(CH_2)_3COOH$
22:6n-3,6,9,12,15,18 全顺式	二十二碳六烯酸	$CH_3(CH_2CH=(C)CH)_6(CH_2)_2COOH$

的餐馆比例从 51% 下降到 2%[61]。2000—2009 年,生活在美国的非西班牙裔白人成年人的血浆中反式脂肪酸水平下降了 50%[62]。其他国家也出现了类似的现象[63,64]。

膳食胆固醇

20 世纪初,在对家兔的观察中发现,膳食胆固醇增加血液胆固醇浓度并与 CVD 的发生有关[65]。对于人类而言,膳食胆固醇与血浆胆固醇浓度和 CVD 风险之间的正相关已被反复验证[66-68]。然而,在美国目前每天摄入胆固醇为 250~350mg,这对大多数人进一步降低血浆胆固醇浓度的影响是有限的[69]。

膳食胆固醇对血浆脂蛋白浓度的影响小于饱和脂肪酸和反式脂肪酸,因此较少受到重视[3,70]。值得注意的是,个体对膳食胆固醇的反应具有相对较高的可变性,这种低反应性和高反应性被归因于基因型的差异[71]。

膳食胆固醇大部分存在于动物性食物中,尤其是鸡蛋。其他来源包括牛奶和肉类脂肪。对于后者,限制饱和脂肪的摄入可能会导致膳食胆固醇摄入量的减少。

膳食碳水化合物

在饮食中,碳水化合物与 CVD 风险尽管存在一定的相关性,但比饮食中脂肪与 CVD 风险的相关性的相关定义要少,这是因为饮食中碳水化合物与低脂或高碳水化合物饮食以及体重和脂蛋白的分布有关。

有报道,高单糖(主要是蔗糖和高果糖谷物糖浆)饮食模式与 CVD 风险因素呈正相关,非精制碳水化合物(全谷物)含量高的饮食模式与 CVD 风险因素呈负相关[72-84]。干预数据具有异质性,且范围有限[79-82,85-88]。

据报道,饮食中含有大量未经精制的碳水化合物与患糖尿病的风险之间存在负相关[76,87,89-91]。直接比较精制碳水化合物(由白面粉制成的产品)和简单碳水化合物对血浆葡萄糖和胰岛素浓度的影响的研究得出了不同的结果[92-94]。同样的,直接比较未精制碳水化合物和精制碳水化合物对血糖和胰岛素浓度影响的研究结果也同样不同[95-97]。

上述观察和干预数据之间不一致可能是由于试验中无法区分饮食中高碳水化合物和全谷物的替代食物之间的差异。然而,综合所有数据,谨慎的建议强调摄入全谷物产品的饮食模式以减少 CVD,符合总体的饮食指导模式。

纤维素

据报道,纤维素的摄入与 CVD 风险和全谷物膳食的摄入呈负相关[98]。研究者评估了经常摄入全谷物食物的人相对于很少摄入的人[98],膳食纤维作为独立影响因素对 CVD 风险的影响范围从适度地影响到有较大的影响(20%~40%)[99-103]。为了避免能量摄入的增加,增加膳食纤维的建议用全谷类食物代替精制碳水化合物食物,而不是把全谷类食物添加到饮食中。

大量证据表明,可溶性纤维通过结合胆汁酸和胆固醇在肠道发挥其降低胆固醇的作用,这导致了粪便增加,结肠胆汁酸代谢发生改变[104]。纤维多糖在结肠中发酵产生短链脂肪酸。一些研究表明,这些化合物可能通过改变肝脏代谢而具有降低胆固醇的作用。有趣的是,观察性数据一直认为来自谷物的膳食不溶性纤维(而不是蔬菜和水果)与降低 CVD 风险和减缓动脉粥样硬化病变进展有关[105-107]。目前,建议成年人每天摄入 25~28g 膳食纤维。

果糖

对于成年人而言,摄入过多的含糖饮料(通常由高果糖玉米糖浆制成)与体重的增加和患 2 型糖尿病风险的增加有关。而对于儿童,摄入更多含糖饮料与体重超重有关[108-110]。由于上述关系,人们开始关注高糖膳食与体重和 CVD 风险因素之间的潜在关系[111]。

干预试验数据表明,至少在短期内,果糖摄入量的增加,无论是单独摄入或摄入高果糖玉米糖浆,还是相对于葡萄糖或蔗糖,对胰岛素的分泌或机体对胰岛素的敏感性、葡萄糖动力学、脂肪分解,以及葡萄糖、胰岛素、C 肽、甘油三酯、HDL-胆固醇和 LDL-胆固醇浓度均会产生类似的影响[112-114]。最近的关注点已经从碳水化合物的类型本身转向碳水化合物的形式——液体(饮料)和固体(食物)[115-116]。这是一个十分热门的研究领域。

蛋白质

蛋白质的类型

近年来,蛋白质作为能量百分比的目标膳食建议变化不大[3,70,117-120]。根据来源的不同,膳食蛋白质可以分为两类:一类是动物蛋白,主要是肉类、鱼类和乳制品;另一类是植物蛋白,主要是蔬菜、谷物和豆类。在大多数情况下,前者提供了膳食中的大部分饱和脂肪酸和大部分单不饱和脂肪酸;而后者,除了热带油脂(棕榈油、棕榈仁油和椰子油)以外,是膳食中多不饱和脂肪酸和部分单不饱和脂肪酸的主要来源。鱼类在膳食中提供了大部分的超长链 n-3 脂肪酸,而大豆和菜籽油在膳食中提供了大部分的 ALA。脂肪酸与蛋白质来源的关系在前文已经说明。

大豆蛋白

对大豆蛋白与 CVD 风险之间潜在关系的研究可以追溯到 20 世纪 40 年代[121]。尽管这些研究历时较长,更准确地说是进展缓慢,而且有些前后结果不一致[122]。20 世纪 90 年代中期,人们再次对大豆蛋白和脂蛋白浓度之间关系的研究提起了兴趣[123,124]。当时还不清楚大豆蛋白对脂蛋白浓度的影响是由于大豆蛋白本身,还是其他大豆衍生因子,如异黄酮等。最近的数据表明,大量的大豆蛋白(25~50g)不降低或很少降低 LDL-胆固醇的浓度[125-127]。大豆衍生的异黄酮似乎对脂蛋白浓度没有独立的影响[127-129]。然而,如果食用富含大豆蛋白的食物取代了饮食中含有饱和脂肪和胆固醇的动物性和全脂乳制品,则可以间接降低 CVD 的风险。

膳食补充剂

植物甾醇(植物固醇或固醇)

植物甾醇是环戊二氢菲的一类醇类衍生物。其结构与胆固醇相似,只是在脂肪侧链上有所不同。植物甾醇存在于植物中,其功能类似于人体的胆固醇。最常见的形式是谷甾醇、菜豆甾醇和豆甾醇。在肠道中,植物甾醇比胆固醇对胶束有更高的亲和力,导致其可以取代胶束中的胆固醇。这种置换作用会导致肠道胆固醇的生物利用度下降 50% 左右[130-134]。血浆 LDL-胆固醇浓度的降低可能是由外周细胞 LDL 受体表达的增加介导的[130]。

有两种形式的植物甾醇可以用来降低 LDL-胆固醇浓度，一种是天然状态的植物甾醇，另一种是饱和状态的植物甾醇，也称为植物固醇。有些植物甾醇或固醇制剂在加入食品之前要先酯化成脂肪酸[135]。此步骤增加了植物甾醇或固醇与食物成分的混浊度。最近，为了增加植物甾醇或固醇与食品成分的混溶性而进行的额外修饰，如微囊化。综合来说，植物甾醇或固醇和植物甾醇或固醇酯使 LDL-胆固醇浓度平均降低 10%[136-138]。最大值出现在每天 2g 左右。一般来说，摄入超过这个水平并不会带来额外的好处，尽管这种观点最近遭受了质疑[134]。相比之下，饮食中天然植物甾醇的平均摄入量为每天 150~350mg，植物固醇为每天 15~50mg。关于植物甾醇和植物固醇的功效是否相似，仍然存在争议[134,137,139]。

长期摄入植物甾醇会导致血浆中固醇浓度的小幅增加，这种增加对甾醇的影响要大于植物固醇。这引起了人们对高血浆植物固醇浓度对 CVD 潜在不良影响的关注[140,141]。小鼠模型和在人体的研究结果不一致[142,143]。由于他汀类药物会增加植物甾醇的吸收速率，因此该问题得到了广泛的关注[140]。该领域的研究仍在进行中。

植物甾醇或固醇目前存在于各种各样的食品、饮料和软凝胶胶囊中。包装的选择应由可获得性和其他考虑因素决定，包括产品的含量等。为了维持植物甾醇或固醇降低 LDL-胆固醇的水平，人们需要每天食用植物甾醇，就像服用降脂药物一样。

十八烷醇

十八烷醇是一种高级脂肪醇的混合物，是从甘蔗蜡、小麦胚芽、水稻、蜂蜡和其他植物中分离出来的[144-146]。早期的研究表明，十八烷醇是一种非常有效的降胆固醇物质，可以降低 LDL-胆固醇浓度高达 31%，提高 HDL-胆固醇浓度高达 29%[146-148]。绝大多数关于十八烷醇对血浆脂蛋白的影响的研究是使用从甘蔗蜡中分离出的十八烷醇进行的[148]。然而，最近在控制条件下对高胆固醇血症和杂合子家族性高胆固醇血症患者[145,149-151]进行的研究结果一直未能支持这些早期发现[152,253]。目前，无论是任何来源的十八烷醇，都没有证据可以用其降低 LDL-胆固醇浓度或优化脂蛋白谱。

红曲米

红曲米被用作高脂血症的替代疗法，特别是用来代替抑制胆固醇生物合成类药物。它是由红曲发酵大米制得[138,154]。据报道，现有的制剂中有 14 种被称作降低 LDL-胆固醇类的活性物质。人们对不同批次和不同品牌制剂的一致性感到担忧。最近的研究表明，市面上可获得的制剂水平存在相当大的差异，因此很难使用这些制剂来完全降低 LDL-胆固醇[154]。

维生素补充剂

20 世纪 90 年代中期，人们对补充维生素，特别是抗氧化维生素和降低 CVD 风险的潜在益处十分关注[155]。这些研究数据主要来自观察性研究。但在随后的一系列随机对照干预试验中，大部分未能证明补充维生素 E、胡萝卜素、维生素 C 或叶酸可以降低 CVD

风险[156,157]。

最近,人们关注的焦点是补充维生素 D 在降低 CVD 风险方面的潜在作用。与上述多种机制不同,维生素 D 和 CVD 风险之间的关系主要集中在营养不足而不是补充量上[156,158]。在维生素 D 的随机对照试验结果出来之前,提出任何建议都还为时过早。

体育活动

当与 CVD 预防相关的生活方式已经被解决时,我们经常忽视定期体育活动的重要性。体育活动对控制体重、降低血脂异常、高血压和糖尿病的风险方面都有好处[159-161]。重要的是,无论是剧烈运动还是非剧烈运动(如走步),均可以显著降低 CVD 的风险[160]。建议所有成年人每天至少锻炼 30 分钟,儿童每天至少锻炼 60 分钟[162]。

烟草的摄入

香烟的一次暴露和二次暴露都会增加 CVD 的风险[163]。其作用机制包括血压升高、血液凝结、运动耐受性降低、HDL-胆固醇浓度降低、脂肪分解增加、胰岛素抵抗和组织脂毒性脂代谢改变。前瞻性研究结果表明,与持续吸烟者相比,曾经吸烟者的 CVD 死亡率显著降低[164],且戒烟后不久 CVD 死亡率就会逐渐降低。间隔时间越长,死亡率越低[165]。此外,吸烟也与心肌梗死一年后心绞痛发生率的增加有关[166]。

案例研究

一例 62 岁的女性患者,自更年期以来体重增加了体重 11.5kg。作为一家在过去两年正在裁员的公司的中层管理人员,她的工作十分辛苦。她的父亲正在接受 2 型糖尿病治疗,并在 54 岁时出现 CVD 事件;她母亲没有糖尿病或 CVD 的病史。经检查,她的 BMI 为 29kg/m²,总胆固醇为 238mg/dL,LDL-胆固醇为 181mg/dL,HDL-胆固醇为 27mg/dL,BP 为 140/89mmHg(未经治疗),她吸烟。她在用药时不愿意服用降胆固醇药物。她表示,她不吃"高脂肪食品",大部分时间都在外面吃饭。每每想要增加体力活动,但到了一天结束的时候就没时间了。她想要戒烟,但未能成功。

多项选择题

1. 关于不吃"高脂肪食品",你会问患者什么问题?

A.她认为什么是"高脂肪食物"?

B.她用什么来代替"高脂肪食物"?

C.她在哪里购买大部分食物?

D.以上全部。

2. 你对患者的体重有什么建议?

A.考虑何种因素可能导致体重增加。

B.不要担心体重增加,每天服用多种维生素。

C.更多地强调减少"高脂肪食物"。

D.A 和 C。

3. 你会建议患者改变哪些方面的生活方式？

A.饮食。

B.体育锻炼。

C.戒烟。

D.以上全部。

答案在参考文献后。

指南和网站链接

http://www.cnpp.usda.gov/dgas2010-policydocument.htm

http://www.heart.org/HEARTORG/GettingHealthy/Diet-and-Lifestyle -Recommendations_UCM_305855_Artical.jsp

http://www.nhlbi.nih.gov/about/ncep/

Dietary Guidelines for Americans,2010.

National Cholesterol Education Program

The American Heart Association's Diet and Lifestyle Recommendations

参考文献

1　Appel LJ, Moore T, Obarzanek E et al. A clinical trial of the effects of dietary patterns on blood pressure: DASH Collaborative Research Group. *N Engl J Med* 1997; 336(16): 111724.

2　Appel LJ, Sacks FM, Carey VJ et al. Effects of protein, monounsaturated fat, and carbohydrate intake on blood pressure and serum lipids: Results of the OmniHeart randomized trial. *JAMA* 2005; 294: 2455–64.

3　Lichtenstein AH, Appel LJ, Brands M et al. Diet and lifestyle recommendations revision 2006: A scientific statement from the American Heart Association Nutrition Committee. *Circulation* 2006; 114(1): 82–96.

4　Dietary Guidelines for Americans. http://www.cnpp.usda.gov/DGAs2010 -DGACReport.htm. 2010. Accessed November 17, 2013.

5　Bantle JP, Wylie-Rosett J, Albright AL et al. Nutrition recommendations and interventions for diabetes: A position statement of the American Diabetes Association. *Diabetes Care* 2008; 31(Suppl 1): S61–S78.

6　American Diabetes Association. Executive summary: Standards of medical care in diabetes – 2012. *Diabetes Care* 2012; 35: s1.

7　Roberts SB, Pi-Sunyer FX, Dreher M et al. Physiology of fat replacement and fat reduction: Effects of dietary fat and fat substitutes on energy regulation. *Nutrition Reviews* 1998; 56(5 Pt 2): S29–S41; discussion S41–S49.

8　Du H, van der A DL, Boshuizen HC et al. Dietary fiber and subsequent changes in body weight and waist circumference in European men and women. *Am J Clin Nutr* 2010; 95: 329–36.

9　Papathanasopoulos A, Camilleri M. Dietary fiber supplements: Effects in obesity and metabolic syndrome and relationship to gastrointestinal functions. *Gastroenterol* 2010; 138: 65–72.

10　Forouhi NG, Sharp SJ, Du H et al. Dietary fat intake and subsequent weight change in adults: Results from the European Prospective Investigation into Cancer and Nutrition cohorts. *Am J Clin Nutr* 2009; 90: 1632–41.

11　Hellerstein MK. Carbohydrate-induced hypertriglyceridemia: Modifying factors and implications for cardiovascular risk. *Curr Opin Lipidol* 2002; 13(1): 33–40.

12　Parks EJ. Changes in fat synthesis influenced by dietary macronutrient concent. *Proc Nutr Soc* 2002; 61: 281–6.

13　Fried SK, Rao SP. Sugars, hypertriglyceridemia, and cardiovascular disease. *Am J Clin Nutr* 2003; 78(4): 873S–880S.

14　Hudgins LC, Seidman CE, Diakun J, Hirsch J. Human fatty acid synthesis is reduced after the substitution of dietary starch for sugar. *Am J Clin Nutr* 1998; 67(4): 631–9.

15　Raben A, Holst JJ, Madsen J, Astrup A. Diurnal metabolic profiles after 14 d of an ad libitum high-starch, high-sucrose, or high-fat diet in normal-weight never-obese and postobese women. *Am J Clin Nutr* 2001; 73(2): 177–89.

16　Mittendorfer B, Sidossis LS. Mechanism for the increase in plasma triacylglycerol concentrations after consumption of short-term, high-carbohydrate diets. *Am J Clin Nutr* 2001; 73(5): 892–9.

17　Chong M, Fielding BA, Frayn KN. Metabolic interaction of dietary sugars and plasma lipids with a focus on mechanisms and de novo lipogenesis. *Proc Nutr Soc* 2007; 66: 52–9.

18　Lin J, Fang DZ, Du J et al. Elevated levels of triglyceride and triglyceride-rich lipoprotein triglyceride induced by a high-carbohydrate diet is associated with polymorphisms of APOA5-1131T>C and APOC3-482C>T in Chinese healthy young adults. *Ann Nutr Metab* 2011; 58: 150–57.

19　Parks EJ, Krauss RM, Christiansen MP, Neese RA, Hellerstein MK. Effects of a low-fat, high-carbohydrate diet on VLDL-triglyceride assembly, production, and clearance. *J Clin Inv* 1999; 104(8): 1087–96.

20　Mancini M, Mattock M, Rabaya E et al. Studies of the mechanisms of carbohydrate-induced lipaemia in normal man. *Atherosclerosis* 1973; 17(3): 445–54.

21　Grundy SM, Nix D, Whelan MF, Franklin L. Comparison of three cholesterol-lowering diets in normolipidemic men. *JAMA* 1986; 256(17): 2351–5.

22　Garg A, Grundy SM, Koffler M. Effect of high carbohydrate intake on hyperglycemia, islet function, and plasma lipoproteins in NIDDM. *Diabetes Care* 1992; 15(11): 1572–80.

23　Lichtenstein AH, Ausman LM, Carrasco W, Jenner JL, Ordovas JM, Schaefer EJ. Short-term consumption of a low-fat diet beneficially affects plasma lipid concentrations only when accompanied by weight loss: Hypercholesterolemia, low-fat diet, and plasma lipids. *Arterioscler Thromb* 1994; 14(11): 1751–60.

24　Kasim-Karakas SE, Almario RU, Mueller WM, Peerson J. Changes in plasma lipoproteins during low-fat, high-carbohydrate diets: Effects of energy intake. *Am J Clin Nutr* 2000; 71(6): 1439–47.

25　Mensink RP, Zock PL, Kester AD, Katan MB. Effects of dietary fatty acids and carbohydrates on the ratio of serum total to HDL cholesterol and on serum lipids and apolipoproteins: A meta-analysis of 60 controlled trials. *Am J Clin Nutr*. 2003; 77(5): 1146–55.

26　Ginsberg HN, Kris-Etherton P, Dennis B et al. Effects of reducing dietary saturated fatty acids on plasma lipids and lipoproteins in healthy subjects: The DELTA Study, protocol 1. *Arterioscler Thromb Vasc Biol* 1998; 18(3): 441–9.

27　Lichtenstein AH. Thematic review series: Patient-oriented research. Dietary fat, carbohydrate, and protein: Effects on plasma lipoprotein patterns. *J Lipid Res* 2006; 47(8): 1661–7.

28　Hooper L, Summerbell CD, Higgins JP et al. Reduced or modified dietary fat for preventing cardiovascular disease. *Cochrane Database Syst Rev* 2011; CD002137.

29　Krauss RM, Blanche PJ, Rawlings RS et al. Separate effects of reduced carbohydrate intake and weight loss on atherogenic dyslipidemia. *Am J Clin Nutr* 2006; 83(5): 1025–31; quiz 1205.

30　Hegsted DM, McGandy RB, Myers ML, Stare FJ. Quantitative effects of dietary fat on serum cholesterol in man. *Am J Clin Nutr* 1965; 17(5): 281–95.

31　Keys A, Anderson JT, Grande F. Serum cholesterol response to change in the diet. *Metab Clin Exp* 1965; 14(7), 747–58.

32 Jakobsen MU, O'Reilly EJ, Heitmann BL et al. Major types of dietary fat and risk of coronary heart disease: A pooled analysis of 11 cohort studies. *Am J Clin Nutr* 2009; 89(5): 1425–32.

33 Siri-Tarino PW, Sun Q, Hu FB, Krauss RM. Saturated fat, carbohydrate, and cardiovascular disease. *Am J Clin Nutr* 2010; 91: 502–9.

34 Mozaffarian D, Micha R, Wallace S. Effects on coronary heart disease of increasing polyunsaturated fat in place of saturated fat: A systematic review and meta-analysis of randomized controlled trials. *PLoS Med* 2010; 7: e1000252.

35 Hu FB, Willett WC. Optimal diets for prevention of coronary heart disease. *JAMA* 2002; 288(20): 2569–78.

36 Shepherd J, Packard CJ, Grundy SM, Yeshurun D, Gotto AM, Jr,, Taunton OD. Effects of saturated and polyunsaturated fat diets on the chemical composition and metabolism of low density lipoproteins in man. *J Lipid Res* 1980; 21(1): 91–9.

37 Matthan NR, Welty FK, Barret HR et al. Dietary hydrogenated fat increases high-density lipoprotein apoA-I catabolism and decreases low-density lipoprotein apoB-100 catabolism in hypercholesterolemic women. *Arterioscler Thromb Vasc Biol* 2004; 24(6): 1092–7.

38 Velez-Carrasco W, Lichtenstein AH, Li Z et al. Apolipoprotein A-I and A-II kinetic parameters as assessed by endogenous labeling with [(2)H(3)]leucine in middle-aged and elderly men and women. *Arterioscler Thromb Vasc Biol* 2000; 20(3): 801–6.

39 Marsh JB, Welty FK, Schaefer EJ. Stable isotope turnover of apolipoproteins of high-density lipoproteins in humans. *Curr Opin Lipidol* 2000; 11(3): 261–6.

40 Kromann N, Green A. Epidemiological studies in the Upernavik district, Greenland: Incidence of some chronic diseases 1950–1974. *Acta Med Scand* 1980; 208(5): 401–6.

41 Dyerberg J, Bang HO. A hypothesis on the development of acute myocardial infarction in Greenlanders. *Scand J Clin Lab Inv Suppl.* 1982; 161: 7–13.

42 Mozaffarian D, Rimm EB. Fish intake, contaminants, and human health: Evaluating the risks and the benefits. *JAMA* 2006; 296(15): 1885–99.

43 Wang C, Harris WS, Chung M et al. n-3 Fatty acids from fish or fish-oil supplements, but not alpha-linolenic acid, benefit cardiovascular disease outcomes in primary- and secondary-prevention studies: A systematic review. *Am J Clin Nutr* 2006; 84(1): 5–17.

44 De Caterina R, Zampolli A. Omega-3 fatty acids, atherogenesis, and endothelial activation. *J Cardiovasc Med* 2007; 8(Suppl 1): S11–S14.

45 Harris WS, Miller M, Tighe AP, Davidson MH, Schaefer EJ. Omega-3 fatty acids and coronary heart disease risk: Clinical and mechanistic perspectives. *Atherosclerosis* 2008; 197(1): 12–24.

46 Nodari S, Triggiani M, Campia U et al. n-3 polyunsaturated fatty acids in the prevention of atrial fibrillation recurrences after electrical cardioversion: A prospective, randomized study. *Circulation* 2011; 124: 1100–6.

47 Musa-Veloso K, Binns MA, Kocenas A et al. Impact of low v. moderate intakes of long-chain n-3 fatty acids on risk of coronary heart disease. *Brit J Nutr* 2011; 106: 1129–41.

48 Kris-Etherton PM, Harris WS, Appel LJ; for the Nutrition Committee. Fish consumption, fish oil, omega-3 fatty acids, and cardiovascular disease. *Circulation* 2002; 106(21): 2747–57.

49 Burdge GC, Calder PC. Conversion of alpha-linolenic acid to longer-chain polyunsaturated fatty acids in human adults. *Reprod Nutr Dev* 2005; 45(5): 581–97.

50 Brenna JT, Salem N, Jr,, Sinclair AJ, Cunnane SC; for the International Society for the Study of Fatty Acids and Lipids, ISSFAL. Alpha-Linolenic acid supplementation and conversion to n-3 long-chain polyunsaturated fatty acids in humans. *Lipids* 2009; 80: 85–91.

51 Deckelbaum RJ, Torrejon C. The omega-3 fatty acid nutritional landscape: Health benefits and sources. *J Nutr* 2012; 142: 587S–591S.

52 Chapman MJ, Ginsberg HN, Amarenco P et al. Triglyceride-rich lipoproteins and high-density lipoprotein Cholesterol in patients at high risk of cardiovascular disease: Evidence and guidance for management. *Eur Heart J* 2011; 23: 1345–61.

53　Bernstein AM, Ding EL, Willett WC, Rimm EB. A meta-analysis shows that docosahexaenoic acid from algal oil reduces serum triglycerides and increases HDL-cholesterol and LDL-cholesterol in persons without coronary heart disease. *J Nutr* 2012; 142: 99–104.

54　Mensink RP, Katan MB. Effect of dietary trans fatty acids on high-density and low-density lipoprotein cholesterol levels in healthy subjects. *N Engl J Med* 1990; 323(7): 439–45.

55　Lichtenstein AH, Ausman LA, Nelson S, Schaefer EJ. Comparison of different forms of hydrogenated fats on serum lipid levels in moderately hypercholesterolemic female and male subjects. *N Engl J Med* 1999; 340: 1933–40.

56　Ascherio A, Katan MB, Zock PL, Stampfer MJ, Willett WC. Trans fatty acids and coronary heart disease. *N Engl J Med* 1999; 340(25): 1994–8.

57　Mozaffarian D, Katan MB, Ascherio A, Stampfer MJ, Willett WC. Trans fatty acids and cardiovascular disease. *N Engl J Med* 2006; 354(15): 1601–13.

58　Cascio G, Schiera G, Di Liegro I. Dietary fatty acids in metabolic syndrome, diabetes and cardiovascular diseases. *Curr Diabetes* 2012; 8: 2–17.

59　Food and Drug Administration. Food labeling: Trans fatty acids in nutrition labeling, nutrient content claims, and health claims. Final rule. *Federal Register* 2003; 133: 41433–506.

60　Rahkovsky I, Martinez S, Kuchler F. New food choices free of trans fats better align U.S. diets with health recommendations. *Economic Information Bulletin*. 2012; 95.

61　Angell SY, Silver LD, Goldstein GP et al. Cholesterol control beyond the clinic: New York CIty's trans fat restriction. *Ann Inter Med* 2009; 151: 129–34.

62　Vesper HW, Kulper HC, Mirel LB, Johnson CL, Pirkle JL. Levels of plasma trans-fatty acids in non-hispanic white adults in the United States in 2000 and 2009. *JAMA* 2012; 307: 562.

63　Temme EH, Millenaar IL, Van Donkersgoed G et al. Impact of fatty acid food reformulations on intake of Dutch young adults. *Acta Cardiol* 2011; 66: 721–8.

64　Pot GK, Prynne CJ, Stephen AM. National Diet and Nutrition Survey: Fat and fatty acid intake from the first year of the rolling programme and comparison with previous surveys. *Brit J Nutr* 2012; 107: 405–15.

65　Finking G, Hanke H. Nikolaj Nikolajewitsch Anitschkow (1885–1964) established the cholesterol-fed rabbit as a model for atherosclerosis research. *Atherosclerosis* 1997; 135(1): 1–7.

66　Clarke R, Frost C, Collins R, Appleby P, Peto R. Dietary lipids and blood cholesterol: Quantitative meta-analysis of metabolic ward studies. *Brit Med J* 1997; 314(7074): 112–17.

67　Stamler J, Shekelle R. Dietary cholesterol and human coronary heart disease: The epidemiologic evidence. *Arch Path Lab Med* 1988; 112(10): 1032–40.

68　Institute of Medicine. *Dietary Reference Intakes. Energy, Carbohydrate, Fiber, Fat, Fatty Acids, Cholesterol, Protein and Amino Acids*. Washington, DC: National Academy of Sciences. 2005.

69　Brownawell AM, Falk MC. Cholesterol: Where science and public health policy intersect. *Nutr Rev* 2010; 68: 355–84.

70　Expert Panel on Detection Evaluation and Treatment of High Blood Cholesterol in Adults (Adult Treatment Panel III). Executive summary of the third report of the National Cholesterol Education Program (NCEP). *JAMA* 2001; 285: 2486–97.

71　Katan MB, Beynen AC. Characteristics of human hypo- and hyperresponders to dietary cholesterol. *Am J Epidemiol* 1987; 125(3): 387–99.

72　Sahyoun NR, Jacques PF, Zhang XL, Juan W, McKeown NM. Whole-grain intake is inversely associated with the metabolic syndrome and mortality in older adults. *Am J Clin Nutr* 2006; 83: 124–31.

73　de Munter JSL, Hu FB, Spiegelman D, Franz M, van Dam RM. Whole grain, bran, and germ intake and risk of type 2 diabetes: A prospective cohort study and systematic review. *PLoS Med*. 2007; 4(8): e261.

74　Mellen PB, Walsh TF, Herrington DM. Whole grain intake and cardiovascular disease: A meta-analysis. *Nutr Metab Cardiovasc Dis* 2008; 18(4): 283–90.

75 Eshak ES, Iso H, Date C et al. Dietary fiber intake is associated with reduced risk of mortality from cardiovascular disease among Japanese men and women. *J Nutr* 2010; 140: 1445–53.

76 Sun Q, Spiegelman D, van Dam RM et al. White rice, brown rice, and risk of type 2 diabetes in US men and women. *Arch Inter Med* 2010; 170: 961–9.

77 He M, van Dam RM, Rimm E, Hu FB, Qi L. Whole-grain, cereal fiber, bran, and germ intake and the risks of all-cause and cardiovascular disease-specific mortality among women with type 2 diabetes mellitus. *Circulation* 2010; 121: 2162–8.

78 Mellen PB, Liese AD, Tooze JA, Vitolins MZ, Wagenknect LE, Herrington DM. Whole-grain intake and carotid artery atherosclerosis in a multiethnic cohort: The Insulin Resistance Atherosclerosis Study. *Am J Clin Nutr* 2007; 85(6): 1495–502.

79 Lutsey PL, Jacobs DR, Kori S et al. Whole grain intake and its cross-sectional association with obesity, insulin resistance, inflammation, diabetes and subclinical CVD: The MESA Study. *Brit J Nutr* 2007; 98: 397–405.

80 Jacobs DR, Jr., Andersen LF, Blomhoff R. Whole-grain consumption is associated with a reduced risk of noncardiovascular, noncancer death attributed to inflammatory diseases in the Iowa Women's Health Study. *Am J Clin Nutr* 2007; 85: 1606–14.

81 Masters RC, Liese AD, Haffner SM, Wagenknecht LE, Hanley AJ. Whole and refined grain intakes are related to inflammatory protein concentrations in human plasma. *J Nutr* 2010; 140: 587–94.

82 Gaskins AJ, Mumford SJ, Rovner AJ et al. Whole grains are associated with serum concentrations of high sensitivity C-reactive protein among premenopausal women. *J Nutr* 2010; 140: 1669–76.

83 Katcher HI, Legro RS, Kunselman AR et al. The effects of a whole grain-enriched hypocaloric diet on cardiovascular disease risk factors in men and women with metabolic syndrome. *Am J Clin Nutr* 2008; 87: 79–90.

84 Estruch R, Martinez-González D, Corelia D et al. Effects of dietary fibre intake on risk factors for cardiovascular disease in subjects at high risk. *J Epidemiol Comm Health* 2009; 63: 582–8.

85 Marckmann P, Raben A, Astrup A. Ad libitum intake of low-fat diets rich in either starchy foods or sucrose: Effects on blood lipids, factor VII coagulant activity, and fibrinogen. *Metab Clin Exp* 2000; 49(6): 731–5.

86 Chong MFF, Fielding BA, Frayn KN. Metabolic interaction of dietary sugars and plasma lipids with a focus on mechanisms and de novo lipogenesis. *Proc Nutr Soc* 2007; 66(1): 52–9.

87 Ross AB, Bruce SJ, Blondel-Lubrano A et al. A whole-grain cereal-rich diet increases plasma betaine, and tends to decrease total and LDL-cholesterol compared with a refined-grain diet in healthy subjects. *Brit J Nutr* 2011; 105: 1492–502.

88 Brownlee IA, Moore C, Chatfield M, et al. Markers of cardiovascular risk are not changed by increased whole-grain intake: The WHOLEheart study, a randomised, controlled dietary intervention. *Brit J Nutr* 2010; 104(1): 125–34.

89 Esposito K, Kastorini C-M, Panagiotakos DB, Giugliano D. Prevention of type 2 diabetes by dietary patterns: A systematic review of prospective studies and meta-analysis. *Metab Syndr Relat Disord* 2010; 8(6): 471–6.

90 Nettleton JA, McKeown NM, Kanoni S et al. Interactions of dietary whole-grain intake with fasting glucose- and insulin-related genetic loci in individuals of European descent: A meta-analysis of 14 cohort studies. *Diabetes Care* 2010; 33(12): 2684–91.

91 Bleich SN, Wang YC. Consumption of sugar-sweetened beverages among adults with type 2 diabetes. *Diabetes Care* 2011; 34(3): 551–5.

92 Wolever TMS, Campbell JE, Geleva D, Anderson GH. High-fiber cereal reduces postprandial insulin responses in hyperinsulinemic but not normoinsulinemic subjects. *Diabetes Care* 2004; 27: 1281–5.

93 Andersson A, Tengblad S, Karlstrom B et al. Whole-grain foods do not affect insulin sensitivity or markers of lipid peroxidation and inflammation in healthy, moderately overweight subjects. *J Nutr* 2007; 137: 1401–7.

94 Johnson RK, Appel LJ, Brands M et al. Dietary sugars intake and cardiovascular

health: A scientific statement from the American Heart Association. *Circulation* 2009; 120(11): 1011–20.

95 Chandalia M, Garg A, Lutjohann D, von Bergmann K, Grundy SM, Brinkley LJ. Beneficial effects of high dietary fiber intake in patients with type 2 diabetes mellitus. *N Eng J Med* 2000; 342: 1392–8.

96 Pereira MA, Jacobs DR, Jr., Pins JJ et al. Effect of whole grains on insulin sensitivity in overweight hyperinsulinemic adults. *Am J Clin Nutr* 2002; 75: 848–55.

97 Juntunen KS, Laaksonen DE, Poutanen KS, Niskanen LK, Mykkanen HM. High-fiber rye bread and insulin secretion and sensitivity in healthy postmenopausal women. *Am J Clin Nutr* 2003; 77(2): 385–91.

98 Flight I, Clifton P. Cereal grains and legumes in the prevention of coronary heart disease and stroke: A review of the literature. *Eur J Clin Nutr* 2006; 60: 1145–59.

99 Brown L, Rosner B, Willett WW, Sacks FM. Cholesterol-lowering effects of dietary fiber: A meta-analysis. *Am J Clin Nutr* 1999; 69(1): 30–42.

100 Anderson JW, Randles KM, Kendall CW, Jenkins DJ. Carbohydrate and fiber recommendations for individuals with diabetes: A quantitative assessment and meta-analysis of the evidence. *J Am Coll Nutr* 2004; 23: 5–17.

101 Queenan KM, Stewart ML, Smith KN, Thomas W, Fulcher RG, Slavin JL. Concentrated oat beta-glucan, a fermentable fiber, lowers serum cholesterol in hypercholesterolemic adults in a randomized controlled trial. *Nutr J* 2007; 6: 6.

102 Lattimer JM, Haub MD. Effects of dietary fiber and its components on metabolic health. *Nutrients* 2010; 2: 1266–89.

103 Kristensen M, Toubro S, Jensen MG et al. Whole grain compared with refined wheat decreases the percentage of body fat following a 12-week, energy-restricted dietary intervention in postmenopausal women. *J Nutr* 2012; 142: 710–16.

104 Lipsky H, Gloger M, Frishman WH. Dietary fiber for reducing blood cholesterol. *J Clin Pharmacol* 1990; 30(8): 699–70.

105 Erkkila AT, Herrington DM, Mozaffarian D, Lichtenstein AH. Cereal fiber and whole-grain intake are associated with reduced progression of coronary-artery atherosclerosis in postmenopausal women with coronary artery disease. *Am Heart J* 2005; 150(1): 94–101.

106 Steffen LM, Jacobs DR, Jr., Stevens J, Shahar E, Carithers T, Folsom AR. Associations of whole-grain, refined-grain, and fruit and vegetable consumption with risks of all-cause mortality and incident coronary artery disease and ischemic stroke: The Atherosclerosis Risk in Communities (ARIC) Study. *Am J Clin Nutr* 2003; 78(3): 383–90.

107 Liu S, Manson JE, Stampfer MJ et al. Whole grain consumption and risk of ischemic stroke in women: A prospective study. *JAMA* 2000; 284(12): 1534–40.

108 Malik V, Popkin BM, Bray GA, Després J-P, Hu FB. Sugar-sweetened beverages, obesity, type 2 diabetes mellitus, and cardiovascular disease risk. *Circulation* 2010; 121: 1356–64.

109 Malik, V.S., Popkin BM, Bray GA, Després J-P, Willett WC, Hu FB. Sugar-sweetened beverages and risk of metabolic syndrome and type 2 diabetes: A meta-analysis. *Diabetes Care* 2010; 33: 2477–83.

110 Levy DT, Friend KB, Wang YC. A review of the literature on policies directed at the youth consumption of sugar sweetened beverages. *Adv Nutr* 2011; 2: 182S–200S.

111 Bray GA, Nielsen SJ, Popkin BM. Consumption of high-fructose corn syrup in beverages may play a role in the epidemic of obesity. *Am J Clin Nutr* 2004; 79(4): 537–43.

112 Stanhope KL, Griffen SC, Bair BR, Swarbrick MM, Keim NL, Havel PJ. Twenty-four-hour endocrine and metabolic profiles following consumption of high-fructose corn syrup-, sucrose-, fructose-, and glucose-sweetened beverages with meals. *Am J Clin Nutr* 2008; 87(5): 1194–203.

113 Sunehag AL, Toffolo G, Campioni M, Bier DM, Haymond MW. Short-term high dietary fructose intake had no effects on insulin sensitivity and secretion or glucose and lipid metabolism in healthy, obese adolescents. *J Pediatr Endocrinol Metab* 2008; 21: 225–35.

114 Sievenpiper JL, de Souza RJ, Mirrahimi A et al. Effect of fructose on body weight

in controlled feeding trials: A systematic review and meta-analysis. *Ann Intern Med* 2012; 156: 291–304.

115 Wolf A, Bray GA, Popkin BM. *A* short history of beverages and how our body treats them. *Obes Rev* 2008; 9(2): 151–64.

116 Pan A, Hu FB. Effects of carbohydrates on satiety: differences between liquid and solid food. *Curr Opin Clin Nutr Metab Care* 2011; 14: 385–90.

117 The Expert Panel. Report of the National Cholesterol Education Program Expert Panel on Detection, Evaluation, and Treatment of High Blood Cholesterol in Adults. *Arch Intern Med* 1988; 148(1): 36–9.

118 The Expert Panel. Summary of the second report of the National Cholesterol Education Program (NCEP) Expert Panel on Detection, Evaluation, and Treatment of High Blood Cholesterol in Adults (Adult Treatment Panel II). *JAMA* 1993; 269(23): 3015–23.

119 Krauss RM, Deckelbaum RJ, Ernst N et al. Dietary guidelines for healthy American adults: A statement for health professionals from the Nutrition Committee, American Heart Association. *Circulation* 1996; 94(7): 1795–800.

120 Krauss RM, Eckel RH, Howard B et al. AHA Dietary Guidelines: Revision 2000: A statement for healthcare professionals from the Nutrition Committee of the American Heart Association. *Circulation* 2000; 102(18): 2284–99.

121 Carroll KK, Kurowska EM. Soy consumption and cholesterol reduction: Review of animal and human studies. *J Nutr* 1995; 125(3 Suppl): 594S–597S.

122 Vega-Lopez S, Lichtenstein AH. Dietary protein type and cardiovascular disease risk factors. *Prev Cardiol* 2005; 8(1): 31–40.

123 Anderson JW, Johnstone BM, Cook-Newell ME. Meta-analysis of the effects of soy protein intake on serum lipids. *N Engl J Med* 1995; 333(5): 276–82.

124 Clifton PM. Protein and coronary heart disease: The role of different protein sources. *Curr Atheroscler Rep* 2011; 13: 493–8.

125 Kreijkamp-Kaspers S, Kok L, Grobbee DE et al. Effect of soy protein containing isoflavones on cognitive function, bone mineral density, and plasma lipids in postmenopausal women: A randomized controlled trial. *JAMA* 2004; 292: 65–74.

126 Sacks FM, Lichtenstein A, Van Horn L, Harris W, Kris-Etherton P, Winston P; for the AHA Nutrition Committee. Soy protein, isoflavones, and cardiovascular health: A summary of a statement for professionals from the American Heart Association Nutrition Committee. *Arterioscler Thromb Vasc Biol* 2006; 26(8): 168–992.

127 Dewell A, Hollenbeck PL, Hollenbeck CB. Clinical review: A critical evaluation of the role of soy protein and isoflavone supplementation in the control of plasma cholesterol concentrations. *J Clin Endocrinol Metab* 2006; 91(3): 772–80.

128 Balk E, Chung M, Chew P et al. Effects of Soy on Health Outcomes. Evidence Report/Technology Assessment No. 126. (Prepared by Tufts-New England Medical Center Evidence-based Practice Center under Contract No. 290-02-0022.) AHRQ Publication No. 05-E024-2. Rockville, MD: Agency for Healthcare Research and Quality. 2005.

129 Anderson JW, Bush HM. Soy protein effects on serum lipoproteins: A quality assessment and meta-analysis of randomized, controlled studies. *J Am Coll Nutr* 2011; 30: 79–91.

130 Plat J, Mensink RP. Effects of plant stanol esters on LDL receptor protein expression and on LDL receptor and HMG-CoA reductase mRNA expression in mononuclear blood cells of healthy men and women. *FASEB* 2002; 16(2): 258–60.

131 Katan MB, Grundy SM, Jones P, Law M, Miettinen T, Paoletti R; Stresa Workshop Participants. Efficacy and safety of plant stanols and sterols in the management of blood cholesterol levels. *Mayo Clin Proc* 2003; 78(8): 965–78.

132 Ostlund RE, Jr., Phytosterols and cholesterol metabolism. *Curr Opin Lipidol* 2004; 15(1): 37–41.

133 de Jong A, Plat J, Mensink RP. Metabolic effects of plant sterols and stanols. *J Nutr Biochem* 2003; 14(7): 362–9.

134 Musa-Veloso K, Poon TH, Elliot JA, Chung C. A comparison of the LDL-cholesterol lowering efficacy of plant stanols and plant sterols over a continuous dose range: Results of a meta-analysis of randomized, placebo-controlled trials. *Prostaglandins Leukot Essent Fatty Acids* 2011; 85: 9–28.

135 Rocha M, Banuls C, Bellod L, Jover A, Victor VM, Hernandez-Mijares A. A review on the role of phytosterols: New insights into cardiovascular risk. *Curr Pharm Des* 2011; 17: 4061–75.

136 AbuMweis SS, Jones PJ. Cholesterol-lowering effect of plant sterols. *Curr Atheroscler Rep* 2008; 10: 467–72.

137 Scholle JM, Baker WL, Talati R, Coleman CI. The effect of adding plant sterols or stanols to statin therapy in hypercholesterolemic patients: Systematic review and meta-analysis. *J Am Coll Nutr* 2009; 28: 517–24.

138 Nijjar PS, Burke FM, Bloesch A, Rader DJ. Role of dietary supplements in lowering low-density lipoprotein cholesterol: A review. *J Clin Lipidol* 2010; 4: 248–58.

139 Talati R, Sobieraj DM, Makanji SS, Phung OJ, Coleman CI. The comparative efficacy of plant sterols and stanols on serum lipids: A systematic review and meta-analysis. *J Am Dietetic Assoc* 2010; 110(5): 719–26.

140 Patch CS, Tapsell LC, Williams PG, Gordon M. Plant sterols as dietary adjuvants in the reduction of cardiovascular risk: Theory and evidence. *Vasc Health Risk Manag* 2006; 2(2): 157–62.

141 Gylling H, Miettinen TA. The effect of plant stanol- and sterol-enriched foods on lipid metabolism, serum lipids and coronary heart disease. *Ann Clin Biochem* 2005; 42(Pt 4): 254–63.

142 Wilund KR, Yu L, Xu F et al. No association between plasma levels of plant sterols and atherosclerosis in mice and men. *Arterioscler Thromb Vasc Biol* 2004; 24(12): 2326–32.

143 Weingartner O, Lütjohann D, Ji S et al. Vascular effects of diet supplementation with plant sterols. *J Am Coll Cardiol* 2008; 51(16): 1553–61.

144 Reiner Z, Tedeschi-Reiner E. Rice policosanol does not have any effects on blood coagulation factors in hypercholesterolemic patients. *Collegium Antropologicum* 2007; 31(4): 1061–4.

145 Lin Y, Rudrum M, van der Wielen RP et al. Wheat germ policosanol failed to lower plasma cholesterol in subjects with normal to mildly elevated cholesterol concentrations. *Metab Clin Exp* 2004; 53(10): 1309–14.

146 Varady KA, Wang Y, Jones PJ. Role of policosanols in the prevention and treatment of cardiovascular disease. *Nutr Rev* 2003; 61(11): 376–83.

147 Gouni-Berthold I, Berthold HK. Policosanol: Clinical pharmacology and therapeutic significance of a new lipid-lowering agent. *Am Heart J* 2002; 143(2): 356–65.

148 Chen JT, Wesley R, Shamburek RD, Pucino F, Csako G. Meta-analysis of natural therapies for hyperlipidemia: Plant sterols and stanols versus policosanol. *Pharmacotherapy* 2005; 25(2): 171–83.

149 Cubeddu LX, Hoffmann IS, Jimenez E et al. Comparative lipid-lowering effects of policosanol and atorvastatin: A randomized, parallel, double-blind, placebo-controlled trial. *Am Heart J* 2006; 152(5): 982.e1-5.

150 Kassis AN, Marinangeli CP, Jain D, Ebine N, Jones PJ. Lack of effect of sugar cane policosanol on plasma cholesterol in Golden Syrian hamsters. *Atherosclerosis* 2007; 194(1): 153–8.

151 Dulin MF, Hatcher LF, Sasser HC, Barringer TA. Policosanol is ineffective in the treatment of hypercholesterolemia: A randomized controlled trial. *Am J Clin Nutr* 2006; 84(6): 1543–8.

152 Greyling A, De Witt C, Oosthuizen W, Jerling JC. Effects of a policosanol supplement on serum lipid concentrations in hypercholesterolaemic and heterozygous familial hypercholesterolaemic subjects. *Brit J Nutr* 2006; 95(5): 968–75.

153 Berthold HK, Unverdorben S, Degenhardt R, Bulitta M, Gouni-Berthold I. Effect of policosanol on lipid levels among patients with hypercholesterolemia or combined hyperlipidemia: A randomized controlled trial. *JAMA* 2006; 295(19): 2262–9.

154 Gordon RY, Cooperman T, Obermeyer W, Becker DJ. Marked variability of monacolin levels in commercial red yeast rice products: Buyer beware! *Arch Intern Med* 2010; 170: 1722–7.

155 Kris-Etherton P, Lichtenstein AH, Howard BV et al. Antioxidant vitamin supplements and cardiovascular disease. *Circulation* 2004; 110: 637–41.

156 Lichtenstein AH. Nutrient supplements and cardiovascular disease: A heartbreaking

story. *J Lipid Res* 2009; 50: S429–S433.

157 Tinkel J, Hassanain H, Khouri SJ. Cardiovascular antioxidant therapy: A review of supplements, pharmacotherapies, and mechanisms. *Cardiol Rev* 2012; 20: 77–83.

158 Elamin MB, Abu Elnour NO, Elamin KB et al. Vitamin D and cardiovascular outcomes: A systematic review and meta-analysis. *J Clin Endocrinol Metab* 2011; 96: 1931–42.

159 Albright C, Thompson DL. The effectiveness of walking in preventing cardiovascular disease in women: A review of the current literature. *J Women's Health* 2006; 15(3): 271–80.

160 Hamer M, Chida Y. Walking and primary prevention: A meta-analysis of prospective cohort studies. *Brit J Sports Med* 2008; 42(4): 238–43.

161 Kelley GA, Kelley KS. Impact of progressive resistance training on lipids and lipoproteins in adults: A meta-analysis of randomized controlled trials. *Prev Med* 2009; 48: 9–19.

162 Physical Activity Guidelines for Americans, http://www.health.gov/paguidelines /. 2008. Accessed November 17, 2013.

163 Barnoya J, Glantz SA. Cardiovascular effects of second-hand smoke help explain the benefits of smoke-free legislation on heart disease burden. *J Cardiovasc Nurs* 2006; 21(6): 457–62.

164 Gastaldelli A, Folli F, Maffei S. Impact of tobacco smoking on lipid metabolism, body weight and cardiometabolic risk. *Curr Pharm Des* 2010; 16: 2526–30.

165 Ockene IS, Miller NH. Cigarette smoking, cardiovascular disease, and stroke: A statement for healthcare professionals from the American Heart Association. American Heart Association Task Force on Risk Reduction. *Circulation* 1997; 96(9): 3243–7.

166 Maddox TM, Reid KJ, Rumsfeld JS, Spertus JA. One-year health status outcomes of unstable angina versus myocardial infarction: A prospective, observational cohort study of ACS survivors. *BMC Cardiovasc Disord* 2007; 7: 28.

多项选择题的答案

1. D

2. A

3. D

第 10 章

急性冠脉综合征的管理

Christopher M. Huff, A. Michael Lincoff
Cleveland Clinic, Cleveland, OH, USA

关键点

- 糖尿病是引起冠状动脉粥样硬化的一个主要危险因素。
- 急性冠脉综合征是糖尿病患者发病和死亡的主要原因。
- 急性冠脉综合征是一组不稳定型动脉粥样硬化性冠心病，包括 UA、NSTEMI 和 STEMI。
- 治疗 STEMI 的重点是紧急心肌再灌注，最好采用经皮冠状动脉介入治疗。
- 无经皮冠状动脉介入治疗设施医院的 STEMI 患者应转院接受紧急经皮冠状动脉介入治疗。
- 如果预期转移时间>120 分钟且无禁忌证，STEMI 患者应接受溶栓治疗。
- 由于 UA 和 NSTEMI 只是部分血管阻塞的结果，通常不需要紧急再灌注。
- UA 和 NSTEMI 患者不应接受溶栓，而是要进行保守治疗或根据以下因素选择冠状动脉血管造影，包括患者风险和预期、现有机构的 PCI 能力和对初始治疗的反应。
- 除非禁忌，所有 ACS 患者应用双抗血小板治疗（DAPT）和肠外抗凝治疗。

急性冠脉综合征的简介及流行病学

心血管疾病是最常见的死亡原因。每年全世界因心血管疾病死亡人数占总死亡人数的 30%，而在美国和西欧则占 38.5%[1]。尽管由于教育和医疗进步，高收入国家的心血管疾病发病率正在下降，但随着中低收入国家的工业化和城市化[1]，心血管疾病发病率正在迅速上升。急性冠脉综合征是一组不稳定心血管疾病，包括不稳定型心绞痛（UA）、非 ST 段抬高型心肌梗死和 ST 段抬高型心肌梗死，并且通常是冠状动脉疾病的初始临床表现。ACS 的主要危险因素包括吸烟、冠心病家族史、高龄、高血压、高脂血症和糖尿病。

本章重点介绍糖尿病患者 ACS 的管理方法。糖尿病患者比非糖尿病患者更有可能患上 ACS,而糖尿病是 ACS 死亡的一个独立预测因子。糖尿病患者也更有可能出现 ACS 及其并发症,如心力衰竭和出血。除了少数例外,ACS 的管理在糖尿病患者和非糖尿病患者中是相似的。在糖尿病患者中,胰岛素依赖患者和不需要胰岛素的患者之间的管理没有区别。虽然强化治疗高血糖、血脂异常和高血压可以使糖尿病患者的心血管和微血管事件的发生率降低 50% 以上,但糖尿病仍然是 ACS 的一个主要危险因素[2]。

病理生理学

ACS 的起始事件是冠状动脉内皮内动脉粥样硬化斑块的破裂或侵袭。这使冠状动脉管腔暴露于内皮下基质,导致血小板活化并最终形成血栓。ACS 是一个动态过程,在此过程中,血管部分闭塞、完全闭塞和再灌注之间存在周期性过渡。在 UA 中,斑块破裂导致冠状动脉血流严重阻塞,随后产生缺血症状,这有时与心电图 ST 段抑制或 T 波倒置有关,而不升高心脏生物标志物。NSTEMI 的定义是阻塞导致的没有心电图 ST 段抬高的梗死。斑块破裂引起冠状动脉完全而持久的闭塞,通常导致 ST 段升高和心肌梗死。

临床表现

通常,ACS 患者胸骨下胸痛表现为压榨感或压力感,疼痛通常会辐射到左肩或下巴,但也会辐射到右臂、背部、颈部和(或)上腹部。相关症状包括恶心、呕吐、大汗、心悸、呼吸困难、头晕和(或)晕厥。与 STEMI 相关的胸部不适通常比 UA 或 NSTEMI 的不适更严重。此外,STEMI 患者的胸痛不太可能被硝酸甘油缓解。糖尿病患者、女性和老年人中更为常见的是非典型症状或无症状心肌缺血(伴有相关症状,如心律失常或心力衰竭)。适当的 ACS 治疗取决于患者的早期症状识别,因为延迟的医学评估可能会导致心源性休克和心源性猝死。虽然体格检查不太可能帮助诊断 ACS,但它在风险分层、鉴别诊断,以及确定心肌梗死的并发症方面很重要。

鉴别诊断

其他导致胸痛的诊断可能会被误认为是 ACS。胃肠道疾病,如胃食管反流病(GERD)、食管痉挛和食管痛觉异常,可以导致类似于缺血性胸痛的症状。GERD 和冠状动脉疾病(CAD)可以共存,并且 ACS 患者将其症状误认为胃食管反流病的情况并不罕见。因此,在继续进一步评估胃肠道疾病前,应谨慎地排除 ACS。

急性心包炎引起胸膜痛,仰卧加重,前倾坐缓解,它通常与弥漫性 ST 段抬高和伴随的 PR 段抑制相关。如果有心肌病变(心肌炎),心脏生物标志物可能升高,经胸超声心动图(TTE)可能显示区域壁运动异常。它与急性心肌梗死的区别为缺乏相应的 ST 段抑制。此外,急性心包炎的 ST 段抬高通常是凹的,而急性心肌梗死的 ST 段抬高是凸的。

主动脉夹层通常会导致剧烈的、撕裂的胸部疼痛,而且会辐射至背部。与缺血性胸痛不同,主动脉夹层通常在发作时疼痛最严重,其严重程度会随着时间的推移而增加。通常根据症状区分主动脉夹层与 ACS,体格检查也有助于诊断。检查血压和脉搏可以发现主动脉夹层患者的左右上肢血流的差异,也可能存在主动脉瓣功能不全的舒张期杂音。如果主动脉增大,胸部 X 线片将显示纵隔加宽,TTE 可能显示皮瓣剥离。但通常需要依据经 TEE、CT 或 MRI 做出诊断。

急性发作的胸膜性胸痛和呼吸急促,且胸部 X 线片无病变提示,考虑肺栓塞。心电图最常表现为窦性心动过速,也可能表现为右室张力高。急性 PE 患者心脏生物标志物可轻微升高,TTE 可排除左心室壁运动异常,并识别右心室功能障碍。

诊断

任何有胸痛症状和冠心病危险因素的患者中,都应怀疑 ACS 的诊断。最重要的初步检查是 12 导联心电图。这将有助于区分 STEMI 和 UA 或 NSTEMI。如果心电图显示 ST 段抬高,这提示心肌梗死,治疗关注的重点应该转移到紧急心肌再灌注。根据定义,两个或两个以上相邻的导线中应有 1mm 的 ST 段抬高。在急性心肌梗死中,ST 段抬高通常是凸的。另外,需要注意的是,其他可导致 ST 段抬高而不伴随缺血的诊断。这些诊断列于表 10.1 中。

在一些情况下,患者出现急性心肌梗死,但心电图没有显示典型的 ST 段抬高。第一种情况是冠状动脉左旋支闭塞后的心肌梗死,由于其位置导致前 ST 段凹陷和高 R 波。心肌梗死也有可能电性无声,因此患者可能是无声的,但冠状动脉左旋支闭塞的患者可以有正常的心电图[4]。另一种可能没有典型 ST 段抬高的情况是左束支传导阻滞(LBBB)。在某些临床环境下,不知道 LBBB 是慢性的,被误认为是 STEMI,原因有二,首先,在左前降支冠状动脉闭塞时,由于缺乏血流到达左束支,形成新的 LBBB;其次,由于 LBBB 所致传导疾病会影响后续心肌梗死的诊断。如果怀疑心肌梗死的诊断,TTE 可以帮助临床医生识别区域壁运动异常。一旦诊断为 STEMI,符合条件的患者应接受紧急再灌注,而无须等待心脏生物标志物的检测结果。再灌注后,心脏生物标志物有助于确定心肌梗死的大小。

根据定义,UA 和 NSTEMI 中的心电图不显示 ST 段抬高,相反,心电图可能是正常的,或显示 ST 段凹陷和(或)T 波倒置。UA 和 NSTEMI 的区分不能根据心电图的变化,而是要分析

表 10.1　心电图 ST 段抬高的非缺血性原因

早期复极
左心室肥大
左束支传导阻滞
男性
高钾血症
急性心包炎
Brugada 综合征
肺栓塞
心脏复律后

Source:Adapted from Wang et al. 2003[3].

心脏生物标志物。UA 患者的心脏生物标志物在正常范围内,NSTEMI 患者的心脏生物标志物则升高。在心肌梗死发病后,这些生物标志物释放进入血流中可能需要 4 个小时。因此,在胸痛发作两小时后的心肌梗死患者可能最初心脏生物标志物是正常的。因此,在 UA 和 NSTEMI 患者中,检查至少两组生物标志物(最好是 3 组)是很重要的,每组至少间隔 4 小时。最常用的心脏生物标志物及其释放时间如图 10.1 所示。肌钙蛋白 I 和肌钙蛋白 T 是高度敏感的,并且大多数医疗机构都可以测定。急性心肌梗死后 72 小时测定的肌钙蛋白 T 可预测梗死面积[5,6,12]。由于肌钙蛋白敏感性高,在 PE 和充血性心力衰竭(CHF)等其他情况下,也可以发生肌钙蛋白升高的情况。肌酸激酶(CK)和肌酸激酶同工酶(CK-MB)在心肌梗死时也升高。与肌钙蛋白一样,CK 有助于确定心肌梗死的大小。CK 在确定再梗死方面也很重要,因为它在心肌梗死后 24 小时趋于正常,不像 CK-MB 和肌钙蛋白,可能会持续升高几天。

风险分层

估计死亡风险对 ACS 患者很有用,因为它有助于做出治疗决策和应对患者及其家属的咨询。我们已经建立了风险模型,以帮助临床医生进行风险预测。全球急性冠状动脉事件(GRACE)评分预测所有急性冠脉综合征患者的住院死亡率[9]。计算涉及多种变量,包括年龄、心率、血压等级(表 10.2)、收缩压、肌酐水平、入院心搏骤停、心脏生物标志和 ST 段变化。250 分或更高的分数预测在医院内的死亡率为>50%。

在 STEMI 中,30 天死亡率最重要的危险因素是年龄,其次是收缩压、Killip 分类、心率和心肌梗死的位置(表 10.3)。STEMI 患者的心肌梗死溶栓(TIMI)风险模型纳入了上述危险因素和其他共病,以及体格检查和心电图获得的变量(表 10.4)。TIMI 风险模型评分为 9 分或更高,预测 30 天死亡率为 35%。评分为 0~1 分,30 天死亡率<2%。

对于 UA 和 NSTEMI 患者也有 TIMI 风险模型评分(表 10.5)。该评分由 7 个从患者病史、

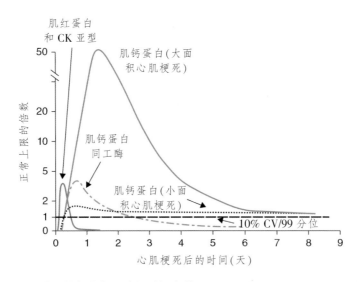

图 10.1 心肌梗死后心脏生物标志物释放的时间安排。(Source:Anderson et al. 2007 [5]. Reproduced with permission of Elsevier.)

表 10.2　Killip 等级和估计的 30 天死亡率

Killip 等级	特征	死亡率(%)
I	没有心力衰竭的迹象	5.1
II	第三心音、颈静脉压升高、肺部啰音<50%的肺野	13.6
III	肺水肿	32.2
IV	心源性休克	57.8

Source：Adapted from Lee et al. 1995[7]. Reproduced with permission of Wolters Kluwer Health.

表 10.3　心肌梗死的位置及死亡率

位置	30 天死亡率(%)	1 年死亡率(%)
左前降支近端	19.6	25.6
左前降支中段	9.2	12.4
左前降支远端	6.8	10.2
右冠状动脉近端或左旋支	6.4	8.4
右冠状动脉远端或左旋支	4.5	6.7

Source：Adapted from Topol 1998[6]. Reproduced with permission of Lippincott Williams & Wilkins.

表 10.4　预测 ST 段抬高型心肌梗死患者 30 天死亡率的 TIMI 风险模型

病史	得分
65~74 岁	2
75 岁及以上	3
心绞痛或糖尿病或高血压	1
体格检查	
心率>100 次/分	2
收缩压<100mmHg	3
Killip 等级：II ~IV	2
体重<67kg	1
临床表现	
前壁 ST 段抬高或左束支传导阻滞	1
距离就诊时间>4 小时	1
TIMI 风险评分=0~14	

Source：Adapted from Morrow 2000[9]. Reproduced with permission of Wolters Kluwer Health.

心电图和心脏生物标志物提取的变量组成。得 6 分及以上者，预测全因死亡率、心肌梗死或需要血运重建的严重复发性缺血时间的发生率为 41%。评分为 0~1 的缺血性并发症发生率为 4.7%。该风险模型不仅可用于预测 UA 或 NSTEMI 患者的预后，还可作为临床决策工具，用以确定哪些患者应接受早期冠状动脉造影。在 TACTICS-TIMI18(用替罗非班治疗心绞痛

表 10.5　预测 UA/NSTEMI 患者 14 天结局的 TIMI 风险模型

特征	得分
心电图 ST 段变化≥1mm	1
24 小时内≥两次静息心绞痛发作	1
≥3 个冠心病危险因素	1
心脏损伤标志物水平升高	1
冠状动脉造影显示,冠状动脉堵塞≥50%	1
年龄≥65 岁	1
7 天内应用阿司匹林	1
TIMI 风险评分=0~7	

Source：Data from Antman 2000[10].

并用侵入性或保守溶栓策略确定急性心肌梗死治疗成本）试验中,TIMI 风险模型评分为 3 分及以上的患者倾向于早期(48 小时内)侵入性操作,而评分为 2 分或更低的患者则在保守治疗中有更好的结果[13]。

管理

除了再灌注时间安排不同外,ACS 患者的处置是类似的。主要区别在于 STEMI 患者需要紧急再灌注，而 UA 和 NSTEMI 患者依据危险分层分别进行早期冠状动脉造影或保守治疗。下面将讨论 ACS 患者治疗管理和再灌注策略。除了少数例外,糖尿病患者和非糖尿病患者的管理是相似的。

初始治疗

抗缺血治疗

用于减少 ACS 患者心肌缺血的 3 类药物是 β 受体阻滞剂、硝酸酯类和钙离子通道阻滞剂。β 受体阻滞剂通过降低血压、心率和心肌收缩力来降低心肌需氧量[11]。虽然长期应用 β 受体阻滞剂治疗 ACS 患者的益处已经通过临床试验得到了很好的证实,但在经皮冠状动脉介入治疗时代，没有随机数据表明早期给予 β 受体阻滞剂治疗可以降低死亡率[14,15]。COMMIT/CCS–2 研究(氯吡格雷与美托洛尔在心肌梗死中的应用)中随机将 45 852 例急性心肌梗死患者静脉注射美托洛尔,然后口服直到出院,如果长期住院,最多接受 4 周美托洛尔治疗[14]。虽然再梗死和心室颤动(VF)减少,但死亡率没有改善,这主要是由于心源性休克的增加[14]。基于这些结果,目前欧洲心脏病学会和美国心脏协会指南对在存在心源性休克风险的 STEMI 患者早期使用 β 受体阻滞剂治疗予以警告[15,16]。在 UA 和 NSTEMI 患者中,院内使用这些药物可以防止 ACS 的进展并降低死亡率[11]。例如,CRUSADE(不稳定心绞痛患者的快速风险分层是否可以减少 ACA/AHA 指南的不良事件）登记表明，接受 β 受体阻滞剂的 UA 和 NSTEMI 患者院内死亡率降低 34%(3.9%对 6.9%,$P<0.001$)[17]。由于在非随机分析中

存在的混淆,这些数据应该被仔细地解释。与 STEMI 患者相似,指南提示在 UA/NSTEMI 有心源性休克风险的患者中应积极早期服用这些药物。

硝酸酯类通过静脉扩张降低心肌需氧量,从而降低心肌前负荷及心室壁压力[11,18]。硝酸甘油可引起正常和动脉粥样硬化的冠状动脉的血管扩张,从而改善心肌血流量[11,18]。虽然没有进行随机、安慰剂对照试验来评估硝酸甘油在改善症状或减少血管事件的有效性,但这些药物通常是根据观察数据进行评估管理。硝酸酯类在持续胸痛、高血压或充血性心力衰竭(CHF)的患者中特别有用。硝酸甘油可口服、外用或静脉注射。对于有持续缺血症状的患者首选静脉注射硝酸甘油,因为它很容易滴定。剂量为 10~20μm/min,每 5~10 分钟增加 5~10μm/min。硝酸酯类应谨慎应用于怀疑有右心室梗死的 STEMI 患者,因为这些患者有前负荷依赖。服用磷酸二酯酶-5 抑制剂(西地那非、伐地那非)的患者不应接受硝酸甘油,因为这种联合治疗可能会导致严重的低血压[11,18]。

钙离子通道阻滞剂通过降低血管平滑肌收缩力来改善心肌缺血,从而导致冠状动脉血管扩张。这些药物不是治疗缺血的一线药物,而是应用于尽管使用 β 受体阻滞剂和硝酸酯类仍有持续症状的患者[11,18]。因为它们在 CHF 或左心室功能受损时是禁忌的,钙离子通道阻滞剂很少用于 STEMI 患者。在 UA 和 NSTEMI 患者中, 地尔硫䓬和维拉帕米是首选药物,因为它们在减少心肌缺血方面的作用与 β 受体阻滞剂相似[19,20]。由于反射性交感神经激活,除非与 β 受体阻滞剂联合,否则 ACS 患者应避免使用硝苯地平和其他二氢吡啶类钙离子通道阻滞剂[11,18,21]。

抗血小板治疗

根据 ESC 和 AHA 的指南,所有 ACS 患者都应接受双抗血小板治疗[11,16-18,22,23]。其一为口服 150~325mg 的阿司匹林。如需快速吸收,首选非肠溶的阿司匹林[11]。当前,另一种抗血小板方案可选择口服 P2Y$_{12}$ 受体拮抗剂或静脉注射的 P 糖蛋白 Ⅱb/Ⅲa 受体抑制剂(GPI)。目前有 3 种 P2Y$_{12}$ 受体拮抗剂可用于 ACS。氯吡格雷和普拉格雷是不可逆的 P2Y$_{12}$ 受体结合剂,替格瑞洛可逆地抑制 P2Y$_{12}$ 受体[11,16-18,22]。

氯吡格雷是一种前药,缓慢代谢为活性代谢产物。因此,它是 P2Y$_{12}$ 受体拮抗剂效力最小的。氯吡格雷在 ACS 中的作用已经在广泛的随机试验中得到了研究。在大型随机试验 CURE 中(氯吡格雷预防复发事件),接受氯吡格雷的患者心血管死亡、心肌梗死和脑卒中的主要复合终点显著降低(9.3%对 11.4%,P<0.001)。氯吡格雷对于接受 PCI 的患者仍然有效。亚组分析 PCI-CURE 中比较了 2658 例接受 PCI 治疗的患者的结果, 发现接受氯吡格雷治疗患者的心血管死亡、心肌梗死和紧急血运重建显著减少(4.5%对 6.4%,P=0.03)[24]。氯吡格雷的负荷剂量为 300~600mg,维持剂量 75mg/d。600mg 的负荷剂量与 300mg 的负荷剂量相比,可改善初始血小板抑制,及 PCI 患者的缺血预后[11,16-18,22,23]。CURRENT-OASIS 7(减少复发事件的氯吡格雷和阿司匹林最佳剂量使用委员会成员——评估缺血综合征策略的第七组织)比较了接受 300mg 氯吡格雷负荷剂量和 600mg 负荷剂量的 ACS 患者。虽然较高的负荷剂量没有减少心血管死亡、心肌梗死或脑卒中在整个研究人群中的主要复合终点,但它确实显著降低了接受 PCI 的患者的主要终点(3.9%对 4.5%,P=0.04)[25]。氯吡格雷应在大手术 5 天前停用[11]。

普拉格雷是一种前药,可以更完整和快速地代谢为活性药物,因此在对血小板抑制速度和强度方面优于氯吡格雷。一般其负荷剂量为60mg,维持剂量为10mg/d。TRITON-TIMI38(评估心肌梗死患者优化普拉格雷抑制血小板聚集联合溶栓治疗在治疗结果方面的改进试验)将普拉格雷与氯吡格雷在试验中进行了比较。该试验将ACS患者随机分租,分别接受300mg氯吡格雷或60mg普拉格雷,持续长达15个月[26]。在接受普拉格雷的患者中,心血管死亡、心肌梗死或脑卒中的主要结局减少(9.9%对12.1%,$P<0.001$),这主要是由心肌梗死事件减少所致(7.3%对9.5%,$P<0.001$)[26]。服用普拉格雷的患者大出血增加,特别是75岁以上或体重低于60kg的患者。此外,在有短暂性脑缺血发作或脑卒中史的患者中,事后分析显示出更糟糕的结果,因此,在这些患者中应该避免使用普拉格雷[26]。亚组分析显示,再非糖尿病患者中,普拉格雷的治疗效果显著高于氯吡格雷(糖尿病患者的主要结果为12.2%对17%,HR 0.70,$P<0.001$;非糖尿病患者为9.2%对10.6%,HR 0.80,$P=0.02$)。普拉格雷应在大手术7天前停用[11]。

替格瑞洛是最新的$P2Y_{12}$抑制剂。一般其负荷剂量为180mg,维持剂量为90mg,每日2次。由于它是以活性形式给药,起效迅速(30分钟),快速抑制血小板聚集[11]。替格瑞洛是唯一已在随机试验中显示可以在ACS患者中有死亡获益的$P2Y_{12}$抑制剂[27]。PLATO(血小板抑制和患者结局)试验在18 624例表现为各种形式的ACS的患者中,将替格瑞洛与氯吡格雷进行了12个月的比较[27]。心血管原因、心肌梗死和脑卒中死亡的主要复合终点在接受替格瑞洛的患者中显著减少(9.8%对11.7%,$P<0.001$)。与氯吡格雷相比,替格瑞洛组心血管原因死亡的独立终点 (4.0%对5.1%,$P=0.001$) 和任何原因死亡的独立终点 (4.5%对5.9%,$P<0.001$)降低。大出血的总体情况没有差异,尽管非手术原因的大出血事件在接受替格瑞洛的患者中更常见(4.5%对3.8%,$P=0.03$)[27]。每个治疗组中有1/4的患者是糖尿病患者,尽管这一组的结果没有具体报道。PLATO试验的事后分析,特别是美国患者队列研究表明,接受高剂量阿司匹林与替格瑞洛联合维持治疗的患者中的结果更糟。基于此,不推荐阿司匹林的维持剂量超过100mg[23]。在大手术7天前应停止使用替格瑞洛[11]。

目前,在AHA指南中对于STEMI和UA/NSTEMI的管理,除了在某些特殊情况下,还没有推荐一种药物更优于另一种。如前所述,由于颅内出血(ICH)的风险增加,在有短暂性脑缺血发作或脑卒中病史的患者中,应避免使用普拉格雷。根据CLARITY-TIMI28(氯吡格雷作为辅助再灌注治疗急性心肌梗死溶栓)试验的结果,溶栓后,氯吡格雷是首选药物。在CLARITY溶栓治疗中,服用氯吡格雷使血管造影前闭塞的动脉梗死、死亡或复发性心肌梗死的复合终点减少36%[28]。氯吡格雷溶栓推荐剂量为300mg[23]。目前,尚无资料显示普拉格雷或替格瑞洛联合纤溶疗法治疗的疗效或安全性。ESC推荐溶栓治疗的患者使用氯吡格雷。如果冠状动脉解剖尚不清楚的话,ESC指南建议替格瑞洛作为中高危ACS患者的首选药物。在冠状动脉解剖学明确后,排除了冠状动脉旁路移植术(CABG)的需要,普拉格雷是糖尿病患者的首选$P2Y_{12}$抑制剂[11]。

目前批准在ACS中使用的3种GPI,包括阿昔单抗,一种单克隆抗体片段,以及小分子依替巴肽和替罗非班[11,16-18,21,22]。虽然有大量的数据表明,GPI治疗在ACS中的益处,但这些研究大多是在双重口服抗血小板治疗之前的一个时期进行的。一些试验已经评估了STEMI患者在除了目前抗血小板和抗凝治疗外,GPI治疗的有效性。在BRAVE-3(Bavarian再灌注替代评价-3)和 ON-TIME2(替罗非班在心肌梗死持续的评估)试验中,评估了在肝素和 600mg 氯吡格雷中加入 GPI 治疗对 STEMI 患者的疗效。与安慰剂相比,这两项试验都没有显示出改善缺血结果。HORIZONS-AMI(在急性心肌梗死中血管重建和支架相协调的结果)研究评估了 GPI 治疗与更多的新型抗凝剂及其与比伐卢定相比的获益。对接受 PCI 的 STEMI 患者随机分为肝素联合 GPI(阿昔单抗或双倍依替巴肽)组或比伐卢定单独使用组及临时 GPI 治疗组。所有患者均采用双抗治疗。比伐卢定单独使用组治疗缺血事件呈现非劣效,但与肝素联合 GPI 组相比,出血时间大大减少。虽然比伐卢定单独使用组的急性支架血栓发生率较高,但 30 天的血栓发生率无净差异;比伐卢定单独使用组显著降低 1 年的死亡率[29]。基于上述,用 $P2Y_{12}$ 拮抗剂治疗的 STEMI 患者接受肝素或比伐卢定抗凝,加用 GPI 治疗中获益甚小。

　　GPI 治疗获益主要是 UA 和 NSTEMI 的患者;但是与 STEMI 结果一样,在使用 $P2Y_{12}$ 拮抗剂和比伐卢定治疗之前有确切疗效[30]。在当前时代,GPI 治疗最有可能受益接受 UFH 行 PCI 的高危 UA/NSTEMI 患者。这在 ISAR-REACT 2(冠状动脉内支架置入术和抗栓准则:冠状动脉治疗的快速早期行动)试验中得到了证实,该试验检查了在 PCI 治疗期间在 600mg 氯吡格雷联合肝素治疗基础上的添加阿昔单抗的有效性。接受阿昔单抗的高危患者的心肌梗死和紧急血运重建主要复合终点显著降低(13.1%对 18.3%,$P=0.02$)[31]。GPI 治疗 UA/NSTEMI 的获益似乎独立于 PCI,因为 EARLY ACS(NSTEMI 患者早期应用糖蛋白Ⅱb/Ⅲa 抑制剂)试验显示,在 PCI 前早期常规给药没有进一步的好处[32]。ACUITY(急性导管化和紧急干预策略) 研究了 GPI 治疗是否能为接受氯吡格雷联合新型抗凝剂比伐卢定治疗的 UA/NSTEMI 患者提供额外的益处。UA/NSTEMI 患者被随机分配到 3 组:肝素联合 GPI 组、比伐卢定联合 GPI 组、比伐卢定单药组。比伐卢定单药组在减少缺血终点方面优于肝素联合 GPI 组,并显著降低大出血事件的发生率[33]。

　　基于上述数据,目前关于 UA/NSTEMI 患者的管理指南指出,在接受了 $P2Y_{12}$ 拮抗剂和 UFH 的高危患者中(肌钙蛋白升高或糖尿病),在 PCI 期间使用 GPI 治疗是合理的[11,23,30]。在接受比伐卢定治疗的患者中,不用 GPI 治疗是合理的[30]。由于存在出血风险,不建议在冠状动脉造影术前或保守治疗的患者中早期应用 GPI[11,23,30]。

抗凝治疗

　　所有 ACS 患者均应接受抗凝治疗。目前的选择包括肝素、比伐卢定、低分子肝素(LMWH)和磺达肝癸钠。在临床试验中研究最多的抗凝剂是肝素。静脉注射 UFH 负荷剂量为 60U/kg(最大为 4000U),维持剂量为 12U/(kg·h)(最大为 1000U/h),目标部分凝血活酶时间(PTT)为 50~70 秒[18]。在计划进行 PCI 的患者中,术中的目标激活凝血时间(ACT)取决于是否计划 GPI 治疗。如果计划 GPI 治疗,ACT 目标为 200~250 秒。如果没有计划同时进行 GPI 治疗,ACT 的目标为 250~300 秒[23]。在 PCI 术后,应停用 UFH,以避免出血。对于保守治疗(无冠状动脉造影)的 ACS 患者,UFH 应持续 48 小时[30]。UFH 是 CABG 之前的首选抗凝剂[18]。

　　比伐卢定是一种直接的凝血酶抑制剂,用于 PCI 患者的抗凝治疗。它已经在所有形式的 ACS 中进行了评估。与肝素和 GPI 的联合治疗相比,比伐卢定可以减少出血,而不影响对缺血事件的保护。在 HORIZONS-AMI 试验中研究了比伐卢定在 STEMI 患者中的应用。如前所述,本研究对接受 PCI 治疗的 STEMI 患者比较了比伐卢定与 UFH 联合 GPI 治疗方案。比伐卢定治疗与心血管事件死亡减少和大出血减少相关[29]。ACUITY 和 ISAR-REACT 4(冠状动脉内支架置入术和抗血栓方案:冠状动脉治疗的快速早期行动)试验对非 ST 段抬高 ACS(NSTE-ACS)患者的比伐卢定与肝素联合 GPI 治疗进行了比较[33,34]。在这两项研究中,比伐卢定在减少缺血事件和显著减少大出血方面都不劣于肝素和 GPI。根据上述数据,出血高风险患者的接受比伐卢定优于 UFH 联合 GPI。比伐卢定在保守治疗 ACS 方面还没有得到研究,因此在这种情况下优选其他药物。对于 PCI,比伐卢定负荷剂量为 0.75mg/kg,维持剂量为 1.75mg/(kg·h)[22,23]。

LMWH 是通过化学和酶降解 UFH 得到的[18]。研究最多的 3 种 LMWH 形式是达肝素、那曲肝素和依诺肝素。依诺肝素已在 STEMI 中进行了研究,特别是在溶栓治疗中。ASSENT-3(新溶栓剂的安全性和有效性评估)比较了依诺肝素和 UFH 在接受依据体重计算的替奈普酶的 STEMI 患者中的应用。依诺肝素和替奈普酶地联合在减少死亡、再梗死或难治性缺血的主要复合终点方面优于 UFH 和替奈普酶[35]。ExTRACT-TIMI25(急性心肌梗死中依诺肝素和溶栓再灌注治疗-心肌梗死溶栓)试验还研究了依诺肝素在溶栓中的作用。接受溶栓治疗的 STEMI 患者被随机分为 UFH(48 小时)或依诺肝素(整个住院期间)。与 UFH 相比,服用依诺肝素的患者在 30 天内死亡和非致命性心肌梗死的主要终点显著减少(12.0% 对 9.9%,$P<0.001$)。依诺肝素减少的主要终点事件主要是由于再梗死的减少,因为两组之间的死亡率没有差异[34]。再梗死减少有导致大出血增加的风险。

一些研究已经将 UA/NSTEMI 患者使用 LMWH 和 UFH 进行了比较。使用达肝素和那曲肝素的试验表明,在降低死亡率和非致命性心肌梗死方面与 UFH 相似[18]。然而,有数据表明,在 UA/NSTEMI 患者中依诺肝素可能优于 UFH。ESSENCE(在非 Q 波冠状动脉事件中,皮下注射依诺肝素的疗效和安全性)试验中,接受依诺肝素的患者 30 天内死亡、心肌梗死或复发性心绞痛的发生率为 23.3%,UFH 组为 19.8%,$P=0.016$[37]。同样,在 TIMI11B 试验中,接受依诺肝素治疗的 UA/NSTEMI 患者的死亡,心肌梗死和紧急血管重建的主要复合终点显著降低(17.3% 对 17.7%,$P=0.048$)[38]。ESSENCE 和 TIMI11B 都是在侵入性操作不是常规的情况下进行的。一项更现代的研究,SYNERGY(依诺肝素、血管重建和糖蛋白 Ⅱb/Ⅲa 抑制剂,哪项策略更优)试验,在接受 PCI 高危 UA/NSTEMI 患者中比较依诺肝素与 UFH。在本研究中,依诺肝素和 UFH 的死亡或心肌梗死主要终点没有差异,但 TIMI 中依诺肝素治疗的患者主要出血增加(9.1% 对 7.6%,$P=0.008$)[39]。

根据上述数据,对于 STEMI 溶栓患者和保守治疗的 UA/NSTEMI 患者,依诺肝素应被视为一线抗凝剂。它可以用于接受 PCI 治疗患者,但并不优于 UFH。依诺肝素的剂量为每 12 小时皮下 1mg/kg。如果作为接受 PCI 治疗患者的主要抗凝剂,导管室的额外剂量是基于最后一次给剂量的时间。如果在 8 小时内给予最后一次剂量,则不需要额外的治疗。如果上次用药后经过 8~12 小时,应静脉注射 0.3mg/kg。如果自最后一次给药后超过 12 小时,患者应接受 1mg/kg 皮下注射[23]。LMWH 不推荐于 75 岁或明显肾功能障碍的患者[23]。

磺达肝癸钠是一种选择性抑制凝血因子 Xa 的合成五糖肝素。在 OASIS-6(缺血再灌注综合征战略评估组织)试验中,对其在 STEMI 中的有效性进行了研究。本研究探讨磺达肝素对溶栓或 PCI 治疗 STEMI 患者的疗效。在接受溶栓治疗的患者中,与安慰剂相比,磺达肝素可在显著减少 30 天内死亡或再梗死,且不增加出血风险。在接受 PCI 治疗的患者中,磺达肝癸钠比 UFH 导致的结局更差,部分与引导导管血栓形成、冠状动脉夹层、无回流和血管突然闭合的增加有关[40]。OASIS-5 研究评估了磺达肝癸钠在 UA/NSTEMI 管理中的使用。本试验随机将 UA 和 NSTEMI 患者随机分配接受磺达肝癸钠或依诺肝素治疗,9 天死亡、心肌梗死或难治性缺血主要终点无差异,但是磺达肝癸钠显著减少大出血风险(2.2%对 4.1%,$P<0.001$)。接受磺达肝癸钠治疗的患者 30 天($P=0.02$)和 180 天($P=0.05$)的死亡人数也有所减少。在接受 PCI 介入治疗的患者中,磺达肝癸钠增加引导导管血栓形成[41]。

基于上述,磺达肝素不是接受 PCI 治疗的 STEMI 患者的首选抗凝剂,因为引导导管血栓形成的风险增加[15,23]。然而,在溶栓患者中使用磺达肝素是合理的[15]。在 UA/NSTEMI 患者中,由于其良好的疗效-安全性,磺达肝素应被认为是一线药物[11]。接受 PCI 治疗的 UA/NSTEMI 患者可使用磺达肝素治疗,但应给予抗 II a 活性的抗凝剂,如肝素或比伐卢定。磺达肝素剂量为 2.5mg/d,皮下注射。

冠状动脉再灌注

如前所述,ACS 的初始紧急管理取决于患者是否需要立即冠状动脉再灌注(STEMI 或同等)。在 UA/NSTEMI 患者中,早期冠状动脉造影与保守治疗的决定是基于多种因素,包括患者的风险和偏好、所在医疗机构的 PCI 能力以及对初步医疗治疗的反应。可以通过溶栓、经皮冠状动脉介入治疗或冠状动脉旁路移植术来做出再灌注的决定。首选的方法取决于发病时间、实施 PCI 预期的时间、冠状动脉疾病的程度、血流动力学状态、左心室功能和合并疾病。下面将讨论冠状动脉再灌注的不同选择。

溶栓治疗

广泛的研究记录了 STEMI 的溶栓治疗的好处,包括改善生存率和左心室功能。UA/NSTEMI 患者未观察到这种临床益处,因此不应使用溶栓。STEMI 的溶栓治疗的获益随着时间的推移而下降,症状开始后 1 小时内的治疗效果最大,症状 12 小时后几乎没有任何益处。如果决定溶栓,并且没有禁忌证(表 10.6),则应在第一次医疗接触(FMC)后 30 分钟内进行。可用的溶栓药物包括链激酶、阿替普酶、瑞替普酶和替奈普酶。

链激酶(SK)是第一代溶栓药物,对凝块结合的纤维蛋白和循环纤维蛋白原发挥作用。因为它不是特异性的纤维蛋白,所以不需要同时使用肝素。一般来说,SK 与纤维蛋白特异性溶栓剂相比颅内出血的发生率低,使其成为有危险因素或内出血患者的首选药物,如老年脑血管病患者。链激酶常见过敏反应,因此应避免再次暴露于这种药物。

阿替普酶是一种纤维蛋白特异性溶栓剂,在 GUSTO1(开放闭塞冠状动脉策略的全球使用)试验中,与 SK 进行了比较。本研究比较了 STEMI 患者中应用 tPA 与 SK。与 SK 相比,接受 tPA 强化方案的患者 30 天死亡率降低 15%,增加了冠状动脉造影 TIMI3 流量(54%对 31%,$P<0.001$)[42]。目前接受的 tPA 强化方案是静脉注射负荷剂量为 15mg,然后 0.75mg/kg(最多 50mg)。如给药时间超过 30 分钟,则为 0.5mg/kg,给药时间超过 60 分钟。

瑞替普酶(rPA)是一种比阿替普酶纤维蛋白特异性更弱的溶栓剂。在 GUSTO III 试验中,

表 10.6　ST 段抬高型心肌梗死溶栓绝对禁忌证和相对禁忌证

绝对禁忌证	相对禁忌证
已知颅内肿瘤	血压高于 180/110mmHg
任何颅内出血史	慢性的、严重的、控制不良的高血压史
可疑的主动脉夹层	3 个月前的缺血性脑卒中史、痴呆或其他未列为绝对禁忌证的颅内病变
活动性出血(不包括月经)	创伤性或长时间心肺复苏术
已知脑血管病变	过去 2~4 周内的出血史
过去 3 个月内的缺血性脑卒中	妊娠
过去 3 个月内的严重闭合性头	使用抗凝
部或面部创伤	活动性消化性溃疡疾病
	血管穿刺在不可压缩的部位

Source：Adapted from Van de Werf et al. 2008[15]. Reproduced with permission of Oxford University Press.

rPA 与 tPA 相比,没有死亡率获益[43]。它是在 30 分钟的间隔给予两个 10mg。它方便的给药方式可能使它成为比 tPA 更好的药物选择。

　　替奈普酶(TNK)是另一种比 rPA 对纤维蛋白特异性强的第三代溶栓药。在 ASSENT-2 试验中其与 tPA 进行了比较。在本研究中,尽管 TNK 显著降低非颅内出血(26.4%对 29.0%,P=0.0003,P=0.0003),但 tPA 和 TNK 之间死亡率无差异[44]。TNK 给药方法为给予一剂体重相关的负荷剂量为 30~50mg,其主要优势是负荷给药。

经皮冠状动脉介入治疗

　　经皮冠状动脉介入治疗是 STEMI 患者冠状动脉再灌注的首选方法。一旦梗死相关动脉被确定,通过使用各种导管、导丝、球囊和支架来完成机械再灌注。在当今,STEMI 患者 PCI 的两种方法分别为直接 PCI 和药物介入。易化 PCI(STEMI 患者在 PCI 之前常规溶栓)不再推荐,因为随机试验表明缺乏疗效[45]。抢救 PCI,是指患者溶栓失败,已被药物介入性策略所取代[22,23]。如前所述,UA/NSTEMI 患者不需要紧急 PCI。

　　在直接 PCI 中,STEMI 患者未接受溶栓可直接接受紧急 PCI 手术。这是在 FMC 后 120 分钟内进行再灌注的首选方法[23]。有大量的数据显示,直接 PCI 优于溶栓。包含 23 项试验的 Meta 分析显示,STEMI 患者随机接受直接 PCI 或溶栓治疗,直接 PCI 的死亡率和非致命性心肌梗死显著降低[46]。直接 PCI 由于其颅内出血风险降低,可显著降低脑卒中的发生率。即使对于转运 PCI,直接 PCI 仍优于溶栓。在 DANAMI-2(丹麦溶栓治疗与急性冠状动脉成形术的随机研究)试验中,患者随机分为接受转运 PCI 及溶栓治疗,转运 PCI 的患者比溶栓患者显著降低 30 天死亡率(8.5%对 14.3%,P=0.002)[47]。对于高危 STEMI 患者接受转运 PCI 仍有获益。Air-PAMI(心肌梗死的空气-主要血管成形术)试验比较了高危 STEMI 患者接受转运直接 PCI 及立即溶栓的情况,转运直接 PCI 的患者住院时间和缺血明显减少(6.1 天对 7.5 天,P=0.015;12.7%对 31.8%,P=0.007)[48]。

　　在药物介入策略中,在预期转移时间>120 分钟的非 PCI 医疗机构的患者接受溶栓治疗,然后立即接受转移 PCI。这个管理策略在 CARESS-in-AMI(阿昔单抗联合瑞替普酶治疗急性心肌梗死)和 TRANSFER-AMI(纤维蛋白溶解后行常规血管成形术及支架置入术以改善急性心肌梗死再灌注试验)试验中进行评估。在 CARESS-in-AMI 中,接受高剂量溶栓药物和阿昔单抗的患者被随机分为立即转移行直接 PCI 和标准治疗后接受补救性 PCI。立即转移行直接 PCI 治疗患者的 30 天内死亡、再梗死或难治性缺血的主要终点显著减少(4.4%对 10.7%,P=0.004)[49]。同样,TRANSFER-AMI 研究将在不具备 PCI 能力的医疗机构的接受溶栓治疗的高危 STEMI 患者随机化分为立即转移行直接 PCI 或标准治疗 (包括补救性PCI)。接受 PCI 治疗患者的死亡、再梗死、复发性缺血、新发心力衰竭、恶化性心力衰竭和心源性休克的主要复合终点显著降低(11%对 17.2%,P=0.004)[50]。

根据前面讨论的因素,UA/NSTEMI 患者可以通过保守的药物治疗或侵入性冠状动脉造影来治疗。大多数比较保守治疗和早期侵入性策略的试验表明,早期冠状动脉造影的结果有所改善。这方面的一个例外是 ICTUS(在不稳定型冠状动脉综合征中的侵入性治疗与保守治疗)试验,该试验将 NSTE-ACS 患者的早期血管造影与初始医疗治疗进行了比较。在本研究中,与初始的医疗管理相比,早期血管造影没有任何好处,即使在肌钙蛋白升高的患者[51]。如果选择侵入性治疗策略,除非极高风险的患者,非常早期的血管造影(<24 小时)似乎没有优势。大型多中心 TIMACS(急性冠脉综合征的干预时机)试验比较了 UA/NSTEMI 患者 24 小时内的血管造影与延迟血管造影(≥36 小时)。总体上,两组死亡、新发心肌梗死或脑卒中的主要终点没有显著差异。然而,当把患者根据风险进行分层分析时,高危患者在 24 小时内接受血管造影,其主要终点明显减少(13.9%对 21%,P=0.006)[52]。

根据上述数据,如果 STEMI 患者可以在 FMC 的 120 分钟内接受 PCI,血管造影是首选的方法。如果预计接受 PCI 的时间>120 分钟,并且没有禁忌证,则应进行溶栓[23]。溶栓后,患者应转移到具有 PCI 功能的医疗机构,如果需要的话,进行冠状动脉造影和随后的 PCI。在高危(表 10.7)UA/NSTEMI 患者中,在 24 小时内进行冠状动脉造影是合理的,尽管在初始治疗稳定的患者中行保守治疗是可以接受的。

冠状动脉旁路移植术

在 90~120 分钟内动员医疗人员实现紧急再灌注的困难限制了 CABG 在 STEMI 的效

表 10.7　UA/NSTEMI 患者的高危特征

肌钙蛋白升高
心电图上的动态 ST 波或 T 波变化
糖尿病
肾功能不全[eGFR<60mL/(min·1.73m²)]
LVEF <40%
早期梗死后心绞痛
近期 PCI
CABG 术后
GRACE 风险评分为中高风险

Source: Adapted from Hamm 2011 [11]. With permission of Oxford University Press(UK)© European Society of Cardiology. www.escardio.org/guidelines.

用,但应在以下患者中强烈考虑 CABG,如 PCI 失败的 STEMI 患者、严重左主动脉狭窄的患者、心肌梗死严重并发症(侧壁或乳头肌破裂等)的患者。与 STEMI 患者相比,UA/NSTEMI 患者更容易患有多血管病变的冠状动脉疾病。幸运的是,由于这些患者需要紧急处置而不是紧急再灌注,如果冠状动脉解剖学合适,他们可以被及时转诊到 CABG,而不必担心心肌挽救的减少。CABG 是糖尿病患者中一种特别重要的血运重建策略。一项来自 10 项随机试验的 Meta 分析表明,与 PCI 治疗相比,接受 CABG 治疗的多血管病变的冠状动脉疾病的糖尿病患者的长期(5.9 年)死亡率显著降低(23%对 29%,P=0.05)[55]。

住院后期及出院后管理

糖尿病管理

关于 ACS 的血糖控制策略存在相互矛盾的数据。在 DIGAMI(糖尿病、急性心肌梗死中的胰岛素治疗)试验中,使用胰岛素治疗的 STEMI 患者严格血糖控制与 1 年内死亡率降低 30%相关[56]。不幸的是,DIGAMI2 试验并没有证实这些发现。最近的数据表明,严格葡萄糖控制的患者的低血糖事件增加[15]。目前的建议是,ACS 糖尿病患者根据美国糖尿病协会指南进行治疗,目标血糖水平为<180mg/dL[11,30]。出院后,目标 Hba1c 为<6.5%~7%[15,30]。

抗血小板治疗

建议 ACS 患者接受 1 年的 DAPT,无论他们是否接受 PCI[15,22,23,30]。阿司匹林应无限期地继续服用,剂量为 81~162mg。另一种抗血小板药应是上述 3 种 P2Y$_{12}$ 抑制剂之一,采用相应的维持剂量。如果选择替格瑞洛,阿司匹林的剂量应不高于 100mg[23]。对阿司匹林过敏的患者应无限期用 75mg 氯吡格雷治疗[15,22,30]。由于经济困难、出血并发症或伴随的华法林治疗,1 年的 DAPT 治疗并不总是合理的。如果存在这些问题,且患者没有接受冠状动脉支架植入或接受裸金属支架(BMS),P2Y$_{12}$ 抑制剂可以在 1 个月后停用。接受药物洗脱支架(DES)治疗的患者应使用 12 个月的 DAPT 治疗,以防止支架血栓形成[23]。

β 受体阻滞剂

前面已经讨论了 β 受体阻滞剂治疗在 ACS 急性期的应用。除非有禁忌证,否则所有正在康复的患者均应接受长期的 β 受体阻滞剂治疗。β 受体阻滞剂治疗的有益效果包括减少缺血、治疗心律失常和减少左心室的扩张。如果患者有中至重度的左心室功能障碍,应以低剂量启动 β 受体阻滞剂,并缓慢滴定,以防止发生心源性休克。

抑制肾素–血管紧张素–醛固酮系统

所有 ACS 有临床心力衰竭或左室射血分数≤40%患者都应接受血管紧张素转换酶抑制剂治疗。ACEI 也应该用于保留 LVEF 的 ACS 患者、糖尿病、高血压或慢性肾脏疾病[15,22,30]。此外,ESC 和 AHA 指南指出,在任何患有 ACS 的患者中启动 ACEI 治疗是合理的。对于不能接受 ACEI 治疗的患者,可以使用血管紧张素受体阻滞剂[11,15,18]。坎地沙坦和缬沙坦是首选的 ARB,因为它们在 ACS 患者中已经显示出疗效。

　　LVEF<40% 急性心肌梗死患者和临床心力衰竭或糖尿病的患者可以在 ACEI 或 ARB 中添加醛固酮拮抗剂而获得额外的好处。与安慰剂相比，添加依普利酮可降低心力衰竭的死亡率和住院率[57]。目前指南建议，对于患有 ACS 且 LVEF≤40% 的糖尿病患者，如果患者已经接受治疗剂量的 ACEI，应该添加醛固酮拮抗剂[11,15,18]。依普利酮不适用于显著肾功能障碍(GFR≤30)或血清钾>5mmol/L 的患者。

血脂管理

　　除非禁忌，所有 ACS 患者应使用 HMG-CoA 还原酶抑制剂(他汀)治疗。此外，大规模的临床试验显示，强化治疗与标准的他汀类治疗相比，缺血结果得到了改善。例如，在 PROVE IT-TIMI22(普伐他汀或阿托伐他汀对心肌梗死中的溶栓治疗的评估和影响)研究中，高剂量立普妥治疗与中度剂量普伐他汀相比可使死亡、心肌梗死、UA、血管重建和脑卒中的主要复合终点减少 16%[58]。对于 ACS 患者，目标低密度胆固醇(LDL-C)<100mg/dL，最好<70mg/dL。

控制血压

　　对于没有接受左心导管术的 ACS 患者，应在出院前或出院后早期进行评估心肌缺血的压力测试。虽然运动跑步机测试是首选的，但有 ACS 病史的患者往往有基线心电图异常，这阻止了仅基于心电图的缺血解释。在这些患者中，超声心动图或核成像可以帮助诊断缺血。

评估左心室功能

　　ACS 患者的适当治疗和预后取决于对 LVEF 的充分评估，这可以通过 TTE 来实现。如果并发症或患者的身体习性阻止了利用表面超声心动图对 LVEF 进行充分评估，则可以进行核成像。

预防心源性猝死

　　心肌梗死后左心室瘢痕的发展增加了室性心律失常和心源性猝死(SCD)的风险。患 SCD 的风险与射血分数成反比。多项研究表明，植入心脏复律除颤器(ICD)可降低患 SCD 的高风险患者的死亡率。目前的指南建议，在 EF≤35% 和分级为 NYHA Ⅱ~Ⅲ 的心力衰竭或 EF≤30% 和分级为 NYHA Ⅰ~Ⅱ 的心力衰竭患者中植入 ICD。由于这些研究没有显示获益，ICD 应在梗死后至少 40 天或者接受 CABG 术后 90 天植入[59]。在此期间，患者应该用 β 受体阻滞剂、ACEI 和醛固酮拮抗剂进行药物治疗。这些疗法可以改善 LVEF，消除植入 ICD 的需要。假设没有残余缺血，在心肌梗死后，血流动力学显著性持续 VT 或 VF 至少 48 小时的患者应立即接受 ICD[58]。

戒烟

　　戒烟可能是最有效的二级预防措施，有可能使 10 年内死亡率降低 33%[15]。出院前，ACS 患者应接受有关吸烟危害和戒烟益处的咨询。在门诊治疗过程中，咨询也应该继续。可以开尼古丁补充剂和(或)抗抑郁药来帮助努力戒烟的患者。

控制体重

应鼓励患者减轻体重以达到目标体重指数：18.5~24.9kg/m²。目标腰围：男性是<101.6cm，女性是<88.9cm。减肥应该通过增加体育活动和减少热量摄入来达到平衡，以使最初的体重减少 10%。

体育运动

假设没有残余缺血，患者可以在出院后 1~2 周开始运动训练。高危患者(多个并发症、LVEF 降低等)可能受益于心脏康复计划中的监督运动训练。在有监督的情况下，目标心率为预测最大心率的 70%~85%。而无监督运动训练的目标心率为预测最大心率的 60%~75%。应鼓励患者每周至少 5 天每天锻炼 30~60 分钟。

结论

糖尿病患者患冠心病和继发的 ACS 的风险很高。处理 ACS 首先是确定冠状动脉再灌注的合适时机。STEMI 的患者应接受紧急再灌注，最好是 PCI。对 UA/NSTEMI 患者进行风险分层，以确定冠状动脉造影的适当时机。在这些患者中，血管造影用来决定首选治疗策略，即医学治疗、PCI 或 CABG。所有 ACS 患者应给予抗血小板和抗凝治疗，以及使用他汀类药物、ACEI 和 β 受体阻滞剂进行辅助治疗。出院前，护理重点应转移到积极改变危险因素，门诊随访是必要的，以确保实现二级预防目标。总的来说，尽管首选的抗血小板药、抗凝药和再灌注治疗可能不同，糖尿病患者和无糖尿病患者的管理是相似的。

案例研究 1

一例 67 岁有 2 型糖尿病和高血压史的女性患者在 3 天前胸部中心开始出现紧张。在过去爬楼梯或陡坡时，她也发现过类似的不适。3 天前，她在家里四处走动时，开始感到胸部不适。今天，开车去就诊时，出现了胸部不适。体格检查显示，血压为 160/90mmHg，心率为 90 次/分。无颈静脉扩张。她的右上胸骨边缘有一种柔软的收缩期射血杂音，肺啰音也很清晰。无外周性水肿。在诊室进行的心电图显示正常的窦性心律，侧心前导线出现 T 波反转。要求患者咀嚼服用 4 片阿司匹林。呼叫 EMS，患者被送到急诊室，在那里她的心脏生物标志物在正常范围内。她被诊断为不稳定型心绞痛，用 180mg 替格瑞洛、80mg 阿托伐他汀、静脉注射肝素和硝化甘油输液治疗。她被送往 CCU 进行进一步观察。夜间，她仍然有轻微的、间歇性的胸痛，尽管她的心脏生物标志物没有升高。第二天，她被推荐进行冠状动脉造影，显示左旋支有血栓，导致 80% 的狭窄。如不治疗，可能会有中度、弥漫性的冠状动脉疾病，包括左前降动脉和右冠状动脉。患者左旋支植入药物洗脱支架，无并发症。第二天她就出院回家了。

案例研究2

　　一例 45 岁患有 1 型糖尿病和高脂血症的男性患者正在车道上铲雪,胸骨下胸痛,左下有辐射。超过 20 分钟,疼痛严重增加,伴有恶心、发汗和呼吸短促。患者要求他的妻子打电话给救援队,10 分钟后救援队赶到了。当他们到达时,患者感到极度痛苦,呼吸急促和晕厥。生命体征显示,血压为 85/40mmHg,心率为 110 次/分。予以吸氧,口服阿司匹林,然后转移到急诊室。在到达医院后 5 分钟内获得 12 导联心电图,显示导线 V_1~V_5,I 和 VL 的 ST 抬高 2mm。被给予患者 60mg 普拉格雷、静脉注射 4000 单位肝素,并紧急送往 CCU。冠状动脉造影显示,左前降支和其他正常冠状动脉闭塞。他开始服用比伐芦定,并进行 PCI 治疗。他接受了血栓抽吸术,其可以抽取红色的血栓,并暴露出严重的狭窄。植入药物洗脱支架,随后患者的血流动力学得到改善。转移至心脏重症监护室进一步评估管理。

多项选择题

1. 以下哪些部位的心肌梗死最不可能导致 ST 段升高?

A.前面的。

B.后面的。

C.下面的。

D.侧面的。

2. 什么是 ST 段抬高型心肌梗死死亡的最强预测指标?

A.年龄。

B.胰岛素依赖型糖尿病。

C.收缩压>90mmHg。

D.Killip 分级。

3. 以下哪些抗血小板药物不应给予有脑卒中病史的患者?

A.氯吡格雷。

B.替格瑞洛。

C.普拉格雷。

D.阿昔单抗。

答案在参考文献后。

指南

Hamm CW, Bassand J, Agewall S et al. ESC Guidelines for the management of acute coronary syndromes in patients presenting without persistent ST-segment elevation: The Task Force for the management of acute coronary syndromes (ACS) in patients presenting without persistent ST-segment elevation of the European Society of Cardiology (ESC). *Eur Heart J* 2011; 32: 2999–3054.

Kushner FG, Hand M, King SB et al. 2009 focused updates: ACC/AHA guidelines for the management of patients with ST-elevation myocardial infarction (updating the 2004 guideline and 2007 focused update) and ACC/AHA/SCAI guidelines on percutaneous coronary intervention (updating the 2005 guideline and 2007 focused update). *J Am Coll Cardiol* 2009; 54: 2205–41.

Levine GN, Bates ER, Blankenship JC et al. 2011 ACCF/AHA/SCAI guideline for percutaneous coronary intervention. A report of the American College of Cardiology Foundation/American Heart Association Task Force on Practice Guidelines and the society for cardiovascular angiography and interventions. *J Am Coll Cardiol* 2011; 58: e44–e122.

Van de Werf F, Bax J, Betrio A et al. Management of acute myocardial infarction in patients presenting with persistent ST-segment elevation. The Task Force on the management of ST-segment elevation acute myocardial infarction of the European Society of Cardiology. *Eur Heart J* 2008; 29: 2909–45.

Wright RS, Anderson JL, Adams CD et al. 2011 ACCF/AHA focused update of the guidelines for the management of patients with unstable angina/non-ST-elevation myocardial infarction (updating the 2007 guideline): A report of the American College of Cardiology Foundation/American Heart Association Task Force on Practice Guidelines developed in collaboration with the American College of Emergency Physicians, Society for Cardiovascular Angiography and Interventions, and Society of Thoracic Surgeons. *J Am Coll Cardiol* 2011; 57: 1920–59.

参考文献

1 Ridker PM, Libby P. Risk factors for atherothrombotic disease. In: Libby P (ed.), *Braunwald's Heart Disease: A Textbook of Cardiovascular Medicine*, 8th edn. Philadelphia: Saunders Elsevier, 2008: 1003–26.

2 Gaede P, Vedel P, Larsen N et al. Multifactorial intervention and cardiovascular disease in patients with type 2 diabetes. *N Engl J Med* 2003; 348: 383–93.

3 Wang K, Asinger RW, Marriott HJ. ST-segment elevation in conditions other than acute myocardial infarction. *N Engl J Med* 2003; 349: 2128–35.

4 Krishnaswamy A, Lincoff AM, Menon V. Magnitude and consequences of missing the acute infarct-related circumflex artery. *Am Heart J* 2009; 158: 706–12.

5 Anderson JL, Adams CD, Antman EM et al. ACC/AHA 2007 Guidelines for the Management of Patients with Unstable Angina/Non-ST-Elevation Myocardial Infarction: A Report of the American College of Cardiology/American Heart Association Task Force on Practice Guidelines (Writing Committee to Revise the 2002 Guidelines for the Management of Patients with Unstable Angina/Non-ST- Elevation Myocardial Infarction). *J Am Coll Cardiol* 2007; 50: e1–157.

6 Topol EJ, Van de Werf FJ. Acute myocardial infarction: Early diagnosis and management. In: Topol EJ, ed. *Textbook of Cardiovascular Medicine*. New York: Lippincott-Raven, 1998.

7 Granger CB, Goldberg RJ, Dabbous O, Pieper KS, Eagle KA, Cannon CP, Van De Werf F, Avezum A, Goodman SG, Flather MD, Fox KA. Predictors of hospital mortality in the Global Registry of Acute Coronary Events. *Arch Intern Med* 2003;163:2345–2353.

8 Lee KL, Woodlief LH, Topol EJ, et al. Predictors of 30-day mortality in the era of reperfusion for acute myocardial infarction. Results from an international trial of 41,021 patients. GUSTO-I Investigators. *Circulation* 1995;91:1659–1668.

9 Morrow DA, Antman EM, Charlesworth A et al. TIMI risk score for ST-elevation myocardial infarction: A convenient, bedside, clinical score for risk assessment at presentation: An intravenous nPA for treatment of infarcting myocardium early II trial substudy. *Circulation* 2000; 102: 2031–7.

10 Antman EM, Cohen M, Bernink P et al. The TIMI risk score for unstable angina/non-ST elevation MI: A method for prognostic and therapeutic decision making. *JAMA* 2000; 284: 835–42.

11 Hamm CW, Bassand J, Agewall S et al. ESC guidelines for the management of acute coronary syndromes in patients presenting without persistent ST-segment elevation: The Task Force for the management of acute coronary syndromes (ACS) in patients presenting without persistent ST-segment elevation of the European Society of Cardiology (ESC). *Eur Heart J* 2011; 32: 2999–3054.

12 Licka M, Zimmermann R, Zehelein J et al. Troponin T concentrations 72 hours after myocardial infarction as a serological estimate of infarct size. *Heart* 2002; 87: 520–4.

13 Cannon CP, Weintraub WS, Demopoulos LA et al. Comparison of early invasive and

conservative strategies in patients with unstable coronary syndromes treated with the glycoprotein IIb/IIIa inhibitor tirofiban. *N Engl J Med* 2001; 344: 1879–87.

14　Chen ZM, Pan HC, Chen YP et al. Early intravenous than oral metoprolol in 45,852 patients with acute myocardial infarction: Randomised placebo-controlled trial. *Lancet* 2005; 366: 1622–32.

15　Van de Werf F, Bax J, Betrio A et al. Management of acute myocardial infarction in patients presenting with persistent ST-segment elevation. The Task Force on the management of ST-segment elevation acute myocardial infarction of the European Society of Cardiology. *Eur Heart J* 2008; 29: 2909–45.

16　Antman EM, Hand M, Armstrong PW et al. 2007 Focused Update of the ACC/AHA 2004 Guidelines for the Management of Patients with ST-Elevation Myocardial Infarction. *J Am Coll Cardiol* 2008; 51: 210–47.

17　Miller CD, Roe MT, Mulgund J et al. Impact of acute beta-blocker therapy for patients with non-ST-segment elevation myocardial infarction. *Am J Med* 2007; 120: 685–92.

18　Anderson JL, Adams CD, Antman EM et al. ACC/AHA 2007 Guidelines for the Management of Patients with Unstable Angina/Non-ST-Elevation Myocardial Infarction: A Report of the American College of Cardiology/American Heart Association Task Force on Practice Guidelines (Writing Committee to Revise the 2002 Guidelines for the Management of Patients with Unstable Angina/Non-ST-Elevation Myocardial Infarction). *J Am Coll Cardiol* 2007; 50: e1e157.

19　Theroux P, Taeymans Y, Morissette D et al. A randomized study comparing propranolol and diltiazem in the treatment of unstable angina. *J Am Coll Cardiol* 1985; 5: 717–22.

20　Parodi O, Simonetti I, Michelassi C et al. Comparison of verapamil and propranolol therapy for angina pectoris at rest: A randomized, multiple-crossover, controlled trial in the coronary care unit. *Am J Cardiol* 1986; 57: 899–906.

21　Antman EM, Anbe DT, Armstrong PW et al. ACC/AHA guidelines for the management of patients with ST-elevation myocardial infarction – executive summary. A report of the American College of Cardiology/American Heart Association Task Force on Practice Guidelines (Writing Committee to revise the 1999 guidelines for the management of patients with acute myocardial infarction). *J Am Coll Cardiol* 2004; 44: 671–719.

22　Kushner FG, Hand M, King SB et al. 2009 focused updates: ACC/AHA guidelines for the management of patients with ST-elevation myocardial infarction (updating the 2004 guideline and 2007 focused update) and ACC/AHA/SCAI guidelines on percutaneous coronary intervention (updating the 2005 guideline and 2007 focused update). *J Am Coll Cardiol* 2009; 54: 2205–41.

23　Levine GN, Bates ER, Blankenship JC et al. 2011 ACCF/AHA/SCAI guideline for percutaneous coronary intervention. A report of the American College of Cardiology Foundation/American Heart Association Task Force on Practice Guidelines and the society for cardiovascular angiography and interventions. *J Am Coll Cardiol* 2011; 58: e44–e122.

24　Mehta SR, Yusuf S, Peters RJ et al. Effects of pretreatment with clopidogrel and aspirin followed by long-term therapy in patients undergoing percutaneous coronary intervention: The PCI-CURE study. *Lancet* 2001; 358: 527–33.

25　Mehta SR, Tanguay JF, Eikelboom JW et al. Double-dose versus standard-dose clopidogrel and high dose versus low-dose aspirin in individuals undergoing percutaneous coronary intervention for acute coronary syndromes (CURRENT-OASIS 7): A randomised factorial trial. *Lancet* 2010; 376: 1233–43.

26　Wiviott SD, Braunwald E, McCabe CH et al. Prasugrel versus clopidogrel in patients with acute coronary syndromes: From the TRITON-TIMI 38 investigators. *N Engl J Med* 2007; 357(20): 2001–15.

27　Wallentin L, Becker RC, Budaj A et al. for the PLATO Investigators. Ticagrelor versus clopidogrel in patients with acute coronary syndromes. *N Engl J Med* 2009; 361: 1045–57.

28　Sabatine MS, Cannon CP, Gibson CM et al. Addition of clopidogrel to aspirin and fibrinolytic therapy for myocardial infarction with ST-segment elevation. *N Engl J*

Med 2005; 352: 1179–89.

29　Stone GW, Witzenbichler B, Guagliumi G et al. Bivalirudin during primary PCI in acute myocardial infarction. *N Engl J Med* 2008; 358: 2218–30.

30　Wright RS, Anderson JL, Adams CD et al. 2011 ACCF/AHA Focused Update of the Guidelines for the Management of Patients with Unstable Angina/Non-ST-Elevation Myocardial Infarction (Updating the 2007 Guideline): A Report of the American College of Cardiology Foundation/American Heart Association Task Force on Practice Guidelines developed in Collaboration with the American College of Emergency Physicians, Society for Cardiovascular Angiography and Interventions, and Society of Thoracic Surgeons. *J Am Coll Cardiol* 2011; 57: 1920–59.

31　Kastrati A, Mehilli J, Neumann FJ et al. Abciximab in patients with acute coronary syndromes undergoing percutaneous coronary intervention after clopidogrel pretreatment: The ISAR-REACT 2 randomized trial. *JAMA* 2006; 295: 1531–8.

32　Giugliano RP, White JA, Bode C et al. Early versus delayed, provisional eptifibatide in acute coronary syndromes. *N Engl J Med* 2009; 360: 2176–90.

33　Stone GW, Bertrand ME, Moses JW et al. Routine upstream initiation vs deferred selective use of glycoprotein IIb/IIIa inhibitors in acute coronary syndromes: The ACUITY Timing trial. *JAMA* 2007; 297: 591–602.

34　Kastrati A, Neumann F, Schulz S et al. Abciximab and Heparin versus Bivalirudin for non–ST-elevation myocardial infarction. *N Engl J Med* 2011; 365: 1980–89.

35　ASSENT-3 investigators. Efficacy and safety of tenecteplase in combination with enoxaparin, abciximab, or unfractionated heparin: The ASSENT-3 randomised trial in acute myocardial infarction. *Lancet* 2001; 358: 605–13.

36　Antman EM, Morrow DA, McCabe CH et al. Enoxaparin versus unfractionated heparin with fibrinolysis for ST-elevation myocardial infarction. *N Engl J Med* 2006; 354: 1477–88.

37　Cohen M, Demers C, Gurfinkel EP et al. A comparison of low-molecular-weight heparin with unfractionated heparin for unstable coronary artery disease. Efficacy and Safety of Subcutaneous Enoxaparin in Non-Q-Wave Coronary Events Study Group. *N Engl J Med* 1997; 337: 447–52.

38　Antman EM, McCabe CH, Gurfinkel EP et al. Enoxaparin prevents death and cardiac ischemic events in unstable angina/non-Q-wave myocardial infarction: Results of the Thrombolysis In Myocardial Infarction (TIMI) 11B trial. *Circulation* 1999; 100: 1593–601.

39　Ferguson JJ, Califf RM, Antman EM et al. Enoxaparin vs unfractionated heparin in high-risk patients with non-ST-segment elevation acute coronary syndromes managed with an intended early invasive strategy: Primary results of the SYNERGY randomized trial. *JAMA* 2004; 292: 45–54.

40　Yusuf S, Mehta SR, Chrolavicius S et al. Effects of fondaparinux on mortality and reinfarction in patients with acute STE-segment elevation myocardial infarction: The OASIS-6 randomized trial. *JAMA* 2006; 295: 1519–30.

41　Yusuf S, Mehta SR, Chrolavicius S et al. Comparison of fondaparinux and enoxaparin in acute coronary syndromes. *N Engl J Med* 2006; 354: 1464–76.

42　The GUSTO investigators. An international randomized trial comparing four thrombolytic strategies for acute myocardial infarction. *N Engl J Med* 1993; 329: 673–82.

43　The Global Use of Strategies to Open Occluded Coronary Arteries (GUSTO III) Investigators. A comparison of reteplase with alteplase for acute myocardial infarction. *N Engl J Med* 1997; 337: 1118–23.

44　Van De Werf F, Adgey J, Ardissino D et al. Single-bolus tenecteplase compared with front-loaded alteplase in acute myocardial infarction: The ASSENT-2 double-blind randomised trial. *Lancet* 1999; 354: 716–22.

45　Primary versus tenecteplase-facilitated percutaneous coronary intervention in patients with ST-segment elevation acute myocardial infarction (ASSENT-4 PCI): Randomised trial. *Lancet* 2006; 367: 569–78.

46　Keeley EC, Boura JA, Grines CL. Primary angioplasty versus intravenous thrombolytic therapy for acute myocardial infarction: A quantitative review of 23 randomised trials. *Lancet* 2003; 361: 13–20.

47　Andersen HR, Nielsen TT, Rasmussen K et al. A comparison of coronary angioplasty with fibrinolytic therapy in acute myocardial infarction. *N Engl J Med* 2003; 349: 733–742.

48　Grines CL, Westerhausen DR, Jr., Grines LL et al. A randomized trial of transfer for primary angioplasty versus on-site thrombolysis in patients with high-risk myocardial infarction: The Air Primary Angioplasty in Myocardial Infarction study. *J Am Coll Cardiol* 2002; 39: 1713–19.

49　Di Mario C, Dudek D, Piscione F et al. Immediate angioplasty versus standard therapy with rescue angioplasty after thrombolysis in the Combined Abciximab REteplase Stent Study in Acute Myocardial Infarction (CARESS-in-AMI): An open, prospective, randomised, multicentre trial. *Lancet* 2008; 371: 559–68.

50　Cantor WJ, Fitchett D, Borgundvaag B et al. Routine early angioplasty after fibrinolysis for acute myocardial infarction. *N Engl J Med* 2009; 360: 2705–18.

51　de Winter RJ, Windhausen F, Cornel JH et al. Early invasive versus selectively invasive management of acute coronary syndromes. *N Engl J Med* 2005; 353: 1095–104.

52　Mehta SR, Granger CB, Boden WE et al. Early versus delayed invasive intervention in acute coronary syndromes. *N Engl J Med* 2009; 360: 2165–75.

53　Serruys PW, Morice MC, Kappetein AP et al. Percutaneous coronary intervention versus coronary-artery bypass grafting for severe coronary artery disease. *N Engl J Med* 2009; 360: 961–72.

54　Weintraub WS, Grau-Sepulveda MV, Weiss JM et al. Comparative effectiveness of revascularization strategies. *N Engl J Med* 2012; 366: 1467–76.

55　Hlatky MA, Boothroyd DB, Bravata DM et al. Coronary artery bypass surgery compared with percutaneous coronary interventions for multivessel disease: A collaborative analysis of individual patient data from ten randomised trials. *Lancet* 2009; 373: 1190–97.

56　Malmberg K. Prospective randomised study of intensive insulin treatment on long term survival after acute myocardial infarction in patients with diabetes mellitus. DIGAMI (Diabetes Mellitus, Insulin Glucose Infusion in Acute Myocardial Infarction) Study Group. *Brit Med J* 1997; 314: 1512–15.

57　Pitt B, Remme W, Zannad F et al. Eplerenone, a selective aldosterone blocker, in patients with left ventricular dysfunction after myocardial infarction. *N Engl J Med* 2003; 348: 1309–21.

58　Cannon CP, Braunwald E, McCabe CH et al. intensive versus moderate lipid lowering with statins after acute coronary syndromes. *N Engl J Med* 2004; 350: 1495–504.

59　Epstein AE, DiMarco JP, Ellenbogen KA et al. ACC/AHA/HRS 2008 guidelines for device-based therapy of cardiac rhythm abnormalities: Executive summary. *Circulation* 2008; 117: 2820–40.

多项选择题的答案

1. B

2. A

3. C

第 11 章

外周动脉疾病的管理

Rüdiger Egbert Schernthaner[1], Gerit Holger Schernthaner[1], Guntram Schernthaner[2]
[1]Medical University of Vienna, Vienna, Austria
[2]Rudolfstiftung Hospital Vienna, Vienna, Austria

关键点

- 为患有Ⅲ期或Ⅳ期(缺血、溃疡、坏疽)外周动脉疾病的患者在高质量的高通量中心立即进行血管重建。

- 谨慎规划Ⅱ期患者的干预措施（只要在 CT 或 MR 血管造影前介入筛查中发现一条血管通路，就应进行多学科会诊以讨论该患者的治疗方案）。

- 在形态学(CT 或 MR 血管造影)和血流动力学(ABI,脚趾压力)评估之前,有外周动脉疾病和糖尿病的患者不得进行下肢手术。

- 只有在经患者考虑后,才有可能选择截肢治疗(特别是 80 岁以上大多数的患者在截肢后预后较差)。

- 心血管疾病的发病率和死亡率高,因此需要加强冠心病和脑缺血的筛查。

- 对多药物治疗模式加强管理。

简介

    本章的重点是对于抑制心血管事件、截肢和生命损失必要的复杂诊断及治疗策略。以下病例可引出各种问题。

    一例 61 岁的 2 型糖尿病女性患者在门诊就诊,自述右小腿疼痛,步行距离较前缩短了 100 米,这相当于外周动脉疾病(PAD)的第二阶段。患者已在右侧股浅动脉近端使用两个支架进行治疗。患者患有肥胖、高血压、糖尿病性多发性神经病变和慢性静脉功能不全 1 级。吸烟史表明,该患者 1 年吸 80 包烟。除了 PAD,5 年前她接受过心脏旁路移植术,曾患轻微脑卒中,目前正在进行心房颤动的抗凝治疗。

    2 型糖尿病患者的死亡风险远高于一般人群,主要来自心血管疾病[1]。PAD 是指下肢动脉粥样硬化性闭塞性疾病,是一种常见的、使人衰弱的糖尿病并发症,与心血管疾病死亡率相关[2]。

糖尿病与高血压、心血管疾病、高血脂、吸烟和肥胖[3,4]都是 PAD(比值为 2~3)[3]的重要危险因素。在英国人中,2 型糖尿病患者 PAD 患病率约为 23.5%[5],且 PAD 严重依赖于糖尿病病程[6,7]。与未患糖尿病的男性相比,患有糖尿病 1~5 年的男性患者 PAD 相对风险为 1.39,而糖尿病持续时间超过 25 年的患者 PAD 风险则增加为 4.53[7]。值得注意的是,西班牙最近报道,经病理性 ABI(踝–臂指数)评估后发现,有 1462 例老年糖尿病患者(>70 岁)患有 PAD(71%)[8]。

糖尿病是下肢截肢的重要危险因素

下肢截肢是糖尿病患者最担心的不良后果之一。其结果往往是对社交行为和情绪的影响。在截肢前,通常患有足部溃疡,预示这些溃疡预后差的最重要因素是组织缺失、感染、外周动脉疾病的严重程度和并发症[2-4]。被截肢的主要原因是有限的,最常见的原因是严重的肢体缺血伴有休息疼痛或腿部的进行性感染,不能成功地进行血管重建[5]。有时,也会因为感染危及生命或有大量组织丧失而立即进行截肢。此外,对于足前部脓肿、骨髓炎或脚趾坏疽,经常施行小截肢手术。如果不愿选择其他治疗方法,截肢也可以作为一种治疗方法。

一项对西雅图 776 例美国退伍军人下肢截肢(LEA)危险因素的前瞻性研究表明,糖尿病患者的周围神经病变、PAD、足部溃疡(特别是在最终 LEA 同一侧出现溃疡现象)、既往的截肢治疗和胰岛素治疗均是糖尿病患者 LEA 的危险因素[6]。最近的一项 Meta 分析[7]包括 14 项研究中报道的 94 640 例参与者和 1227 例 LEA 病例, 表明糖尿病患者患与血糖相关的 LEA 风险大幅增加。HbA1c 每增加一个百分点,LEA 的总体风险降低率为 1.26 (95% CI 1.16~1.36)。据统计,2 型糖尿病的 RR 为 1.44(95% CI 1.25~1.65),1 型糖尿病的 RR 为 1.18 (95% CI 1.02~1.38)。值得注意的是,糖尿病持续时间<或>10 年的患者患 LEA 的风险并无差异。

PAD 是糖尿病足综合征(DFS)患者截肢的一个非常重要的预测指标。最近的一项研究[3]调查了在欧洲 10 个不同国家的卓越中心治疗的一大批糖尿病足病患者(n=1088),在 12 个月的随访中,患有 PAD 的患者的截肢率为 8%,而未患有 PAD 的患者只有 2%(P<0.001)。在最近的两项研究[4,9]中, 严重 PAD(脚踝压力<50mmHg 或脚趾压力<30mmHg)是患有神经缺血性或缺血性足部溃疡的糖尿病患者截肢风险增加的预测指标。

糖尿病患者截肢后预后不良的临床分析

苏格兰的一项研究表明, 经 LEA 治疗的糖尿病患者的死亡风险比非糖尿病患者高出 55%[10]。死亡时间中位数(图 11.1)为糖尿病患者 27.2 个月,无糖尿病患者 46.7 个月(P< 0.01),非糖尿病患者截肢后 10 年生存率为 22.9%,但糖尿病患者仅为 8.4%(P=0.0007)。在最近的一项为期 10 年的随访研究[11]中,257 例糖尿病足溃疡患者中有 38 例(15.4%)截肢。除 1 例患者外,所有患者均具有纳入研究的 PAD 证据,51.4%的患者患有严重 PAD(ABI<0.4)。

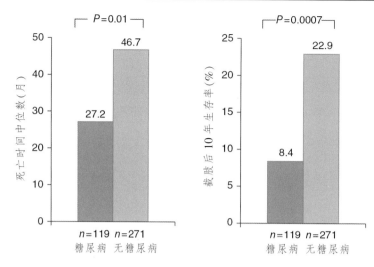

图 11.1 糖尿病患者和非糖尿病患者截肢后的死亡率。(Source: Data from Schofield 2006[10].)

第 1 年、第 3 年、第 5 年和第 10 年的累计死亡率分别为 15.4%、33.1%、45.8% 和 70.4%。死亡的显著预测因子是年龄、性别、慢性肾功能不全、透析和 PAD。因此,尽管对于这些糖尿病足患者,长期保肢是有利的,但生存率仍然很低,尤其是患有 PAD 或肾功能不全的患者。

糖尿病患者截肢率下降

多年来,糖尿病足综合征没有实现 1989 年《圣文森特宣言》的承诺。与治疗糖尿病肾病、视网膜病变和冠状动脉事件的哮喘病进展相比,糖尿病足病截肢率仍然很高。

2000 年后,在苏格兰[12]和美国[13,14]进行的几项研究表明,糖尿病患者的截肢率显著下降。在 7 年期间(2000—2006 年),苏格兰泰赛德[12],每 1000 例糖尿病患者中,严重截肢的发生率从 5.1(95% CI 3.8~6.4)下降到 2.9(95% CI 1.9~3.8)。1996—2008 年,糖尿病患者中 40 岁以上的美国居民非创伤性低血糖发生率下降了 67%(P<0.001;图 11.2)。尽管 LEA 率显著下降,在 2008 年,年龄调整后的 LEA 率仍然是无糖尿病患者的 8 倍左右(每 1000 人中有 3.9 人与每 1000 人中有 0.5 人)。在 2000 年(n=405 580)和 2004 年(n=739 377)期间,对使用医疗系统的退伍军人患有糖尿病和以前不需要截肢的情况进行了 5 年跟踪调查,结果显示,按标准年龄和性别划分的 LEA 患病率 2000—2004 年下降了 34%[14]。其中膝下截肢率下降 19%,膝上截肢率下降 49%(图 11.3)。

2 型糖尿病合并外周动脉疾病患者的临床研究

PROactive 研究[15]是一项双盲介入研究,评价吡格列酮与安慰剂作为许多其他心血管预防性药物的附加疗法的效果。共有 5238 例 2 型糖尿病患者有大血管病史,并接受 34.5 个月的随访。在基线水平,1274 例患者患有 PAD,3964 例患者未患 PAD[16]。该研究是对 2 型糖尿病和 PAD 患者的一项主要随访研究。基线 PAD 患者年龄较大,糖尿病病程较长(10 年与基线无 PAD 的患者为 8 年)。根据选择标准,只有 26% 和 10% 的 PAD 患者有过心肌梗死或

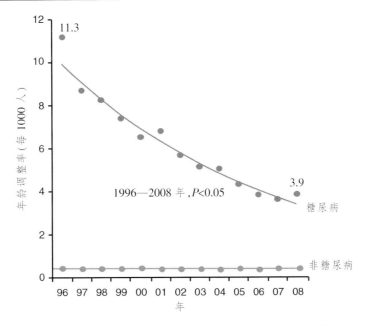

图 11.2　美国非外伤性下肢截肢,1996—2008 年，年龄调整后每 1000 例患者中 40 岁患者的截肢率。(Source: Data from Li 2012[14].)

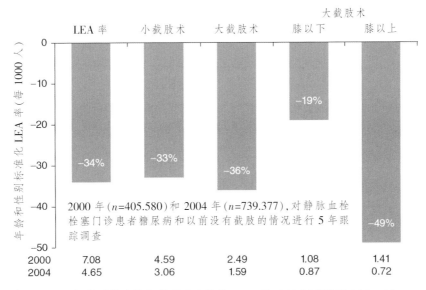

图 11.3　退伍军人卫生保健系统中的各种截肢人数从 2000 到 2004 年下降了 34%。(Source: Tseng et al. 2011[13].)

脑卒中,而 53% 和 22% 的无 PAD 患者分别有过心肌梗死或脑卒中。尽管如此,在基线水平上,糖尿病和 PAD 患者(图 11.4)的原发性和继发性复合心血管疾病终点发生率明显较高,与无 PAD 的患者相比,全因死亡率和脑卒中发病率较高(HR1.5~2.0;P<0.0001)。仅有基线 PAD(即没有其他大血管疾病)患者的心血管疾病事件风险与仅有心肌梗死的患者相似。在 2.8 年的随访中,有基线 PAD 的糖尿病患者截肢率为 2.7%,而在无基线 PAD 的糖尿病患者中截肢率仅为 0.4%(HR6.69;P<0.0001)。

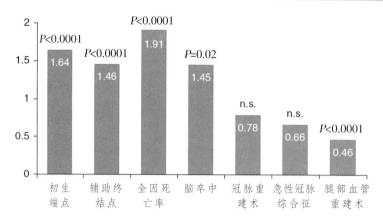

图 11.4 尽管有严格的药物治疗，但是 PAD 患者的终点检出率高于非 PAD 患者。(Source: Dormandy et al. 2005[15]. Reproduced with permission of Elsevier.)

在 PROactive 研究[16]中，吡格列酮在基线时并未改变 PAD 患者的大血管事件率；目前还不清楚为什么额外的 PAD 会改变治疗效果。与安慰剂组相比，吡格列酮组的下肢血运重建更常见。下肢血运重建的差异只发生在 PAD 患者的基线水平；在没有 PAD 的患者中，吡格列酮组和安慰剂组下肢血运重建的差异无统计学意义。此外，腿部血管重建的差异完全发生在第一年。

值得注意的是，最近的一项 2 型糖尿病旁路血管成形术血运重建的研究调查(BARI 2D)试验的次级分析[17]显示了非常有希望的结果，表明当胰岛素增敏药物(噻唑烷二酮或二甲双胍或两者)取代胰岛素促泌药物(胰岛素或磺酰脲或甲基苯胺)时，新的 PAD 风险显著降低。共有 1479 例 BARI 2D 参与者的 ABI 值(0.91~1.30)符合分析条件。评估以下与 PAD 相关的结果：新的 ABI≤0.9，下肢血运重建，下肢截肢，以及 3 种结果的综合。在平均 4.6 年的随访期间，303 例参与者经历了上述一种或多种结果。分配到胰岛素增敏(IS)疗法的受试者的综合结果发生率明显低于分配到胰岛素提供(IP)疗法的受试者(16.9% 比 24.1%；P=0.001)。在事件发生时间分析中，差异具有显著性 [危险比 0.66 (95%CI 0.51~0.83)，P=

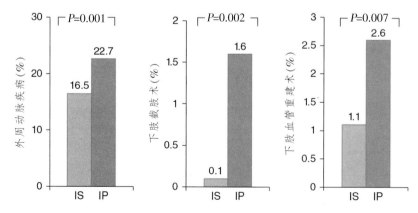

图 11.5 这些研究表明，糖尿病和外周动脉疾病患者使用胰岛素增敏剂(IS)治疗优于使用胰岛素促泌剂(IP)治疗。(Source: Data from Althouse 2013[17].)

0.001],并在调整了试验性 HbA1c 后,仍然显著[HR 0.76(95%CI,0.59~0.96),*P*=0.02}。

如前所述,患有 PAD 的糖尿病患者心血管疾病的死亡率和发病率最高。对 BARI2D[18] 中 2368 例糖尿病和冠心病患者使用罗格列酮与心血管事件之间的关系进行的一项分析显示了完全出人意料的结果,这促使 FDA 和 EMA 启动了对该药的一次关键性重新评估。通过使用 Cox 比例和 Kaplan-Meier 分析(包括倾向匹配),比较接受罗格列酮和未接受噻唑烷二酮(TZD)治疗的患者在 4.5 年随访期间的总死亡率、复合死亡、心肌梗死和脑卒中、个体死亡发生率、心肌梗死、脑卒中、充血性心力衰竭和骨折。在罗格列酮治疗的多变量调整后,死亡率相似(HR 0.83;95% CI 0.58~1.18),而复合死亡、心肌梗死和脑卒中(HR 0.36;95% CI 0.16~0.86)的发生率较低(HR 0.72;95% CI 0.55~0.93),骨折的发生率较高(HR 1.62;95% CI 1.05~2.51)。心肌梗死(HR 0.77;95% CI 0.54~1.10)和充血性心力衰竭(HR 1.22;95% CI 0.84~1.82)的发生率没有显著差异。在倾向匹配的患者中,主要缺血性心血管事件和充血性心力衰竭的发生率没有显著差异。作者得出结论,在 BARI2D 试验中,患有 T2DM 和 CAD 的患者中,无论是在治疗过程中,还是在与倾向匹配的分析中,都不支持罗格列酮治疗与主要缺血性心血管事件增加的相关性。

外周动脉疾病患者死亡率的降低

Blinc 等[19]在一项为期两年的随访研究中,分析了 811 例 PAD 患者(ABI<0.9)与 778 例对照组的存活率。平均年龄为 65(SD 9)岁,男女比例为 3/2。糖尿病患者占 PAD 患者的 34%,但仅占对照组的 18%。所有患者均按照欧洲预防心血管疾病指南进行治疗,每年评估死亡、非致命性急性冠脉综合征、脑卒中或严重肢体缺血(主要事件)和血管重建手术(次要事件)的发生率。在基线水平上,典型的危险因素在 PAD 组中明显更普遍,PAD 患者更频繁地使用保护性心血管药物。PAD 组的两年总死亡率仅为 3.2%,而对照组为 1.8%(*P*=0.059),这大大低于包括对 PAD[20]患者的较早研究在内的一项回顾所述。两组在两年的主要事件无生存率上存在差异:PAD 组为 93.5%,对照组为 97.1%(*P*<0.017);无事件生存率为 79.9%,对照组为 96.4%(*P*<0.001)。因此,与对照组相比,PAD 患者具有更高的全因死亡风险和更高的大、小非致命性心血管事件风险。然而,根据欧洲心血管疾病预防指南进行的治疗导致了低绝对死亡率和低发病率。不幸的是,作者没有报道糖尿病亚组的数据。

糖尿病患者外周动脉疾病的诊断

症状性 PAD 的临床分期可使用 Fontaine 分期系统[21]进行分类。Fontaine Ⅰ期代表有 PAD 但无症状的患者;Ⅱa 期和Ⅱb 期分别包括轻度间歇性跛行和中度到重度间歇性跛行患者;缺血性休息痛患者被分为 Fontaine Ⅲ期;远端溃疡和坏疽患者代表 Fontaine Ⅳ期。

诊断糖尿病患者的 PAD 具有重要的临床意义,原因有二。第一个原因是找到无论是否有 PAD 症状发生心肌梗死或脑卒中的高风险患者。事实上,糖尿病和 PAD 患者的风险比仅患有一种疾病的患者高出 5 倍[22-25]。不到 10 年前的一项观察研究表明,糖尿病和第四期 PAD (=溃疡)患者在 6 年内死亡率为 100%[26]。

第二个原因是诱发和治疗 PAD 的症状,这可能与功能障碍和四肢丧失有关。在西方,糖尿病足综合征患者的大部分截肢是由 PAD 造成的[6,27,28];而在另一半球,神经病变和糖尿病本身仍然是主要原因。总的来说,如果糖尿病足综合征患者存在 PAD,截肢的可能性就会增加 4 倍[23]。

PAD 在糖尿病患者中的表现往往比非糖尿病患者更为微妙。与其他高危患者典型的动脉粥样硬化斑块的局灶性和近端病变不同,糖尿病患者的病变更可能是弥漫的和远端的[29-31]。重要的是,糖尿病患者的 PAD 通常伴有感觉反馈受损的周围神经病变。因此,经典的跛行症状病史可能不太常见。此外,糖尿病还存在自主神经病变,因此动静脉分流是开放的,严重缺血的腿部会出现玫瑰色皮肤,尽管腿部低灌注(脚趾压<30mmHg)会使它们变得苍白和寒冷。此外,Moenkeberg 的中层硬化和远端下动脉的不可压缩性经常出现在 PAD 和糖尿病患者身上(高达 35%),导致假性高脚踝压力,从而导致假性高 ABI。Johannsson 等证明,如果不是单独测量踝关节压力,而是结合测量脚趾压力,严重的 PAD 几乎会增加 1 倍[32]。

Adler 等[33]调查 2398 例 UKPDS 患者是否普遍存在 PAD 时,证明了诊断困难的困境。在 PAD 的经典三联症中,包括 ABI<0.8、缺失的远端脉冲和跛行,这 3 种症状只出现在 61 例晚期 PAD 患者中的 10 例,换句话说,只有 16%。因此,必须仔细检查糖尿病患者的腿部,筛查程序应包括测量脚趾压力。

踝–臂指数

踝–臂指数(ABI)是 PAD 的主要无创筛查测试,是一种客观的测量方法,也是一种具有一定敏感性的风险评估工具,表明该方法在评估 PAD 方面可能比问卷和其他无创方法更有用[34]。ACC/AHA 指南建议,对于有 PAD 疑似患者(有腿部症状的受试者)、伤口无愈合的患者,以及年龄≥70 岁或≥50 岁有吸烟或糖尿病史的患者,应使用静息 ABI 诊断 PAD[35,36]。

ABI 基本上是下肢和上肢多普勒记录的收缩压的比值,可以很容易计算。Sys-tolic 血压是使用多普勒听诊器和每个手臂和脚踝的血压袖带测量的[37]。ACC/AHA 指南建议选择较高的两臂压力(肱)和较高的两踝压力(胫前肌、足背肌或胫后肌)来计算 ABI[35,36]。因此,右侧 ABI=较高的右脚踝压力或较高的手臂压力;左侧 ABI=较高的左脚踝压力或较高的手臂压力。标志腿通常为 ABI 较低的腿。

值得注意的是,由于这种计算 ABI 的方法使用的是下肢较高的压力而不是较低的压力,因此可能会漏掉远端疾病,从而低估了 PAD 的严重性和患病率。因此,一些工作组主张使用两个脚踝压力中较低的一个。显然,这种策略虽然提高了敏感性,但降低了具体性。然而,这种方法除了作为 PAD 筛查工具的效用之外,如果正常的 ABI 为 0.91~1.30,则静息 ABI 低(<0.90)表明 PAD 高风险,并提供有关心血管风险的重要评估和预后信息[38]。

由于 ABI 是一种简单、快速、廉价和可靠的筛查无症状 PAD 患者的方法,因此 ABI 测试非常适合在初级保健医疗机构实施。接受 ABI<0.9 作为 PAD 存在的指征,而<0.5 和<0.3 分别表示严重疾病和严重缺血[31]。

ABI 值>1.4 可能与 Mönckeberg 引起的动脉不可压缩性硬化有关,这在糖尿病患者和慢性肾功能不全患者中都可以看到。

如果怀疑踝关节不可压缩,则应使用脚趾肱指数(脚趾的收缩压与手臂的收缩压比)。

外周动脉疾病的可视化

如前所述,PAD 是一种基于患者的病史和踝肱指数的临床诊断。外周动脉的可视化对于 PAD 的治疗也是必要的。正如 TASC Ⅱ组[38]所建议的,这种可视化不应局限于靶病变本身的定位;相反,应描绘完整的外周动脉树,包括流入和流出的动脉。这是必要的,一方面以检测另外的但未知的损害,另一方面为确定远端径流动脉是否适用于旁路移植术。

几十年来,数字减影血管造影(DSA)一直是 PAD 患者可视化的标准诊断方法,尽管它有一定的缺点:它是一种有创和昂贵的检查,研究者和患者都暴露在电离辐射下[39];此外,DSA 只能显示血管腔,却无法评估血管斑块和周围结构的组成[40]。

双功能超声

外周动脉无创检测的第一种方式是 1985 年[41]首次描述的双功能超声。双功能超声检查是一种安全(无辐射或对比剂)且成本效益高的方法,可准确确定狭窄的严重程度和位置,并区分狭窄与闭塞[42]。模式或灰度成像显示动脉壁和管腔的二维图像,允许对病变和动脉粥样硬化特征进行粗略的评估。彩色血流多普勒和脉冲多普勒可以根据多普勒导出的速度标准[42,43]估计狭窄的严重程度。双功能超声检查是确定下肢供血动脉狭窄程度或阻塞长度的一种准确方法[42-44]。

尽管超声检查价格低廉且使用广泛,但它的价值有限,并严重依赖于研究者的专业知识。此外,随着磁共振和 CT 血管造影的改善,以及由于技术进步(辐射减少,对比剂更好),并发症减少,现在认为双功能超声是更好的介入前筛查技术。在进行复杂的介入手术之前(糖尿病和 PAD 患者,甚至糖尿病足综合征患者通常都是如此),特别是糖尿病足综合征患者,必须进行 CT 或 MR 血管造影检查,以便安全地在旁路移植术中计划足部介入治疗。此外,狭窄检测的敏感性在相邻血管段出现额外狭窄时下降[45,46],但多重狭窄出现在糖尿病和PAD 患者中是正常的[23]。

磁共振血管造影术

另一种无创描述外周动脉的方式是磁共振血管造影,随着快速[47,48]钆增强采集序列,以及多状态和混合方案[49,50]的发展,磁共振血管造影有了很大的改进,并且在狭窄检测敏感性方面超过了双功能超声[51]。

尽管肾衰竭患者在暴露于含有钆螯合物的 MR 对比剂后很少发生肾源性系统性纤维化[52],但按照 ESUR 的建议,在使用某些大环钆螯合物的这类患者中,仍可进行增强 MR 血管造影[53]。此外,由于最近开发的 MR 序列,非增强 MR 血管造影显示与增强 MR 血管造影一样准确[54]。然而,这项研究只包括 25 例患者,尚需要进行更大的样本研究来证实这些结果。

最后,磁共振血管造影术的使用受到其他禁忌证的限制,如某些心血管装置(起搏器)[55]出现在大多数糖尿病伴有心血管疾病的患者中。

目前,磁共振血管造影的质量已经提高,它已经取代了诊断性血管造影来决定什么类型的干预是可行的。磁共振血管造影术在识别径流小血管方面的准确性达到或超过传统的导管血管造影术[56]。用目前的技术,与数字减影血管造影相比,增强三维磁共振血管造影在检测任何下肢动脉的血流动力学显著性狭窄方面的敏感性约为 90%,特异性约为 97%[57]。

电脑断层血管摄影术

最新的无创评估 PAD 的方式是计算机断层扫描血管造影,随着临床上多层 CT 扫描仪的使用[58]而变得实用,并产生了与 DSAˣ 相当的高精度狭窄检测[53]。

与磁共振血管造影相比,CT 血管造影具有更高的图像分辨率且能更快获取图像[60],这两点对于不使用人工血管描绘患有严重 PAD 和不宁腿综合征的糖尿病患者的下肢动脉非常重要,后者与 2 型糖尿病高度相关[61]。因此,在磁共振血管造影术(图 11.6)中,尤其是在小腿[62]和血管内支架[63]中,对周围动脉的描述不足更为常见,尽管磁共振血管造影术中对支架内管腔的描述似乎随着血液集聚对比剂的使用而有所改善[64]。另一方面,与糖尿病高度相关的血管壁钙化[65]降低了 CT 血管造影的诊断敏感性(图 11.7)。然而,关于存在钙化的信息对于旁路移植等外科手术非常重要,特别是在远端吻合的着陆区和原血管的夹闭方面。解决这一问题的一个有希望的办法可能是双能量 CT 扫描,目前正在对此进行评估[66]。

此外,CT 血管造影已证明比 MR 血管造影[67]和 DSA[68]更具成本效益,尽管三维重建后的处理是必需的[69],如最大强度投影的骨分割(MIP)和多路径弯曲平面重建的血管跟踪(mpCPR)[70]。CT 血管造影术的主要缺点是使用电离辐射和潜在的肾毒性对比剂,后者对糖尿病肾病患者尤为重要。通过使用自动剂量调节和迭代重建算法,目前已做出一些努力,在保持诊断图像质量的同时,减少辐射和对比剂剂量[71]。就目前而言,CT 血管造影可作为规划足部末梢血管干预或旁路移植的金标准[72]。

糖尿病患者外周动脉疾病的治疗策略

糖尿病合并 PAD 患者的治疗目标是改善症状,预防心血管疾病的发生和死亡。PAD 的治疗包括 3 个阶段:生活方式和危险因素的改变、药物治疗和血管干预。

生活方式的改变

生活方式的改变是改善代谢和脂质异常的第一步。戒烟非常重要,因为吸烟是动脉粥样硬化发展的一个最重要的危险因素。体育锻炼可提高运动耐力,大多数研究表明,经锻炼,步行距离至少增加 1 倍[73]。值得注意的是,这些变化并没有显著改善血液流动,但运动增加了心血管适应性、氧化酶活性、一氧化氮的产生和胰岛素敏感性,提高了小腿肌肉脂肪酸的利用率,并改善了步行生物力学和血液流变学。运动训练能适度降低血压、胆固醇和血糖水平。

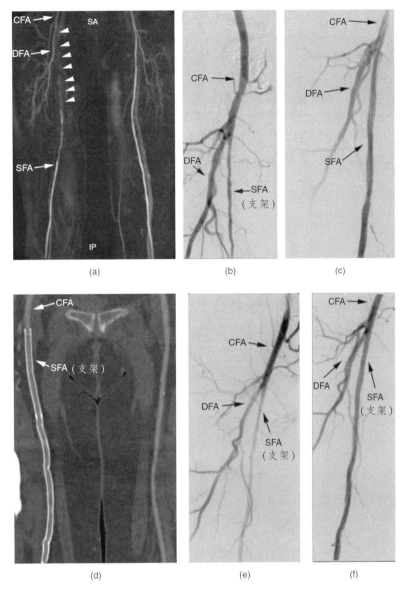

图 11.6 虽然本章开头描述的患者已在接受了两个支架治疗,但进行了磁共振血管造影,其中支架内腔(白色箭头所示)不可测量,似乎(a)被阻塞。数天后经 DSA 检查,支架内管腔呈现高度狭窄,但未见明显改变(b)。支架内狭窄采用经皮腔内血管成形术(PTA)(c)治疗。由于 PAD 的慢性渐进性,患者 1 年后又返回,由于右侧小腿疼痛,步行距离减少了 150 米。这次是 CT 血管造影。弯曲的平面重建准确地描绘了支架内狭窄(d),几天后在 DSA(e)进行 PTA(f)前证实了这一点。CFA,股总动脉;DFA,股深动脉;SFA,股浅动脉。

外周动脉疾病心血管危险因素积极治疗的理论基础:许多患者在其他血管上有动脉粥样硬化

大多数早期 PAD 患者要么无症状,要么有不典型的腿部症状,仅有 10%~35%的"典型"跛行,因此除非主动寻找,否则检测是难以发现的。考虑到共同的危险因素,在其他血管床,包括 PAD 患者的冠状动脉,动脉粥样硬化的高共患率是不言而喻的[74]。PAD 患者冠心病的患病率从 14%~90%不等,这清楚地反映了冠心病检测技术的敏感性。在使用临床病史加心

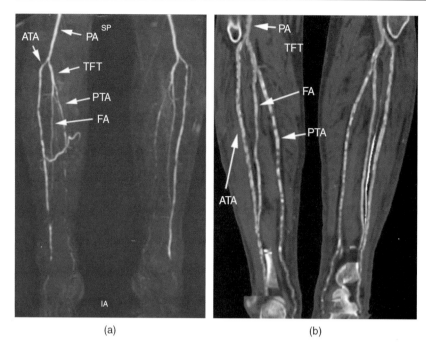

(a)   (b)

图 11.7 一例 66 岁男性糖尿病患者,合并慢性肾衰竭及高血压,在门诊就诊。右侧第四趾曾被截肢,现在患者在截肢边缘出现溃疡。磁共振血管造影术(a)清楚地描绘小腿上的血管,而 1 个月后进行的 CT 血管造影术的改进(b)由于严重的血管壁钙化,实用性有限。ATA,胫前动脉;FA,腓动脉;PA,腘动脉;PTA,胫后动脉;TFT,胫腓骨干。

电图的研究中,19%~47%的 PAD 患者存在冠心病;62%~63%使用压力测试 (改良压力心电图或双嘧达莫压力铊);90%的患者使用冠状动脉造影[74]。同样,PAD 患者脑血管疾病的患病率也是 CVD 诊断敏感性的直接体现。因此,据报道,PAD 患者中有 51%~72%的人颈动脉共存病性狭窄>30%,PAD 患者中有 25%的人颈动脉狭窄>70%[74]。

在 PAD 的晚期阶段,患者可能会经历许多问题,如跛行、缺血性休息疼痛、缺血性溃疡、反复住院、血管重建和截肢。这可能会导致生活质量差和抑郁症高发。从四肢的角度来看,PAD 患者的预后是好的,因为 70%~80%的患者在 10 年的时间里跛行保持稳定。然而,有症状和无症状的 PAD 患者的心肌梗死、脑卒中和心血管死亡的发生率明显增加。

PAD 二级预防和降低心血管病风险的建议

如前所述,PAD 患者是心血管事件的高危人群,且受益于二级预防。现有的关于 2 型糖尿病和 PAD 患者二级预防和降低风险治疗的现行指南(表 11.1)建议采用抗高血压治疗,以达到收缩压<140mmHg,可用他汀类药物降脂治疗,以达到低密度脂蛋白<100mg/dL(高危患者<70mg/dL),抗血小板治疗,将 HbA1c 降至<7.0%。尽管有这些指南,但许多横断面研究和调查始终显示,在 PAD 患者中,二级预防使用已证实的心脏保护药物明显落后于冠心病患者。外周动脉粥样硬化治疗积极性差距的原因尚不清楚。

表 11.1　减少 PAD 心血管事件的二级预防

降脂	所有 PAD 患者用他汀类药物靶向治疗,胆固醇<100mg/dL
	为高危患者确定低密度脂蛋白胆固醇标准为<70mg/dL
高血压治疗	治疗目标血压<140/90mmHg
	考虑 ACEI 在高血压患者中的应用
	在 PAD 中使用 β 受体阻滞剂并非禁忌
糖尿病控制	目标 HbA1c<7.0%(在有并发症的老年患者中为 7.5%)
戒烟	提供全面的戒烟计划
	考虑用药物治疗来辅助戒烟
抗血小板疗法	用 75~325mg 阿司匹林或 75mg 氯吡格雷治疗
	阿司匹林加噻吩并吡啶治疗急性冠脉综合征及冠状动脉或周围血管支架患者

外周动脉疾病患者心肌保护药物利用不足的临床分析

许多研究证明,PAD 患者未充分利用二级预防[75-80]。1997—2003 年进行的一项丹麦人群随访研究中,只有 26% 的下肢 PAD(n=3424)患者使用了抗血小板药物,10% 的患者使用他汀类药物,22% 的患者使用 ACEI/AT–Ⅱ受体拮抗剂,13% 的患者使用 β 受体阻滞剂,而心肌梗死(n=1927)患者出院后 180 天内的使用率分别为 55%、46%、42% 和 78%[75]。作者总结说,迫切需要进一步加强对 PAD 患者的二级预防。

在 REACH 登记处[76],对 6.8 万例患有已确定的动脉粥样硬化疾病的门诊患者进行了危险因素(RF)管理分析。与冠心病或心血管病患者相比,PAD 患者(n=8322)的射频控制频率较低(但无 PAD,n=47 492)。与其他高危疾病组 70% 和 84% 的患者相比,分离的 PAD 患者有 50% 接受他汀类药物治疗,有 76% 接受抗血小板药物治疗。ACEI 的使用率更低,只有 33% 的 PAD 患者使用 ACEI,而其他组使用 ACEI 的比例为 45%~50%。

在一项非常大的基于丹麦人口的纵向研究(2000—2007 年)中,最近对心脏保护药物的使用进行了分析[77],比较了 3 组患者:单纯患 PAD(n=34 160)、患 PAD 伴有冠心病病史组(n=9570)和仅患冠心病组(n=154 183)。各组患者对药物的使用在时间上都有所改善:仅就单纯患 PAD 组而言,抗血小板药物的使用从 2000 年的 29% 增加到 2007 年的 59%(P<0.0001),而他汀类药物的使用增加了 6 倍(从 9% 增加到 56%,P<0.0001)。然而,其与仅患冠心病组相比,两组患者在确诊后 18 个月内使用这些治疗方法的情况仍然较少。与仅患冠心病组相比,单纯患 PAD 组在 18 个月时较少使用任何抗血小板药物治疗[调整后的优势比(OR)为 0.50;95% CI 0.49~0.52]、他汀类药物(调整后的 OR 0.50;95% CI 0.48~0.52)或 ACEI(调整后的 OR 0.51;95% CI 0.49~0.53)。作者得出结论,尽管随着时间的推移,心脏保护药物的使用有所改善,但仅有 PAD 的患者使用这些药物的可能性仍低于仅有冠心病的患者。

全国健康和营养检查调查(NHANES)1999—2004 年最近的一项分析表明,数百万患有 ABI<0.90 的 PAD 的美国成年人没有接受二级预防治疗,尽管其与降低全因死亡率相关[78]。在 7458 例 40 岁以上的合格参与者中,加权 PAD 患病率为 5.9%,相当于有 710 万的美国成年人患有 PAD。他汀类药物的使用率仅为 30.5%,ACEI/ARB 类药物的使用率为 24.9%,阿

司匹林类药物的使用率为 35.8%,这相当于有 500 万例成年人不服用他汀类药物,有 540 万例成年人不服用 ACEI/ARB,有 450 万例成年人不服用阿司匹林。值得注意的是,在没有冠心病的 PAD 患者中,使用多种预防性治疗与 65% 的全因死亡率相关(HR 0.35;P=0.02)。在最近对 83 953 例 1 型糖尿病患者和 2 型糖尿病患者进行的一项大型回顾性队列研究[81]中,217 例(0.3%)患者在平均 4.6 年的随访中经历了主要下肢截肢(LEA),11 716 例(14.0%)患者在随访后经历了 LEA 或死亡(治疗失败)。与不使用降胆固醇药物的患者相比,他汀类药物使用者经历 LEA(HR 0.65;95% CI 0.42~0.99)和治疗失败(HR 0.57;95% CI 0.54~0.60)的可能性降低了 35%~43%(图 11.8)。使用其他降胆固醇药物的患者 LEA 风险无显著差异(HR 0.95;95% CI 0.35~2.60),但治疗失败的风险降低了 41%(HR 0.59;95% CI 0.51~0.68)。这是首次报道糖尿病患者使用他汀类药物与降低截肢风险之间的显著相关性。

　　PROactive[16]是一项对"糖尿病"的研究,其提供了关于心血管保护药物使用的信息,这些药物主要针对无论是否患有 PAD 的 2 型糖尿病患者。表 11.2 总结了 1274 例 PAD 患者与 3964 例无 PAD 但有冠心病(53%)或脑卒中(23%)患者在 PRO 活动期基线时的结果。抗血小板药物和阿司匹林以及他汀类药物在 PAD 患者中的使用明显少于其他血管疾病但没有 PAD 的患者(他汀类药物 34% 对 46%,P<0.001;阿司匹林 63% 对 76%,P<0.001)。2 型糖尿病合并 PAD 患者心脏保护药物使用率低的部分原因可能是因为近 60% 的 PAD 患者来自东欧国家。

　　西班牙在三级糖尿病中心进行的一项全国性研究[79]显示,2 型糖尿病患者的研究结果非常相似。未确诊 PAD 患者的低密度脂蛋白胆固醇(2.9±0.83 对 2.4±0.84mmol/L;P<0.001)和收缩压(150±20 对 145±21mmHg;P<0.001)均高于 CAD/CVD 组。此外,他们服用他汀类药物(56.9% 对 71.6%;P<0.001)、抗高血压药物(75.95% 对 90.1%;P=0.001)和抗血小板药物(阿司匹林;28.7% 对 57.2%;P<0.001;氯吡格雷,5.6% 对 20.9%;P<0.001)的可能性较小,更有可能吸烟(21.0% 对 9.2%;P<0.001)。

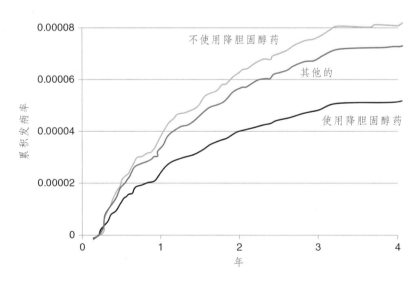

图 11.8　尽管他汀类药物对糖尿病的治疗作用非常轻微,但与不使用或其他降脂治疗相比,使用他汀类药物治疗的患者截肢的风险最低。(Source: Sohn et al. 2013[81]. Reproduced with permission of Elsevier.)

表 11.2　在前瞻性基线研究中,2 型糖尿病患者中有无 PAD 时使用心脏保护药物的情况

	基线有 PAD	基线无 PAD	P 值
n	1274	3964	
心血管药物(%)	90	96	<0.0001
β 受体阻滞剂(%)	38	60	<0.0001
ACEI(%)	63	63	NS
血管紧张素 II 受体拮抗剂(%)	7	7	NS
钙通道阻滞剂(%)	36	35	NS
硝酸盐(%)	26	44	<0.0001
噻嗪类利尿剂(%)	17	16	NS
袢利尿剂(%)	14	14	NS
抗血小板药物(%)	76	86	<0.0001
阿司匹林(%)	63	76	<0.0001
降脂药物(%)	45	54	<0.0001
他汀类(%)	34	46	<0.0001
贝特类(%)	14	10	<0.0001

Source: Dormandy JA et al. 2009[16]. Reproduced with permission of Elsevier.

心血管危险因素控制对外周动脉疾病患者疗效的观察

在对 ABCD 试验[80]的事后分析中,结果显示,无论是否使用钙通道阻滞剂或 ACEI,密集(128/75mmHg)降压与中度(137/81mmHg)降压对降低患有 PAD 的糖尿病患者的正常血压及心血管事件的风险是有效的。然而,在 480 例 2 型糖尿病患者中,只有 53 例被诊断为 PAD,在基线检查时定义为 ABI<0.90。在 PAD 患者中,有 3 例心血管事件(13.6%)得到强化治疗,而中度治疗有 12 例事件(38.7%)(P=0.046)。最近对 INVEST 研究[82]进行的特别分析证实了患有 PAD 的患者患有糖尿病的风险特别高,这一点以前曾在 PROactive 研究[16]中报道过。在 2599 例 PAD 患者(41%患有糖尿病)和平均治疗血压之间观察到 J 形关系,收缩压的关系最为明显(图 11.9)。最佳结果是收缩压 135~145mmHg 和舒张压 60~90mmHg(初级结果中的最低心率)。虽然数据不多,但最近的指南提倡对 PAD 患者进行降压治疗,目标血压为 130/80mmHg[83]。这些结果可能会挑战早期的建议;然而,只有随机试验才能充分回答这个问题。

爱尔兰的一项前瞻性研究[84]中,对 165 例连续 6 个月接受紧急和选择性血管手术的患者(26%有糖尿病,74%无糖尿病)进行 HbA1c 检测。在无糖尿病的患者中,糖化血红蛋白水平低于最佳值(6%~7%)的患者比糖化血红蛋白水平<6%的患者(56.5%对 15.7%;P<0.001)的 30 天总发病率明显更高。同样,在糖尿病患者中,糖化血红蛋白水平低于最佳值(糖化血红蛋白>7%)的患者 30 天患病率明显高于糖化血红蛋白水平<7%的患者(59.1%对 19%;P=0.018)。

最近,日本一项为期 10 年的大规模随访研究[85]显示,糖尿病和血糖控制对 1513 例刚刚开始血液透析治疗的终末期肾病患者的 PAD 有很大影响。不出所料,糖尿病组的 PAD 和下

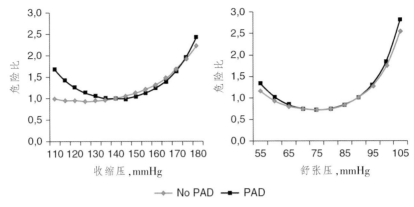

* 全因死亡、非致命性心肌梗死或非致命性脑卒中

图 11.9　然而,在没有外周动脉疾病的患者中,收缩压最低而不是舒张压似乎是合理的,但是在有外周动脉疾病的患者中,过低的收缩压和舒张压却似乎是不合理的。(Source: Bavry et al. 2010[82]. Reproduced with permission of Wolters Kluwer Health.)

肢截肢的 10 年无事件发生率显著高于非糖尿病组(分别为 60%对 83%,HR 2.99;P<0.0001 和 94%对 99%,HR 5.59;PAD 和下肢截肢为 P=0.0005)。在糖尿病患者中,对糖化血红蛋白水平的四分位数分析表明,最高四分位数组(≥6.8%)与较低四分位数组相比,PAD 和下肢截肢有显著发展(PAD:HR 1.63,P=0.0038,下肢截肢:HR 2.99,P=0.023)。因此,在 ESRD 患者开始血液透析治疗后,糖尿病是 PAD 的一个强有力的预测因素。此外,在日本糖尿病 ESRD 人群中,糖化血红蛋白水平升高与患 PAD 和需要截肢的风险增加有关。

在预防 III[86]队列中,1404 例接受下肢旁路移植术的 CLI 患者在一项为期 1 年的前瞻性试验中随访。在这个队列中,636 例患者(45%)服用他汀类药物,835 例患者(59%)服用 β 受体阻滞剂,1121 例患者(80%)服用抗血小板药物。他汀类药物的使用与 86%对 81%的 1 年生存率显著相关(HR 0.71;P=0.03)有显著的生存优势,而使用 β 受体阻滞剂和抗血小板药物对生存率无明显影响。在 1 年的时间里,没有一个药物等级与移植物通畅性措施有关。他汀类药物使用(HR 0.67;P=0.001)、年龄>75(HR 2.1;P=0.001)、冠心病(HR 1.5;P=0.001)和慢性肾病 IV 期(HR 2.0;P=0.001)是 1 年死亡率的重要预测因素。

这些发现与研究他汀类药物对 PAD 人群影响到其他观察性研究一致。在 Feringa 等数据进行的最大规模的研究[87]中,对 1374 例 PAD 患者进行了平均 6.4 年的监测,观察到他汀类药物的使用与全因死亡率之间有很强的独立联系(非使用者为 HR 1.41;P<0.0001)。

心脏保护研究(HPS)的一项亚组分析特别关注了 6748 例记录有 PAD[88]的患者,但不包括死亡率数据。然而,作者证明在辛伐他汀治疗组治疗中,第一次主要血管事件的发生率与安慰剂组相比显著降低了 22%(P=0.0001)。

2007 年发表的一篇关于不同药物对 PAD(下肢)降脂的 Cochrane 综述[89],包括来自 18 项试验的 10 049 例参与者。所有 18 项试验的汇总结果表明,降脂治疗对总死亡率(OR 0.86;95% CI 0.49~1.50)或总心血管事件(OR 0.8;95% CI 0.59~1.09)没有统计学上的显著影响。

然而,排除普罗布考定量回归瑞典试验(PQRST)[90]的亚组分析表明,降脂治疗显著降低了总心血管事件(OR 0.74;95% CI 0.55~0.98)和总冠心病事件(OR 0.76;95% CI 0.67~0.87)的风险。

合并试验结果表明,总步行距离和无痛步行距离均有改善,但对踝关节肱指数无显著影响。普罗布考在 PRST 中降低低密度脂蛋白,胆固醇却不能影响股动脉粥样硬化,其原因可能是 HDL2B[91]的降低。

2 型糖尿病和 PAD 患者的血压和 LDL-胆固醇水平应该降低到何种程度

由于糖尿病使心血管疾病的风险增加了 2~3 倍[92],因此大多数高血压和糖尿病实践指南都建议糖尿病和高血压患者采用 130/80mmHg[93,94]的药物治疗目标。尽管观察性研究表明,低血压与心血管疾病的低风险相关,但用药物降低血压可能并不能降低终身低血压患者的风险。最近,ACCORD-BP(控制糖尿病血压中心血管风险的行动)研究[95]清楚地表明,只有少数患者从将收缩压降至 120mmHg 以下获益,尽管那些达到这一目标的患者降低了脑卒中的风险,而脑卒中是高血压最具破坏性和令人担忧的并发症。然而,ADVANCE(在糖尿病和血管疾病中的作用:Preterax 和 Diamicron 改性释放对照评估)试验[96]表明,糖尿病患者的血压目标为 135/85mmHg 左右。指南可能会采用更保守的方法,建议血压应低于 140/90mmHg,最好在 135/85mmHg 左右,对高危患者应接近但不得低于 130/80mmHg[97]。对于脑卒中高危人群,可能建议降低血压目标。然而,在 2 型糖尿病的高危患者中,血压降至 120mmHg 以下与死亡率和心血管事件的显著增加有关[98,99]。

最近对 1965—2010 年 13 项随机对照试验中的 37 736 例 2 型糖尿病患者进行的 Meta 分析[100]表明,在大约 5 年的随访期间,密集降压(<130mmHg)比标准降压(<140mmHg)降低全因死亡率 10%(或 0.90;95% CI 0.83~0.98)和降低脑卒中率 17%(或 0.83;95% CI 0.73~0.95)。然而,强化降压对心肌梗死、心力衰竭或 ESRD 无影响。值得注意的是,更严格的血压控制(≤130mmHg)与 40%的严重不良事件相关(OR 1.40;95% CI 1.19~1.64;$P<0.01$)。

抗血小板药物对外周动脉疾病患者心血管预后的影响

阿司匹林、噻氯匹定和氯吡格雷[101]等抗血小板药物已被证明能降低 PAD 患者血管死亡、非致死性心肌梗死和非致死性脑卒中的发生率。阿司匹林加双嘧达莫在治疗 PAD 患者方面没有被证明比单独使用阿司匹林有效[101]。抗血栓三方合作小组(ATCG)报道了对 6263 例因 PAD[101]而间歇性跛行患者的 26 项随机研究的 Meta 分析。在随访中,随机选择抗血小板药物治疗的患者中,血管死亡、非致死性心肌梗死和非致死性脑卒中的发生率为 6.4%,而对照组为 7.9%。抗血小板治疗显著降低 23%。ATCG 还报道了对 2497 例接受外周动脉移植的 PAD 患者的 12 项随机研究的 Meta 分析[101]。在随访中,随机选择抗血小板药物治疗的患者中血管死亡、非致死性心肌梗死和非致死性脑卒中的发生率为 5.4%,而对照组为 6.5%,抗血小板治疗导致的发生率显著降低 22%。此外,ATCG 报道了对 946 例名接受外周血管成形术的 PAD 患者的 4 项随机研究的 Meta 分析[101]。在随访中,随机选择抗血小板药物治疗的患者中血管死亡、非致死性心肌梗死和非致死性脑卒中的发生率为 2.5%,而对照组为 3.6%,由于抗血小板治疗,这一比例显著降低了 29%。这些数据有利于 PAD 患者使用阿司匹林[101]。

在氯吡格雷治疗高动脉粥样硬化血栓风险和缺血、管理和避免(CHARISMA)试验中，对 3096 例 PAD 患者的事后分析表明，心血管死亡、非致死性心肌梗死或非致死性脑卒中的主要终点没有明显降低，从 8.9% 用阿司匹林加安慰剂的患者减少到 7.6% 用阿司匹林加氯吡格雷治疗的患者[102]。在一项二级预防研究《缺血事件高危患者中的氯吡格雷与阿司匹林》(CAPRIE)试验中，约 1.2 万例 PAD 患者被随机分为每天 75mg 或每天 325mg 氯吡格雷剂量组[103]。在 1.9 年的随访中，随机服用氯吡格雷治疗的患者中，每年血管死亡、非致死性心肌梗死和非致死性脑卒中的发生率为 3.7%，而随机服用阿司匹林治疗的患者则为 4.9%，可以得出使用氯吡格雷后发生率显著降低了 24%[103]。

苏格兰的 POPADAD 试验[104]测试了阿司匹林和抗氧化治疗联合或单独使用，在减少糖尿病和无症状 PAD 患者心血管事件的发展方面是否比安慰剂更有效。总共纳入了 1276 例患有 1 型糖尿病或 2 型糖尿病和 ABI<0.99 但无症状性心血管疾病的成年人。在 POPADAD 试验中获得的结果没有提供证据支持使用阿司匹林或抗氧化剂在无症状 PAD 的糖尿病患者心血管事件和死亡率的一级预防。

同样，无症状动脉粥样硬化阿司匹林试验显示，根据筛查，3350 例无临床心血管疾病的患者的 ABI≤0.95，与安慰剂相比，每天使用 100mg 阿司匹林没有减少血管事件[105]。

预防外周血管内治疗后再狭窄或再闭塞的抗血小板和抗凝血药物

最近，Cochrane 综述[106]分析了在外周血管内治疗后，与另一种抗血栓药物、不治疗、安慰剂或其他血管活性药物相比，任何抗血栓药物在预防再狭窄或再阻塞方面是否更有效。总共纳入 22 项试验，共 3529 例患者。干预后 6 个月，大剂量阿司匹林联合双嘧达莫(DIP；或 0.40；95% CI 0.19~0.84)再闭塞显著减少，但低剂量 ASA 联合 DIP(OR 0.69；95% CI 0.44~1.10；P=0.12)，却不适合用于大部分脂肪切除术(OR0.89；95% CI 0.44~1.80)。在介入治疗后 12 个月，在以下比较中，没有发现再阻塞或再狭窄的统计学有显著差异：高剂量 ASA 与低剂量 ASA(或 0.98；P=0.91)，ASA/DIP 与维生素 K 拮抗剂(VKA)，氯吡格雷和阿司匹林与低分子肝素加华法林(或 0.31；95% CI 0.06~1.68；P=0.18)，舒洛地尔与 VKA 的再阻塞(或 0.59；95% CI 0.20~1.76；P=0.34)和再狭窄(或 1.87；95% CI 0.66~5.31；P=0.24)以及噻氯匹定与 VKA(或 0.71；95% CI 0.37~1.36；P=0.30)。与噻氯匹定相比，西洛他唑治疗导致再闭塞明显减少(OR 0.32；95% CI 0.13~0.76；P=0.01)。与单独使用阿司匹林相比，LMWH 加阿司匹林可显著降低重症肢体缺血患者 (0.15；95% CI 0.06~0.42；P=0.0003)的闭塞、再狭窄程度(高达 85%)，但不降低糖尿病患者的间歇性跛行(1.73；95% CI 0.97~3.08；P=0.06)，巴曲酶加阿司匹林可减少糖尿病患者地再狭窄程度(0.28；95% CI 0.13~0.60)。

血运重建

在大多数情况下，超声、CT 和 MR 血管成像已经取代了基于导管的血管成像技术对患者进行初步诊断评估。尽管以导管为基础的血管造影术作为一种纯粹的诊断技术的范式发生了转变，但它在干预中的重要性已经显著增加。数字减影血管造影的主要优点是能够选择性地评估单个血管，获取压力梯度等生理信息，并利用血管内超声成像对血管壁各层进行成像,并作为经皮介入的平台。可以说,暴露于电离辐射,使用碘对比剂,以及与血管通路和导管相关的风险都是该技术的局限性。

在安排糖尿病和 PAD 患者检查之前,必须仔细考虑疾病的分期、预后和所谓的外周径流。

对于 Fontaine 治疗后的 PAD 第一阶段,不需要进行运动训练或任何介入治疗[21,35,36,38]。

对于 PAD Ⅱ 期患者,可以考虑采用一种介入治疗,这种治疗可以缓解症状(跛行),但不能改善整体预后[21,33,36,38]。对于 PAD Ⅱ 期糖尿病患者,必须在任何介入或外科手术前评估周围径流。如果有 3 条(正常报道)脚血管:胫骨前肌、骨间肌和胫骨后肌被识别出来,可以在可接受的风险下对近端股浅肌进行 PTA。然而,如果只有一条血管径流,并且在介入远端外周时血栓物质丢失,股骨头浅肌可能在 PTA 后开放,但由于所有 3 条脚血管闭塞而导致腿丢失,这就是一个"经典的"导管实验室并发症。

对于 Ⅲ 期(在糖尿病患者中非常罕见)和 Ⅳ 期 PAD,立即血运重建是目前首选的治疗方法[36,38]。

最近的报道表明,多达 50% 的糖尿病足溃疡患者有 PAD 体征(=PAD 的 Ⅳ 期),这对溃疡愈合和下肢截肢的风险有重大影响[3,4]。早期关于糖尿病和 PAD 患者血运重建有效性的报道并不明确,导致一些研究者认为糖尿病与一种典型的闭塞性小血管疾病相关,从而导致对血运重建持怀疑态度。

因此,国际糖尿病足工作组设立了 1 个多学科工作组,以评估糖尿病和帕金森病患者溃疡足血管重建的有效性。从 1980 年至 2010 年 6 月,该工作组对糖尿病和帕金森病患者溃疡足血管重建的治疗进行了系统研究[107]。在这些研究中,血管内或开路旁路手术的主要结果大致相似。开放手术后,1 年保肢率中位数为 85%(四分位数范围为 80%~90%);血管内再通术后,保肢率为 78%(70.5%~85.5%)。在 1 年的随访中,通过开放旁路手术或血管内血管重建术,60% 以上的溃疡在术后愈合。研究表明,与文献中使用药物治疗的患者相比,血管重建术后肢体保存率有所提高。

与间歇性跛行(IC;PAD 的 Ⅱ 期)患者相比,严重肢体缺血(CLI;Fontaine 治疗后的 Ⅲ 期和 Ⅳ 期)患者处于更困难的境地:虽然 IC[108]患者很少需要截肢,但据报道,CLI 患者 12 个月的截肢率为 23%[109]。在 CLI 患者中,糖尿病和慢性肾功能不全的发生率分别为 70.4% 和 27.8%[109]。因此,CLI 患者在糖尿病患者中占多数;其他但较少见的 CLI 原因是动脉栓塞或硬皮病等风湿性疾病[38]。

糖尿病患者的坏疽患病率为正常人的 20~30 倍[110]。由于血管内治疗[111]后原发性开放率降低,糖尿病患者需要重复治疗。由于糖尿病患者受益于早期血运重建,因此必须严密监护[112]。通过积极的跨学科治疗,糖尿病患者的保肢和死亡率与非糖尿病患者相比没有显著差异[113],但这仅是在高通量和经验丰富的卓越中心。特别是在第四阶段 PAD 中,长期(>1 年)的高通畅率本身仍然不是治疗的现实目标,而是溃疡愈合。一个相当短期(大约 6 个月)的外周血压升高(脚踝 50~80mmHg 和脚趾 30~50mmHg)往往足以使溃疡愈合[114]。

最近,Pedrajas 等[115]总结了几项研究发现,经皮腔内球囊成形术(PTA)治疗糖尿病危重肢体缺血的结果良好,通畅率高(表 11.3)。2005 年,Faglia 等[116]对米兰中心的 993 例糖尿病患者在接受 PTA 作为一线治疗后进行了平均 26 个月的随访,报道了非常积极的结果:5 年内一次通畅率为 88%,主要截肢率仅为 1.7%。该中心[30]的另一项研究集中在 221 例患有缺

表 11.3　糖尿病危重肢体缺血血管内治疗的最新研究综述

第一作者/年	n	糖尿病患者(%)	CLI(%)	PTA 术	开放(通畅)	保肢	死亡率
Faglia 等[114]	993	100	100	并发症率 3.4%	88% 5 年	1.7% 5 年后截肢	5 年生存率为 74%
Giles 等[115]	176	72	100	93% 成功	51% 2 年	84% 2 年	30 天死亡率为 5%
Conrad 等[116]	144	66	86	95% 成功	62% 初步通畅 90% 协助通畅	86.2% 40 个月	46 个月生存率 54%
Haider 等[118]	198	29	100	92% 成功	下肢 75% 膝盖以下 2 年 BTK 60% 2 年	下肢 90% 2 年 BTK 76%	2 年生存率为 82%
Faglia 等[117]	420	100				5.2% 30 天截肢	
Faglia 等[30]	191	100				5.2% 30 天截肢	
Dick 等[119]	119	100				80% 1 年	1 年生存率为 67%

Source: Dormandy JA et al. 2005[15]. Reproduced with permission of Elsevier.

血性足溃疡的糖尿病患者身上。PTA 对足部血管重建是可行和有效的,包括脑卒中后的介入治疗。其临床复发率低,多数病例可成功地重复手术。PTA 治疗成功的受试者中,踝上截肢率较低(<5%)。

Giles 等[117]报道了 176 例慢性淋巴细胞性白血病患者经皮下血管成形术分层 TASC(管理 PAD 的社会共识)病灶分类的经验。他们观察到 93% 的技术成功率,30 天死亡率为 5%,两年一次通畅率为 51%,保肢率为 84%。再介入、截肢或再狭窄的自由度为 35%。两年内,15% 的患者接受了旁路移植术,18% 的患者再次进行了 PTA 治疗。

Conrad 等[118]对 144 例 CLI 患者进行了 PTA 治疗,在 40 个月时,一次通畅率为 62%,保肢率为 86%。

在 Faglia 等的另一项研究中[119],径流是 420 例接受胫骨血管成形术的 CLI 糖尿病患者保肢的关键因素。在研究结束时,那些没有胫骨动脉开放的患者的截肢率为 62.5% 的截肢率,而那些至少有一条至脚的血管开放的患者的截肢率为 1.7%。

在对 CLI 患者进行膝上血管成形术和膝下血管成形术的结果比较中,股骨冠状动脉成形术的两年一次通畅率和保肢率分别为 75% 和 90%,而 BTK 血管成形术的两年一次通畅率和保肢率分别为 60% 和 76%[120]。

Dick 等的一项前瞻性研究[121]评估了分层的定制血管内重建术与手术先重建术对糖尿病的效果,383 例患者(45.7% 患有糖尿病)有 426 条肢体患有慢性 CLI。与非糖尿病患者相比,糖尿病患者初次血运重建的成功率明显降低。重复血管内手术显著提高了临床成功率,这在糖尿病患者和非糖尿病患者之间临床成功率变得相当(HR 1.02;95% CL 0.7~1.4)。据不完全统计,累积 1 年死亡率为 30%,糖尿病患者的死亡率有增加的趋势,治疗组的肢体挽救率相似。在本研究中,初始血运重建方式的选择似乎不影响临床成功率。

结论

近年来的优势表明,快速的急性治疗和长期的强化医疗支持可以显著降低糖尿病足综合征(PAD 和糖尿病的可怕组合)的严重程度。

Blinc 等[19]已经明确表明,在不同阶段的 PAD(Ⅱ~Ⅳ)患者中,严格的治疗设置可将 2 年死亡率降低至 3.2%,这仅为无 PAD 对照组(1.8%)的 2 倍左右。然而,在该研究中,Ⅳ 期患者的比例并没有说明。

Faglia 等[122]提出了对 Ⅳ 期 PAD(=溃疡、坏疽)患者采用系统的介入和医疗方法,并在 2009 年发表的一项研究中对此进行了验证,该研究对许多科学家和临床医生来说具有启发性:

- 所有患者及其亲属都接受了溃疡性和非溃疡性糖尿病足的治疗教育。
- 所有患者都接受了详细的调查计划,分析了糖尿病足综合征的所有因素(神经病变、骨关节病变、感染和 PAD)。
- 在整个研究期间(6 年),所有患者都接受了双血小板抑制治疗。
- 所有患者均因其他心血管危险因素(糖尿病、高血压、高脂血症)而接受积极治疗。
- 所有患者均以血管内治疗为主(甚至是 TASC C 和 D),外科手术是第二选择。

Faglia 的多模态积极性方法在保肢率和生存率方面取得了巨大的进步。在为期 6 年的研究中,截肢率从 68% 降至 20%,死亡率从 75% 降至 50%(图 11.10)。这种预后改善的唯一最独立的因素是立即血运重建术,当时严重怀疑优势比为 36(表 11.4)。

我们小组未公布的数据表明,对于肢体抢救,应立即进行血运重建,而对于长期生存,则需要严格的药物治疗并达到治疗目标。在一项正在进行的前瞻性研究中,我们连续研究了 382 例患者,4.2 年后,我们发现只有 4 例严重截肢和 12 例轻微截肢及 26 例死亡(6.8%)。

因此,我们建议所有糖尿病和 PAD 患者:

• 在高质量的高通量中心对 Ⅲ 期或 Ⅳ 期(缺血、溃疡、坏疽)患者立即进行血运重建。

• 仔细规划 Ⅱ 期患者的干预措施 (如果在介入前 CT 血管造影或 MR 血管造影筛查中仅发现一条血管径流,跨学科委员会应该讨论治疗方案)。

• 在进行形态学(CT 血管造影或 MR 血管造影)和血流动力学(ABI、脚趾压力)评估前,PAD 和糖尿病患者的下肢不需要手术。

• 原发性截肢仅在终身截肢的情况下,与患者共同考虑后才能进行(主要截肢患者,特别是 80 岁以上患者预后不良)。

• 高心血管疾病发病率和死亡率需要加强对冠心病和脑缺血的筛查。

• 严格的多模式药物治疗(表 11.1)。

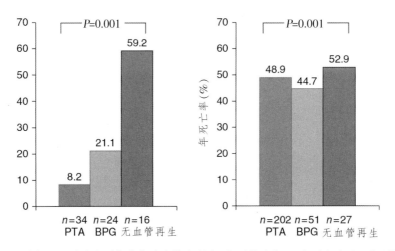

图 11.10   在立即进行血运重建和严格药物治疗的患者中,主要截肢率(a)和死亡率(b)明显较低。(Source: Modified after Faglia E et al. 2009[116].)

表 11.4   预后改善因素

	优势比(95% CI)	P
无血管再生	36(13~100)	<0.001
冠状动脉闭塞	8(1~50)	0.022
透析	5(2~12)	0.002
伤口感染	2(1~4)	0.004

案例研究

女性患者,61 岁,患有 2 型糖尿病,因右小腿疼痛,行走距离缩短了 100 米,对应 Ⅱb 期 PAD。患者的 PAD 在过去已经接受过治疗,在右近端股浅动脉置入两个支架。患者肥胖,患有高血压和糖尿病性多神经病变,以及慢性静脉功能不全 1 级。吸烟史表明每年约吸入 80 包香烟。除外周动脉,患者在 5 年前接受了心脏旁路移植术,已经有过轻微的脑卒中,并且正在对心房颤动进行抗凝治疗。

多项选择题

1. 患者是否应该为她的 PAD 接受额外的抗血小板治疗?

A.不,她已经接受过抗凝治疗了。

B.是的,除了冠心病,她还会受益。

C.是的,除了过去的脑卒中,她还会受益。

D.是的,除了长期保持股骨支架的通畅外,她还会受益。

E.是的,除了长期的静脉不通之外,她还会受益。

2. 在评估了血管形态学和血流动力学后,这例患者的主要治疗选择是什么?

A.支架植入术。

B.气囊扩张术。

C.外围旁路移植术。

D.步行运动。

E.小腿截肢术治疗疼痛。

3. 后来的 CT 血管造影显示,患者行走疼痛是由不活动地再狭窄引起的。此外,CT 图像显示患者有双血管下肢血流。现在应选择的治疗方法是什么?

A.其他抗血小板药物。

B.如有必要,气囊扩张与支架植入术。

C.外周旁路移植术。

D.步行运动训练。

E.小腿截肢术治疗疼痛。

4. 这例老年患者的低密度脂蛋白目标是什么?

A.<50mg/dL。

B.<70mg/dL。

C.<100mg/dL。

D.<130mg/dL。

E.<160mg/dL。

5. 如果患者需要更多的外周支架,那么抗血小板、抗凝方案是什么?

A.单用抗凝剂。

B.单用氯吡格雷。

C.单用阿司匹林。

D.阿司匹林、氯吡格雷和抗凝剂(三联疗法)永远有效?

E.将阿司匹林、氯吡格雷和低分子量药物持续治疗 6 个月,然后停止这 3 种药物的使用,并再次转向抗凝治疗。

 6. 这位老年患者的血压目标是什么?

A. <160/95mmHg。

B. <140/95mmHg。

C. <140/90mmHg。

D. <130/85mmHg。

E. <125/80mmHg。

答案在参考文献后。

指南

ACCF/AHA Focused Update of the Guideline for the management of patients with peripheral artery disease (Updating the 2005 Guideline):A report of the American College of Cardiology Foundation/American Heart Association Task Force on practice guidelines. Circulation 2011; 124: 2020–45.

Allard L, Cloutier G, Durand LG et al. Limitations of ultrasonic duplex scanning for diag–nosing lower limb arterial stenoses in the presence of adjacent segment disease.J Vasc Surg 1994; 19: 650–57.

Dormandy JA, Rutherford RB. Management of peripheral arterial disease. TASC Working Group.J Vasc Surg 2000; 31: S1–S296.

Hiatt WR. Medical treatment of peripheral arterial disease and claudication.NEnglJMed 2001; 344: 1608–21.

Hirsch AT, Haskal ZJ, Hertzer NR et al. ACC/AHA 2005 guidelines for the management of patients with peripheral arterial disease. J Am Coll Cardiol2006; 47: 1239–312.

Norgren L, Hiatt WR, Dormandy JA et al. Inter –society consensus for the management of peripheral arterial disease(TASC II).Eur J Vasc Endovasc Surg2007; 33 Suppl 1: S1–75.

参考文献

1 Boulton AJ, Vileikyte L, Ragnarsson-Tennvall G et al. The global burden of diabetic foot disease. *Lancet* 2005; 366: 1719–24.

2 Jeffcoate WJ, van Houtum WH. Amputation as a marker of the quality of foot care in diabetes. *Diabetologia* 2004; 47: 2051–8.

3 Prompers L, Schaper N, Apelqvist J et al. Prediction of outcome in individuals with diabetic foot ulcers: Focus on the differences between individuals with and without peripheral arterial disease. The EURODIALE Study. *Diabetologia* 2008; 51: 747–55.

4 Gershater MA, Löndahl M, Nyberg P et al. Complexity of factors related to outcome of neuropathic and neuroischaemic/ischaemic diabetic foot ulcers: A cohort study. *Diabetologia* 2009; 52: 398–407.

5 Bakker K, Apelqvist J, Schaper NC. Practical guidelines on the management and prevention of the diabetic foot 2011. *Diab Metab Res Rev* 2012; 28(Suppl 1): 225–31.

6 Adler AI, Boyko EJ, Ahroni JH et al. Lower-extremity amputation in diabetes: The independent effects of peripheral vascular disease, sensory neuropathy, and foot ulcers. *Diabetes Care* 1999; 22: 1029–35.

7 Adler AI, Erqou S, Lima TA et al. Association between glycated haemoglobin and the risk of lower extremity amputation in patients with diabetes mellitus-review and meta-analysis. *Diabetologia* 2010; 53: 840–49.

8　Escobar C, Blanes I, Ruiz A et al. Prevalence and clinical profile and management of peripheral arterial disease in elderly patients with diabetes. *Eur J Intern Med* 2011; 22: 275−81.

9　Apelqvist J, Elgzyri T, Larsson J et al. Factors related to outcome of neuroischemic/ischemic foot ulcer in diabetic patients. *J Vasc Surg* 2011; 53: 1582−8.

10　Schofield CJ, Libby G, Brennan GM et al. DARTS/MEMO Collaboration. Mortality and hospitalization in patients after amputation: A comparison between patients with and without diabetes. *Diabetes Care* 2006; 29: 2252−6.

11　Morbach S, Furchert H, Gröblinghoff U et al. Long-term prognosis of diabetic foot patients and their limbs: Amputation and death over the course of a decade. *Diabetes Care* 2012; 35(10): 2021−7.

12　Schofield CJ, Yu N, Jain AS et al. Decreasing amputation rates in patients with diabetes: A population-based study. *Diabet Med* 2009; 26: 773−7.

13　Tseng CL, Rajan M, Miller DR et al. Trends in initial lower extremity amputation rates among Veterans Health Administration health care system users from 2000 to 2004. *Diabetes Care* 2011; 34: 1157−63.

14　Li Y, Burrows NR, Gregg EW et al. Declining rates of hospitalization for nontraumatic lower-extremity amputation in the diabetic population aged 40 years or older: U.S., 1988−2008. *Diabetes Care* 2012; 35: 273−7.

15　Dormandy JA, Charbonnel B, Eckland DJ et al. Secondary prevention of macrovascular events in patients with type 2 diabetes in the PROactive Study (PROspective pioglitAzone Clinical Trial In macroVascular Events): A randomised controlled trial. *Lancet* 2005; 366: 1279−89.

16　Dormandy JA, Betteridge DJ, Schernthaner G et al. Impact of peripheral arterial disease in patients with diabetes: Results from PROactive (PROactive 11). *Atherosclerosis* 2009; 202: 272−81.

17　Althouse AD, Abbott JD, Sutton-Tyrrell K et al. for the BARI 2D Study Group. Favorable effects of insulin sensitizers pertinent to peripheral arterial disease in type 2 diabetes: Results from the Bypass Angioplasty Revascularization Investigation 2 Diabetes (BARI 2D) trial. *Diabetes Care* 2013; 36: 3269−75.

18　Bach RG, Brooks MM, Lombardero M et al. for the BARI 2D Investigators. Rosiglitazone and outcomes for patients with diabetes mellitus and coronary artery disease in the Bypass Angioplasty Revascularization Investigation 2 Diabetes (BARI 2D) Trial. *Circulation* 2013; 12: 785−94.

19　Blinc A, Kozak M, Sabovic M et al. Prevention of ischemic events in patients with peripheral arterial disease design, baseline characteristics and 2-year results an observational study. *Int Angiol* 2011; 30: 555−66.

20　Heald CL, Fowkes FG, Murray GD et al. Ankle Brachial Index Collaboration. Risk of mortality and cardiovascular disease associated with the ankle-brachial index: Systematic review. *Atherosclerosis* 2006; 189: 61−9.

21　Dormandy JA, Rutherford RB. Management of peripheral arterial disease. TASC Working Group. *J Vasc Surg* 2000; 31: S1−S296.

22　Kallio M, Forsblom C, Groop PH et al. Development of new peripheral arterial occlusive disease in patients with type 2 diabetes during a mean follow-up of 11 years. *Diabetes Care* 2003; 26: 1241−5.

23　Jude EB, Oyibo SO, Chalmers N et al. Peripheral arterial disease in diabetic and nondiabetic patients: A comparison of severity and outcome. *Diabetes Care* 2001; 24: 1433−7.

24　Beach KW, Bedford GR, Bergelin RO et al. Progression of lower-extremity arterial occlusive disease in type II diabetes mellitus. *Diabetes Care* 1988; 11: 464−72.

25　Boyko EJ, Ahroni JH, Smith DG et al. Increased mortality associated with diabetic foot ulcer. *Diabet Med* 1996; 13: 967−72.

26　Leibson CL, Ransom JE, Olson W et al. Peripheral arterial disease, diabetes, and mortality. *Diabetes Care* 2004; 27: 2843−9.

27　Cavanagh PR, Lipsky BA, Bradbury AW et al. Treatment for diabetic foot ulcers. *Lancet* 2005; 366: 1725−35.

28　Sämann A, Tajiyeva O, Müller N et al. Prevalence of the diabetic foot syndrome at the primary care level in Germany: A cross-sectional study. *Diabet Med* 2008; 25: 557−63.

29 Diehm N, Shang A, Silvestro A et al. Association of cardiovascular risk factors with pattern of lower limb atherosclerosis in 2659 patients undergoing angioplasty. *Eur J Vasc Endovasc Surg* 2006; 31: 59–63.

30 Faglia E, Mantero M, Caminiti M et al. Extensive use of peripheral angioplasty, particularly infrapopliteal, in the treatment of ischaemic diabetic foot ulcers: Clinical results of a multicentric study of 221 consecutive diabetic subjects. *J Intern Med* 2002; 252: 225–32.

31 Jude EB, Eleftheriadou I, Tentolouris N. Peripheral arterial disease in diabetes: A review. *Diabet Med* 2009; 27: 4–14.

32 Johansson KE, Marklund BR, Fowelin JH. Evaluation of a new screening method for detecting peripheral arterial disease in a primary health care population of patients with diabetes mellitus. *Diabet Med* 2002; 19: 307–10.

33 Adler AI, Stevens RJ, Neil A et al. UKPDS 59: Hyperglycemia and other potentially modifiable risk factors for peripheral vascular disease in type 2 diabetes. *Diabetes Care* 2002; 25: 894–9.

34 Fowkes FG. The measurement of atherosclerotic peripheral arterial disease in epidemiological surveys. *Int J Epidemiol* 1988; 17: 248–54.

35 Hirsch AT, Haskal ZJ, Hertzer NR et al. ACC/AHA 2005 guidelines for the management of patients with peripheral arterial disease. *J Am Coll Cardiol* 2006; 47: 1239–312.

36 2011 ACCF/AHA Focused Update of the Guideline for the management of patients with peripheral artery disease (Updating the 2005 Guideline): A report of the American College of Cardiology Foundation/American Heart Association Task Force on practice guidelines. *Circulation* 2011; 124: 2020–45.

37 Hiatt WR. Medical treatment of peripheral arterial disease and claudication. *N Engl J Med* 2001; 344: 1608–21.

38 Norgren L, Hiatt WR, Dormandy JA et al. Inter-society consensus for the management of peripheral arterial disease (TASC II). *Eur J Vasc Endovasc Surg* 2007; 33 Suppl 1: S1–75.

39 Waugh JR, Sacharias N. Arteriographic complications in the DSA era. *Radiology* 1992; 182: 243–46.

40 Prokop M. CT angiography of the abdominal arteries. *Abdom Imaging* 1998; 23: 462–8.

41 Jager KA, Ricketts HJ, Strandness DE, Jr., Duplex scanning for the evaluation of lower limb arterial disease. In: Bernstein EF, ed. *Noninvasive Diagnostic Techniques in Vascular Disease.* St Louis, MO: CV Mosby; 1985: 619–31.

42 Kohler TR, Nance DR, Cramer MM et al. Duplex scanning for diagnosis of aortoiliac and femoropopliteal disease: A prospective study. *Circulation* 1987; 76: 1074–80.

43 Moneta GL, Yeager RA, Antonovic R et al. Accuracy of lower extremty arterial duplex mapping. *J Vasc Surg* 1992; 15: 275–83.

44 Whelan JF, Barry MH, Moir JD. Color flow Doppler ultrasonography: Comparison with peripheral arteriography for the investigation of peripheral vascular disease. *J Clin Ultrasound* 1992; 20: 369–74.

45 Allard L, Cloutier G, Durand LG et al. Limitations of ultrasonic duplex scanning for diagnosing lower limb arterial stenoses in the presence of adjacent segment disease. *J Vasc Surg* 1994; 19: 650–57.

46 Dyet JF, Nicholson AA, Ettles DF. Vascular imaging and intervention in peripheral arteries in the diabetic patient. *Diabetes Metab Res Rev* 2000; 16(Suppl 1): S16–S22.

47 Ho KY, Leiner T, de Haan MW et al. Peripheral vascular tree stenoses: Evaluation with moving-bed infusion-tracking MR angiography. *Radiology* 1998; 206: 683–92.

48 Rofsky NM, Adelman MA. MR angiography in the evaluation of atherosclerotic peripheral vascular disease. *Radiology* 2000; 214: 325–38.

49 Meaney JF, Ridgway JP, Chakraverty S et al. Stepping-table gadolinium-enhanced digital subtraction MR angiography of the aorta and lower extremity arteries: Preliminary experience. *Radiology* 1999; 211: 59–67.

50 Meissner OA, Rieger J, Weber C et al. Critical limb ischemia: Hybrid MR angiography compared with DSA. *Radiology* 2005; 235: 308–18.

51 Visser K, Hunink MG. Peripheral arterial disease: Gadolinium-enhanced MR angiog-

raphy versus color-guided duplex US – a meta-analysis. *Radiology* 2000; 216: 67–77.

52 Grobner T. Gadolinium: A specific trigger for the development of nephrogenic fibrosing dermopathy and nephrogenic systemic fibrosis? *Nephrol Dial Transplant* 2006; 21: 1104–8.

53 Thomsen HS. ESUR guideline: Gadolinium-based contrast media and nephrogenic systemic fibrosis. *Eur Radiol* 2007; 17: 2692–6.

54 Hodnett PA, Ward EV, Davarpanah AH et al. Peripheral arterial disease in a symptomatic diabetic population: Prospective comparison of rapid unenhanced MR angiography (MRA) with contrast-enhanced MRA. *AJR Am J Roentgenol* 2011; 197: 1466–73.

55 Levine GN, Gomes AS, Arai AE et al. Safety of magnetic resonance imaging in patients with cardiovascular devices: An American Heart Association scientific statement from the Committee on Diagnostic and Interventional Cardiac Catheterization, Council on Clinical Cardiology, and the Council on Cardiovascular Radiology and Intervention: Endorsed by the American College of Cardiology Foundation, the North American Society for Cardiac Imaging, and the Society for Cardiovascular Magnetic Resonance. *Circulation* 2007; 116: 2878–91.

56 Lapeyre M, Kobeiter H, Desgranges P et al. Assessment of critical limb ischemia in patients with diabetes: Comparison of MR angiography and digital subtraction angiography. *AJR Am J Roentgenol* 2005; 185: 1641–50.

57 Olin JW, Kaufman JA, Bluemke DA et al. Atherosclerotic Vascular Disease Conference. American Heart Association, Imaging, Writing Group IV. *Circulation* 2004; 109: 2626–33.

58 Rubin GD, Schmidt AJ, Logan LJ et al. Multi-detector row CT angiography of lower extremity arterial inflow and runoff: Initial experience. *Radiology* 2001; 221: 146–58.

59 Met R, Bipat S, Legemate DA, et al. Diagnostic performance of computed tomography angiography in peripheral arterial disease: A systematic review and meta-analysis. *JAMA* 2009; 301: 415–24.

60 Willmann JK, Wildermuth S, Pfammatter T et al. Aortoiliac and renal arteries: Prospective intraindividual comparison of contrast-enhanced three-dimensional MR angiography and multi-detector row CT angiography. *Radiology* 2003; 226: 798–811.

61 Merlino G, Fratticci L, Valente M et al. Association of restless legs syndrome in type 2 diabetes: A case-control study. *Sleep* 2007; 30: 866–71.

62 Ouwendijk R, Kock MC, Visser K et al. Interobserver agreement for the interpretation of contrast-enhanced 3D MR angiography and MDCT angiography in peripheral arterial disease. *AJR Am J Roentgenol* 2005; 185: 1261–7.

63 Schernthaner MB, Edelhauser G, Berzaczy D et al. Perceptibility and quantification of in-stent stenosis with six peripheral arterial stent types in vitro: Comparison of 16-MDCT angiography, 64-MDCT angiography, and MR angiography. *AJR Am J Roentgenol* 2010; 194: 1346–51.

64 Plank CM, Wolf F, Langenberger H et al. Improved detection of in-stent restenosis by blood pool agent-enhanced, high-resolution, steady-state magnetic resonance angiography. *Eur Radiol* 2011; 21: 2158–65.

65 Ouwendijk R, Kock MC, van Dijk LC et al. Vessel wall calcifications at multi-detector row CT angiography in patients with peripheral arterial disease: Effect on clinical utility and clinical predictors. *Radiology* 2006; 241: 603–8.

66 Meyer BC, Werncke T, Hopfenmuller W et al. Dual energy CT of peripheral arteries: Effect of automatic bone and plaque removal on image quality and grading of stenoses. *Eur J Radiol* 2008; 68: 414–22.

67 Ouwendijk R, de Vries M, Pattynama PM et al. Imaging peripheral arterial disease: A randomized controlled trial comparing contrast-enhanced MR angiography and multi-detector row CT angiography. *Radiology* 2005; 236:1094–103.

68 Kock MC, Adriaensen ME, Pattynama PM et al. DSA versus multi-detector row CT angiography in peripheral arterial disease: Randomized controlled trial. *Radiology* 2005; 237: 727–37.

69　Rubin GD. Data explosion: The challenge of multidetector-row CT. *Eur J Radiol* 2000; 36: 74–80.

70　Roos JE, Fleischmann D, Koechl A et al. Multipath curved planar reformation of the peripheral arterial tree in CT angiography. *Radiology* 2007; 244: 281–90.

71　Beitzke D, Wolf F, Edelhauser G et al. Computed tomography angiography of the carotid arteries at low kV settings: A prospective randomised trial assessing radiation dose and diagnostic confidence. *Eur Radiol* 2011; 21: 2434–44.

72　Sun Z. Diagnostic accuracy of multislice CT angiography in peripheral arterial disease. *J Vasc Interv Radiol* 2006; 17: 1915–21.

73　Tsai JC, Chan P, Wang CH et al. The effects of exercise training on walking function and perception of health status in elderly patients with peripheral arterial occlusive disease. *J Intern Med* 2002; 252: 448–55.

74　Owens CD, Conte MS. Medical management of peripheral arterial disease: Bridging the "gap"? *Circulation* 2012; 126(11): 1319–21

75　Gasse C, Jacobsen J, Larsen AC et al. Secondary medical prevention among Danish patients hospitalised with either peripheral arterial disease or myocardial infarction. *Eur J Vasc Endovasc Surg* 2008; 35: 51–8.

76　Cacoub PP, Abola MT, Baumgartner I et al. Cardiovascular risk factor control and outcomes in peripheral artery disease patients in the Reduction of Atherothrombosis for Continued Health (REACH) Registry. *Atherosclerosis* 2009; 204: e86–e92.

77　Subherwal S, Patel MR, Kober L et al. Missed opportunities: Despite improvement in use of cardioprotective medications among patients with lower extremity peripheral artery disease, underutilization remains. *Circulation* 2012; ePub Aug 8.

78　Pande RL, Perlstein TS, Beckman JA et al. Secondary prevention and mortality in peripheral artery disease: National Health and Nutrition Examination Study, 1999 to 2004. *Circulation* 2011; 124: 17–23.

79　González-Clemente JM, Piniés JA, Calle-Pascual A et al. Cardiovascular risk factor management is poorer in diabetic patients with undiagnosed peripheral arterial disease than in those with known coronary heart disease or cerebrovascular disease: Results of a nationwide study in tertiary diabetes centres. *Diabet Med* 2008; 25: 427–34.

80　Mehler PS, Coll JR, Estacio R et al. Intensive blood pressure control reduces the risk of cardiovascular events in patients with peripheral arterial disease and type 2 diabetes. *Circulation* 2003; 107: 753–6.

81　Sohn MW, Meadows JL, Oh EH et al. Statin use and lower extremity amputation risk in nonelderly diabetic patients. *J Vasc Surg* 2013; pii: S0741–5214 (13)01253-6. doi:10.1016/j.jvs.2013.06.069. Epub Aug 7.

82　Bavry AA, Anderson RD, Gong Y et al. Outcomes among hypertensive patients with concomitant peripheral and coronary artery disease: Findings from the International VErapamil-SR/Trandolapril STudy. *Hypertension* 2010; 55: 48–53.

83　Rosendorff C, Black HR, Cannon CP et al. Treatment of hypertension in the prevention and management of ischemic heart disease: A scientific statement from the American Heart Association Council for High Blood Pressure Research and the Councils on Clinical Cardiology and Epidemiology and Prevention. *Circulation* 2007; 115: 2761–788.

84　O'Sullivan CJ, Hynes N, Mahendran B et al. Haemoglobin A1c (HbA1C) in non-diabetic and diabetic vascular patients: Is HbA1C an independent risk factor and predictor of adverse outcome? *Eur J Vasc Endovasc Surg* 2006; 32: 188–97.

85　Ishii H, Kumada Y, Takahashi H et al. Impact of diabetes and glycaemic control on peripheral artery disease in Japanese patients with end-stage renal disease: Long-term follow-up study from the beginning of haemodialysis. *Diabetologia* 2012; 55: 1304–9.

86　Conte MS, Bandyk DF, Clowes AW et al. Risk factors, medical therapies and perioperative events in limb salvage surgery: Observations from the PREVENT III multicenter trial. *J Vasc Surg* 2005; 42: 456–64.

87　Feringa HH, Karagiannis SE, van Waning VH et al. The effect of intensified lipid-lowering therapy on long term prognosis in patients with peripheral arterial disease. *J Vasc Surg* 2007; 45: 936–43.

88 Heart Protection Study Collaborative Group. Randomized trial of the effects of cholesterol-lowering with simvastatin on peripheral vascular and other major vascular outcomes in 20,536 people with peripheral arterial disease and other high-risk conditions. *J Vasc Surg* 2007; 45: 645–54.

89 Aung PP, Maxwell HG, Jepson RG et al. Lipid-lowering for peripheral arterial disease of the lower limb. *Cochrane Database Syst Rev* 2007; 17: CD000123.

90 Walldius G, Erikson U, Olsson AG et al. The effect of probucol on femoral atherosclerosis: The Probucol Quantitative Regression Swedish Trial (PQRST). *Am J Cardiol* 1994; 74: 875–83.

91 Johansson J, Olsson AG, Bergstrand L et al. Lowering of HDL2b by probucol partly explains the failure of the drug to affect femoral atherosclerosis in subjects with hypercholesterolemia: A Probucol Quantitative Regression Swedish Trial (PQRST) Report. *Arterioscler Thromb Vasc Biol* 1995; 15: 1049–56.

92 Ferrannini E, Cushman WC. Diabetes and hypertension: The bad companions. *Lancet* 2012; 380: 601–10.

93 Chobanian AV, Bakris GL, Black HR et al. Seventh report of the Joint National Committee on prevention, detection, evaluation, and treatment of high blood pressure. *Hypertension* 2003; 42: 1206–52.

94 Mancia G, De Backer G, Dominiczak A et al. 2007 guidelines for the management of arterial hypertension: The Task Force for the Management of Arterial Hypertension of the European Society of Hypertension (ESH) and of the European Society of Cardiology (ESC). *J Hypertens* 2007; 25: 1105–87.

95 Cushman WC, Evans GW, Byington RP et al. Effects of intensive blood-pressure control in type 2 diabetes mellitus. *N Engl J Med* 2010; 362: 1575–85.

96 Patel A, MacMahon S, Chalmers J et al. Effects of a fixed combination of perindopril and indapamide on macrovascular and microvascular outcomebin patients with type 2 diabetes mellitus (the ADVANCE trial): A randomised controlled trial. *Lancet* 2007; 370: 829–40.

97 Schiffrin EL. Hypertension: Treatments, diabetes, and developing regions. *Lancet* 2012; 380: 539–41.

98 Pohl MA, Blumenthal S, Cordonnier DJ et al. Independent and additive impact of blood pressure control and angiotensin II receptor blockade on renal outcomes in the irbesartan diabetic nephropathy trial: Clinical implications and limitations. *J Am Soc Nephrol* 2005; 16: 3027–37.

99 Cooper-DeHoff RM, Gong Y, Handberg EM et al. Tight blood pressure control and cardiovascular outcomes among hypertensive patients with diabetes and coronary artery disease. *JAMA* 2010; 304: 61–8.

100 Bangalore S, Kumar S, Lobach I et al. Blood pressure targets in subjects with type 2 diabetes mellitus/impaired fasting glucose: Observations from traditional and Bayesian random-effects meta-analyses of randomized trials. *Circulation* 2011; 123: 2799–810.

101 Antithrombotic Trialists' Collaboration. Collaborative meta-analyis of randomised trials of antiplatelet therapy for prevention of death, myocardial infarction, and stroke in high risk patients. *Brit Med J* 2002; 324: 71–86.

102 Cacoub PP, Bhatt DL, Steg PG et al. Patients with peripheral arterial disease in the CHARISMA trial. *Eur Heart J* 2009; 30: 192–201.

103 CAPRIE Steering Committee. A randomised, blinded, trial of clopidogrel versus aspirin in patients at risk of ischaemic events (CAPRIE). *Lancet* 1996; 348: 1329–39.

104 Fowkes FGR, Price JF, Stewart MCW et al. Aspirin for prevention of cardiovascular events in a general population screened for a low ankle brachial index: A randomized controlled trial. *JAMA* 2010; 303: 841–8.

105 Belch J, MacCuish A, Campbell I et al. The prevention of progression of arterial disease and diabetes (POPADAD) trial: Factorial randomised placebo controlled trial of aspirin and antioxidants in patients with diabetes and asymptomatic peripheral arterial disease. *Brit Med J* 2008; 337: a1840. doi:10.1136/bmj.a1840.

106 Robertson L, Ghouri MA, Kovacs F. Antiplatelet and anticoagulant drugs for prevention of restenosis/reocclusion following peripheral endovascular treatment. *Cochrane Database Syst Rev* 2012; 8: CD002071.

107 Hinchliffe RJ, Andros G, Apelqvist J et al. A systematic review of the effectiveness of revascularization of the ulcerated foot in patients with diabetes and peripheral arterial disease. *Diabetes Metab Res Rev* 2012; 28 Suppl 1: 179–217.

108 Imparato AM, Kim GE, Davidson T et al. Intermittent claudication: Its natural course. *Surgery* 1975; 78: 795–9.

109 Marston WA, Davies SW, Armstrong B et al. Natural history of limbs with arterial insufficiency and chronic ulceration treated without revascularization. *J Vasc Surg* 2006; 44: 108–14.

110 Dormandy J, Heeck L, Vig S. Predicting which patients will develop chronic critical leg ischemia. *Semin Vasc Surg* 1999; 12: 138–41.

111 DeRubertis BG, Pierce M, Ryer EJ et al. Reduced primary patency rate in diabetic patients after percutaneous intervention results from more frequent presentation with limb-threatening ischemia. *J Vasc Surg* 2008; 47: 101–8.

112 Dick F, Diehm N, Galimanis A et al. Surgical or endovascular revascularization in patients with critical limb ischemia: Influence of diabetes mellitus on clinical outcome. *J Vasc Surg* 2007; 45: 751–61.

113 Awad S, Karkos CD, Serrachino-Inglott F et al. The impact of diabetes on current revascularisation practice and clinical outcome in patients with critical lower limb ischaemia. *Eur J Vasc Endovasc Surg* 2006; 32: 51–9.

114 Reekers JA, Lammer J. Diabetic foot and PAD: The endovascular approach. *Diabetes Metab Res Rev* 2012; Suppl 1: 36–9.

115 Pedrajas FG, Cafasso DE, Schneider PA. Endovascular therapy: Is it effective in the diabetic limb? *Semin Vasc Surg* 2012; 25: 93–101.

116 Faglia E, Dalla Paola L, Clerici G et al. Peripheral angioplasty as the first-choice revascularization procedure in diabetic patients with critical limb ischemia: Prospective study of 993 consecutive patients hospitalized and followed between 1999 and 2003. *Eur J Vasc Endovasc Surg* 2005; 29: 620–27.

117 Giles KA, Pomposelli FB, Spence TL et al: Infrapopliteal angioplasty for critical limb ischemia: Relation of TransAtlantic InterSociety Consensus class to outcome in 176 limbs. *J Vasc Surg* 2008; 48: 128–36.

118 Conrad MF, Kang J, Cambria RP et al. Infrapopliteal balloon angioplasty for the treatment of chronic occlusive disease. *J Vasc Surg* 2009; 50: 799–805.

119 Faglia E, Clerici G, Clerissi J et al. When is a technically successful peripheral angioplasty effective in preventing above-the-ankle amputation in diabetic patients with critical limb ischaemia? *Diabet Med* 2007; 24: 823–9.

120 Haider SN, Kavanagh EG, Forlee M et al. Two-year outcome with preferential use of infrainguinal angioplasty for critical ischemia. *J Vasc Surg* 2006; 43: 504–12.

121 Dick F, Diehm N, Galimanis A et al. Surgical or endovascular revascularization in patients with critical limb ischemia: Influence of diabetes mellitus on clinical outcome. *J Vasc Surg* 2007; 45: 751–61.

122 Faglia E, Clerici G, Clerissi J et al. Long-term prognosis of diabetic patients with critical limb ischemia: A population-based cohort study. *Diabetes Care* 2009; 32: 822–7.

多项选择题的答案

1. A

2. D

3. B

4. B

5. E

6. C

索 引